DARIUS GÖTSCH

IM WALD

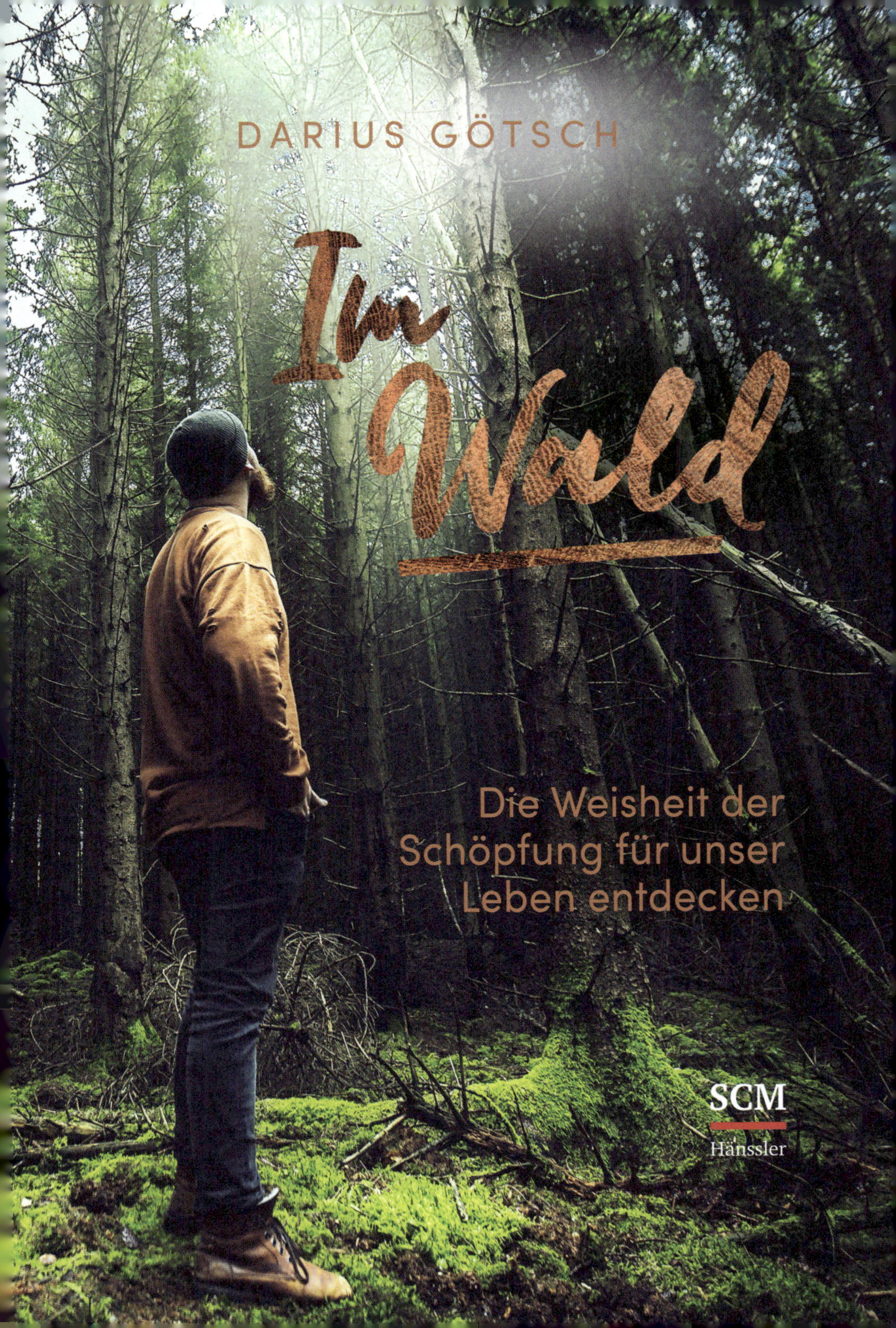
DARIUS GÖTSCH
Im Wald
Die Weisheit der Schöpfung für unser Leben entdecken
SCM
Hänssler

SCM

Stiftung Christliche Medien

SCM Hänssler ist ein Imprint der SCM Verlagsgruppe,
die zur Stiftung Christliche Medien gehört,
einer gemeinnützigen Stiftung, die sich für die Förderung und Verbreitung
christlicher Bücher, Zeitschriften, Filme und Musik einsetzt.

Max-Eyth-Straße 41 · 71088 Holzgerlingen
Internet: www.scm-haenssler.de · E-Mail: info@scm-haenssler.de

Lektorin und Co-Autorin: Mirja Wagner (www.lektorat-punktlandung.de)
Umschlaggestaltung: Sybille Koschera, Stuttgart
Titelbild: Photo by Malte Schmidt on Unsplash
Autorenfoto: © privat
Innengestaltung: Kathrin Spiegelberg, www.spika-design.de
Druck und Bindung: Drukarnia Dimograf Sp. z o.o.
Gedruckt in Polen
ISBN 978-3-7751-6086-5
Bestell-Nr. 396.086

Inhalt

Es ging mir um die Lücke

In meinem Leben klafft eine Lücke zwischen meinem Wissen und meinem Tun. Zwischen der mir bekannten und sogar von mir anerkannten Weisheit und ihrer täglichen Umsetzung. Ärgerlich. Und es tröstet mich wenig, dass es bei Paulus und dem weisesten Menschen aller Zeiten (1. Könige 3,12), dem König Salomo, auch so war. Ich hasse es einfach, gegen meine eigenen Vorsätze zu handeln. Und oft sind darüber hinaus auch noch die Konsequenzen zu tragen. Eine der wichtigsten Weisheiten meines Lebens lautet: Grundsätzlich kann man alle Waldpilze essen – manche aber nur einmal. Das bedeutet, leider nicht jede Dummheit bleibt ohne Folgen. Und die können auch erheblich sein. Manchmal eben, wie in dem Spruch, sogar tödlich.

Ich schrieb dieses Buch in der Hoffnung, die Weisheit Gottes in der Natur sichtbar machen zu können. Und um ihren praktischen Nutzen zu zeigen und so das bewusste Handeln besser an die Weisheit zu binden – die Lücke zwischen Wissen und Tun kleiner zu machen.

Weil ich viel Wissen über den Wald im Studium der Forstwissenschaften und bei unzähligen Waldaufenthalten gesammelt habe, suchte ich nach passenden Bildern in diesem Teil der Schöpfung. Der Wald hat so viele Geheimnisse und ich kann in diesem Buch nur winzige Teilbereiche streifen. Nach dem Lesen wissen Sie mehr über ihn. Sie werden hier und da staunen. Und hoffentlich die Waldweisheit besser in Ihr Leben, Ihre tägliche Routine und Ihre besonderen Entscheidungsmomente einbauen können.

Ich habe die Naturbilder mit der Weisheit verknüpft. Ich habe nichts entdeckt und auch nichts Besonderes geleistet, nur Gottes Weisheit in einen neuen Kontext mit etwas Lebenserfahrung gestellt. Ich war selbst erstaunt, wie zeitlos und einfach zu finden diese Weisheit ist. Und wie sehr wir dennoch in der Lage sind, immer wieder dagegen zu handeln. Salomo ist mir da ein erschreckendes Beispiel. Seine Weisheit war überragend, die damalige Welt lag ihm zu Füßen und hing an seinen Lippen, er liebte die Natur und arbeitete oft mit Naturbildern. Ich eröffne jedes Kapitel mit einem Zitat von ihm. Wunderschöne Worte! Genial! Leider hat sein Handeln nicht immer seiner eigenen Weisheit entsprochen. Wie leicht lassen wir uns von unseren Versuchungen verführen. Wie leicht geben wir dem Verlangen und dem Gefühl den Vorrang in unserem Leben. Und handeln danach auch gegen unsere Erkenntnis.

Nichts was ich aufgeschrieben habe, lebe ich vollkommen. So habe ich dieses Buch auch für mich und meine Kinder geschrieben. Damit wir gemeinsam lernen, nach Gottes Weisheit zu handeln. Klar würde die Bibel genügen. Aber meine Hoffnung ist, die angesprochenen biblischen Weisheiten etwas lebendiger, klarer und relevanter gemacht zu haben. Vielleicht hilft dies uns allen dabei, der Weisheit Salomos und damit Gottes Weisheit und seinem Willen zu folgen.

Zu keinem Zeitpunkt möchte ich mit diesem Buch belehrend wirken. Vielmehr sollte es die sanfte Stimme von jemandem sein, der bereits selbst Kinder auf ihrem Weg ins Erwachsenwerden begleitet hat – mit allen Höhen und Tiefen. Es sollte die Stimme eines liebenden Vaters sein, der demütig versucht, die Schätze, die ihm geschenkt worden sind, an die nächste Generation weiterzureichen. Ich hoffe und wünsche mir, dass bei Ihnen, liebe Leserin, lieber Leser, unabhängig von Ihrem Alter und Ihrer Lebenssituation ein echter Nutzen entsteht.

Viel Freude beim Lesen!

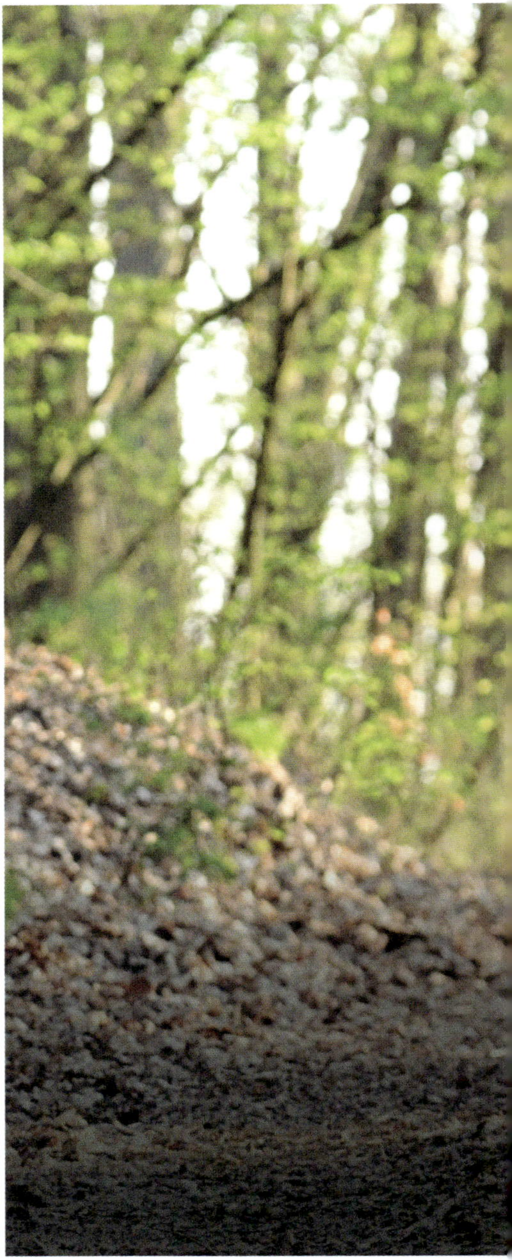

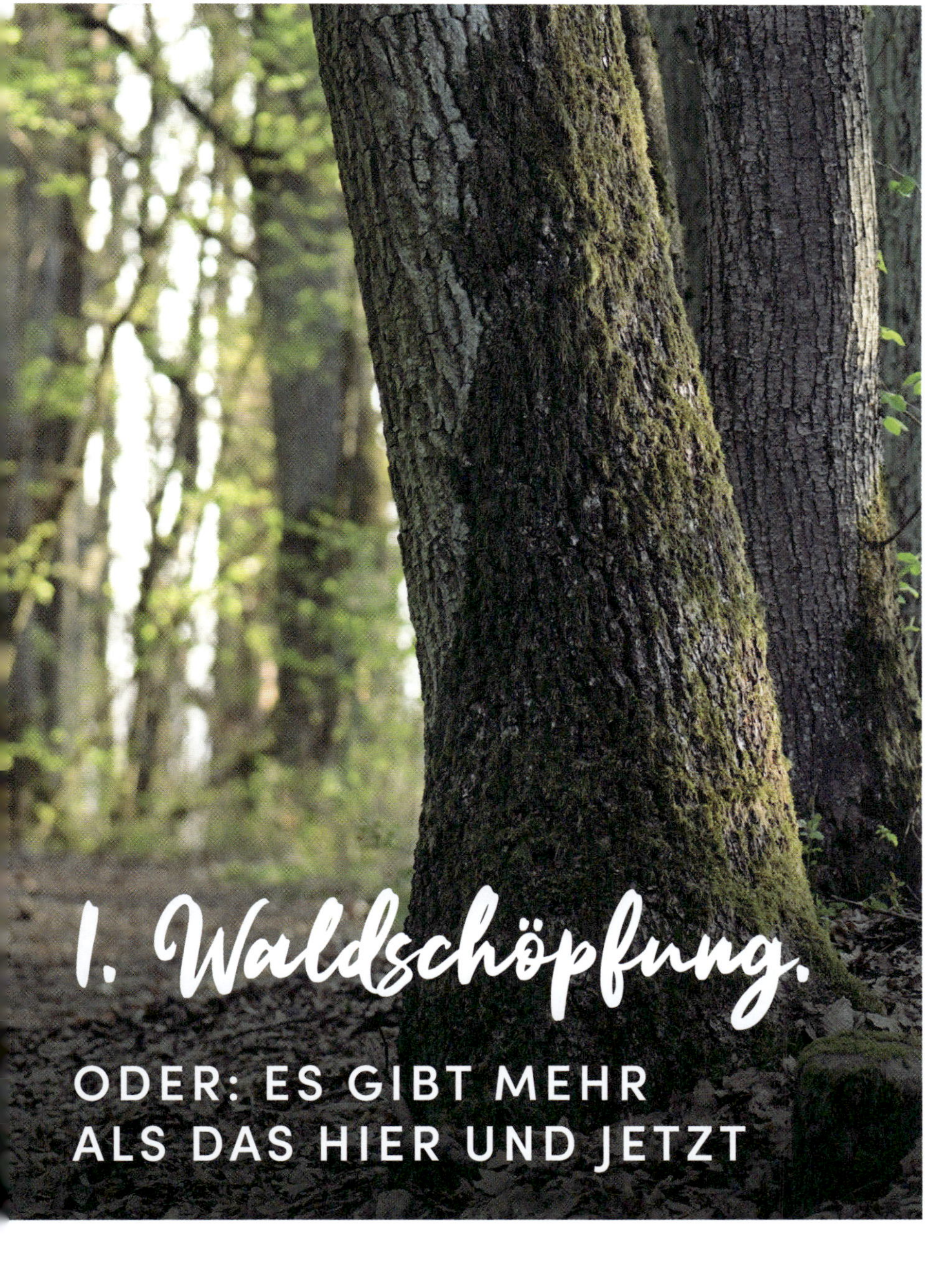

1. Waldschöpfung.

ODER: ES GIBT MEHR ALS DAS HIER UND JETZT

Halte dich nicht selbst für klug; begegne dem Herrn mit Ehrfurcht und meide das Böse!

König Salomo in Sprüche 3,7; Hfa

Dämmrig ist es unter den großen alten Buchen. Sonnenstrahlen tauchen durch das dichte Blätterwerk und erreichen den Boden, der noch vom Laub des letzten Herbstes bedeckt ist. Hier und da recken grüne Keimlinge ihre zarten Blätter der Sonne entgegen. Langsam gehe ich von Baum zu Baum. Der Klang meiner Schritte wird sanft vom weichen Moos und Laub abgefedert. Ruhe begegnet mir im Wald – aber keine Totenstille. Leben, Leben und noch mehr Leben so weit das Auge reicht. Ich fühle mich hier wohl. Als hätte die ganze Pracht des Waldes auf mich gewartet und würde mich nun zu einer Begegnung einladen. Ich bin willkommen und erwünscht. Die Blätter rauschen im Wind und ein Eichelhäher kündigt den Waldbesucher dort unten am Boden an.

Der Wald …

Gott im Wald begegnen

Wer schon einmal allein im Wald unterwegs war, der kennt dieses Gefühl von Demut, wenn man den Blick an diesen mächtigen Baumstämmen nach oben gleiten lässt, hinauf zu den Baumkronen. Alt sind diese Bäume, lange stehen sie schon hier, viel länger, als ich auf dieser Erde mein Zuhause habe. Und doch: Im Wald fühle ich mich zu Hause, eine Verbundenheit, die bis in meine Kindheit in Polen zurückreicht und meine Berufswahl mit beeinflusst hat.

Hier kann ich sehen, spüren, hören. Bewundern. Staunen. Wenn ich auf dem weichen Moos liege oder die Walddüfte bewusst tief einatme, schmecke und rieche, werde ich Teil dieser unglaublichen Schöpfung, kann mich fallen lassen und mein Herz öffnet sich weit. Im Wald begegnet mir Gott. Immer wieder. Neu.

Wenn wir zurückblicken auf den Anfang, auf die Schöpfungserzählung, dann schafft Gott an dem dritten Tag etwas Besonderes: das erste Leben. Pflanzen. Und das Zusammenspiel, das Netzwerk und die gegenseitige Unterstützung dieses zarten, grünen Lebens nennen wir heute: Wald (1. Mose 1,11-13). Ein Zuhause. Lebensraum und Schutz für so viele Lebewesen. Ein Geheimnis muss diesem ersten Wachsen innegewohnt haben, vielleicht ein bisschen so, wie C. S. Lewis es in seinem Kinderbuch »Das Wunder von Narnia« beschreibt, als der Löwe Aslan das Land Narnia entstehen lässt:

> Die ganze Zeit über schritt der Löwe majestätisch auf und ab und sang dabei. [...] Von Sekunde zu Sekunde fand Polly das Lied interessanter, denn langsam kam es ihr vor, als bestünde ein Zusammenhang zwischen dem Lied und dem, was um sie herum geschah. Als in der Nähe an einem Hang eine Reihe dunkler Fichten spross, erkannte sie, dass dies mit einer Folge von dunklen, lang gezogenen Tönen zusammenhängen musste, die der Löwe kurz zuvor gesungen hatte. [...] Mit einem Mal wurde ihr klar, dass all diese Dinge im Kopf des Löwen entstanden, wie sie es ausdrückte. Wenn man dem Lied lauschte, dann konnte man hören, welche Pflanzen er gerade entstehen ließ. Schaute man sich um, dann konnte man sie auch schon sehen.[1]

Auch wenn die Menschen den Wald als Lebensraum immer wieder verändert und genutzt, hier und da Bäume entnommen und neue gepflanzt haben, darf der Wald sich nach eigenen Regeln entwickeln und sein einzigartiges Leben beständig nach eigenen Gesetzen gestalten. Im Wald

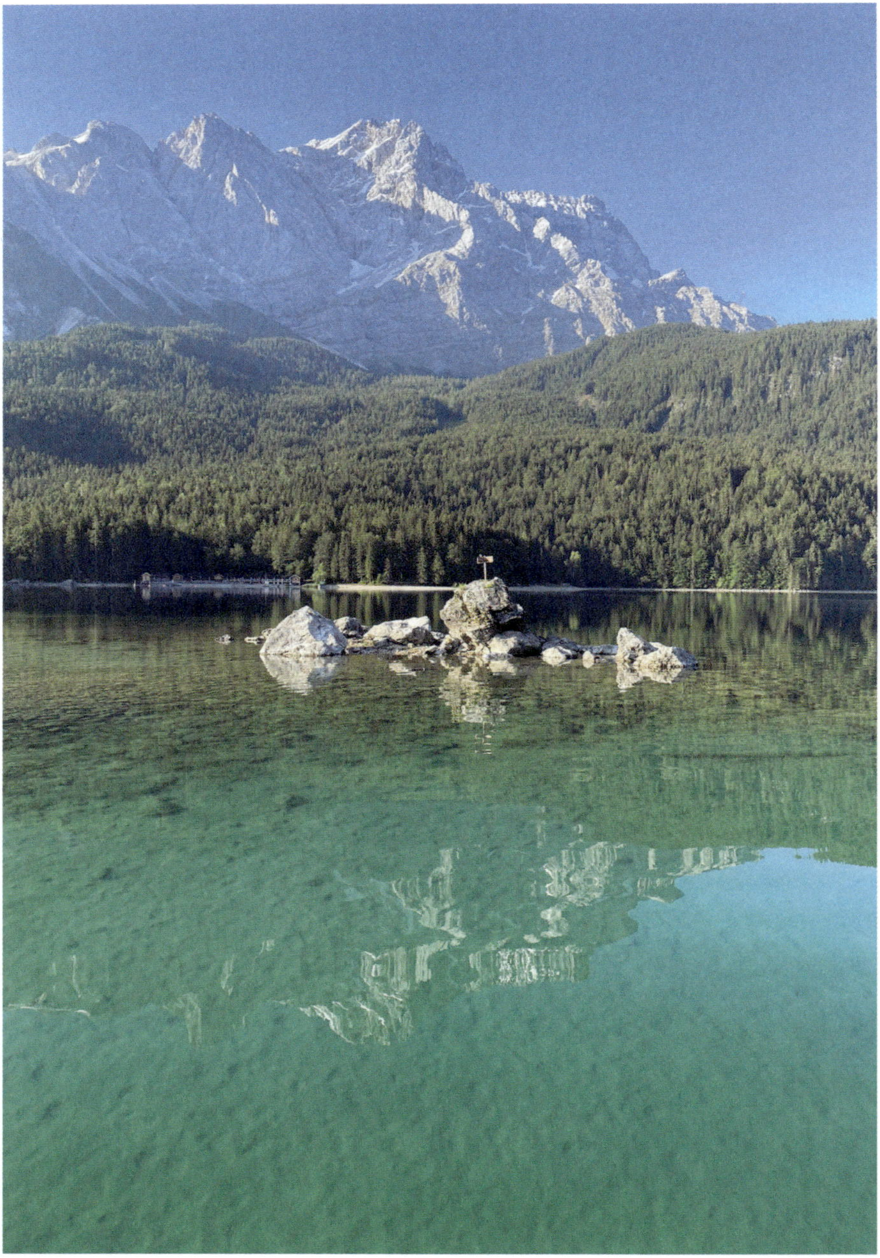

fühle ich mich lebendig und mit der Schöpfung, wie sie erdacht war, vereint. Er ist ein Hinweis auf den Schöpfer. Egal, ob bloßes Auge, Vergrößerungsglas oder Elektronenmikroskop – Gott ist sichtbar – in der großen, mächtigen Eiche genauso wie im kleinsten Molekül. Schon der Apostel Paulus schrieb:

> Gott ist zwar unsichtbar, doch an seinen Werken, der Schöpfung, haben die Menschen seit jeher seine ewige Macht und göttliche Majestät sehen und erfahren können.
>
> Römer 1,20; Hfa

Im Wald, in der Schöpfung Gottes, dürfen wir seine Größe und Ewigkeit erahnen …

Im Wald ticken die Uhren anders

Die mächtigen Bäume – sie standen schon hier, bevor ich geboren wurde, und werden auch noch weiterwachsen, wenn ich schon gestorben bin. Im Wald ticken die Uhren anders, ist die Zeitrechnung eine andere, als es in unserer heutigen Gesellschaft üblich ist. Kein Schnell-Schnell, kein Sofort. Das Bewusstsein, ein Teil einer größeren Geschichte zu sein, ist im Wald greifbar. Die Baumbestände, die ich heute begleite, werden erst in der nächsten Generation ihre Reife entwickeln, und das, was ich heute nutzen darf, haben die Generationen vor mir, ohne selbst etwas davon gehabt zu haben, angelegt. Bäume können sehr alt werden. Vor allem Linden, Eiben und Eichen, von denen die ältesten in Deutschland auf ein Alter von ca. 1200 Jahren geschätzt werden. Es ist ein ehrfürchtiges Gefühl, vor so einem Zeitzeugen zu stehen. Wie viele Gewitter, wie viel Hagel, wie viele Brände oder Kriege hat so ein Baum wohl schon überstanden? Da wird man als Mensch gleich etwas demütiger.

Für die Holzwirtschaft sind solche uralten Bäume nicht mehr von Interesse. Das forstwirtschaftliche Optimum, bei dem die Holzqualität hoch und die Wachstumsmöglichkeiten ausgeschöpft sind, erreichen die Bestände der Buchen mit ca. 140 bis 160 Jahren. Und eine Eiche hat ihr optimales Erntealter erst mit stolzen 200 bis 300 Jahren erreicht. Auch wenn wir hier nicht von Tausenden von Jahren sprechen, so sind doch auch dies enorme Zeiträume, zwei bis drei Menschenleben, generationsübergreifend. Das Denken in langen Zeiträumen ist im Wald unumgänglich. Nachdem man gepflanzt hat, müssen in der Regel zwischen 80 und 120 Jahre verstreichen, bis man nennenswerte Erträge erhält. Um besondere Qualitäten zu erzielen, muss man noch mehr Geduld aufbringen, denn die meisten Bäume können ohne Probleme jahrhundertealt werden. Und die besten astfreien Holzschichten werden erst im Alter gebildet.

In einem Waldgebiet wurde mir in den 1980er-Jahren einmal eine Laubbaumallee gezeigt. Vor fast einem Jahrhundert hatte man dort die unteren Äste der Bäume abgeschnitten, sodass diese jetzt eine unübertroffene Furnierqualität hatten. Die Bäume dieser Allee waren Stück für Stück, um es in internationaler, zeitloser »Währung« auszudrücken, jeweils ein gutes Auto wert. Gleiche Abschnitte von brauchbarem Konstruktionsholz dagegen höchstens ein Fahrrad.

Woher kommen diese großen Preisunterschiede? Die entscheidende Bedeutung hat die Verwendung des Holzes. Die verfügbare Menge von schönem Holz war in der Geschichte der Menschheit schon immer begrenzt. So hat man bereits im alten Ägypten angefangen, das minderwertige Holz zu veredeln, indem man dünne Schichten (Furniere) von wertvollen Hölzern aufklebte und so die Täuschung erzeugte, dass der ganze Gegenstand aus dem kostbaren Material angefertigt wäre. Die Preise steigen von der untersten Qualität des Brennholzes über das Bauholz zu den Furnierqualitäten, und um diese Qualität zu erreichen, braucht es Zeit. Jahrzehnte oder oft Jahrhunderte. So erklärt sich der hohe Preis der dicken, astreinen Bäume. Beim Warten auf solche Qualitäten im Wald muss man über Generationen hinweg Konsumverzicht üben, Geduld haben. Man könnte zwar schon viel jüngere Bäume wirtschaftlich verwenden, das Optimum ist aber nur dann möglich, wenn man wartet, in die nächsten Generationen investiert und auf schnelle Erfolge verzichtet.

… und wir

Vom Ende her gedacht

Im Wald lernen wir, die Perspektive zu wechseln und vom Ende her zu denken – über unser zeitliches Leben hier auf der Erde hinaus. Wer im Wald unterwegs ist, wird immer wieder einzelne abgestorbene Zweige von Bäumen am Waldboden finden oder auch ganze Bäume, die aus unterschiedlichen Gründen ihr Leben gelassen haben. Abgestorbene Blätter und Pflanzen bedecken den Boden und bilden die für die lebenden Organismen wertvolle Humusschicht. Sie kann bis zu 15 Zentimeter dick sein und wird in dem stabilen Ökosystem Wald in genau dem gleichen Tempo wieder abgebaut, in dem neue tote Masse dazukommt. In der oberen Schicht des Humus sind Nadeln oder Blätter noch gut erkennbar, mit zunehmender Tiefe hinterlässt der Zersetzungsprozess schon deutlichere Spuren und ganz tief unten ist nur noch eine dunkle, vollständig umgewandelte Masse vorzufinden. Das abgestorbene Waldmaterial wird genutzt und wiederum nutzbar gemacht. Nichts wird weggeworfen, alles hat einen Nutzen. Das Leben eines Baumes geht über seinen Tod hinaus und reicht in die folgenden Baumgenerationen hinein.

So sind unser Sein und Handeln im Hier und Jetzt wichtig, zunächst für uns und unsere Generation. Aber unser Blick sollte weiter reichen, denn unser Tun und unsere Entscheidungen werden unser Leben hier auf der Erde überdauern und kommende Generationen beeinflussen.

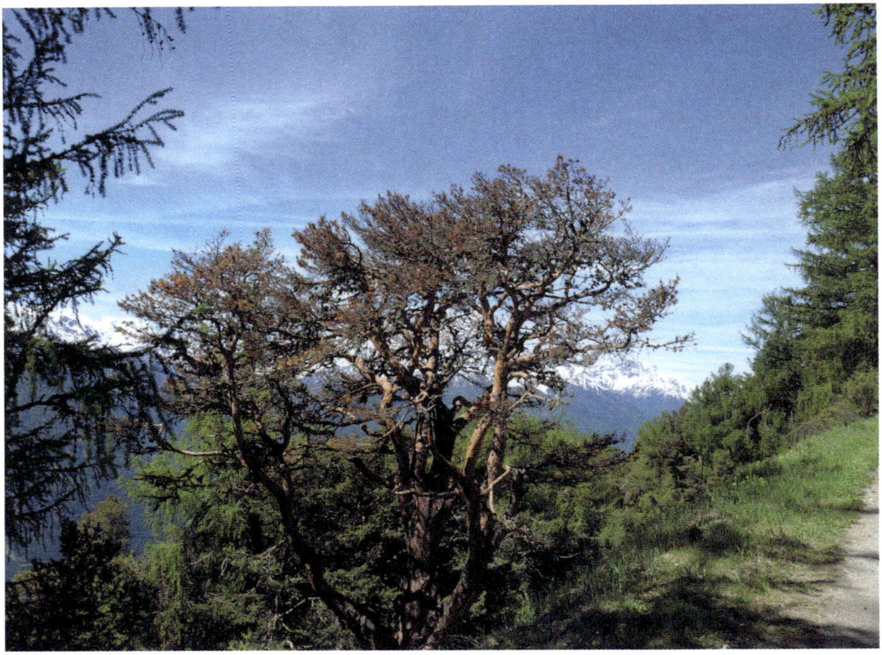

Die Perspektive wechseln

Das, was wir heute tun, hinterlässt Spuren. Im optimalen Falle sind es Gaben, schlimmstenfalls Lasten für die Menschen um uns herum und die uns folgenden Generationen. Jeder von uns hat eine Rolle in dieser Welt bekommen. Egal, ob wir wollen oder nicht: Wir beeinflussen das Weltgeschehen – entweder positiv oder negativ, und zwar jede Stunde aufs Neue und weit über das Ende unseres Lebens hinaus. Wie ein Stein, der ins Wasser geworfen wird, Wellen verursacht, die sich auch dann noch weiter ausbreiten, wenn der Stein längst am Boden des Sees angekommen ist, so wirkt ein Mensch auch noch nach seinem Tode in die Zukunft hinein. Es ist wichtig, wie diese Kreise aussehen werden, und oft haben wir es in der Hand. Es lohnt sich also, vom Ende her zu denken und die Perspektive zu wechseln.

Wenn wir vieles richtig tun, dann dürfen wir für unsere Umgebung zum Vorbild und Segen werden und sie auf diese Weise nachhaltig positiv verändern. Ich möchte Sie auf ein Gedankenspiel einladen: Vielleicht beeinflussen Sie in Ihrem Leben eine Handvoll Menschen positiv, indem Sie heute gute Entscheidungen treffen, gut handeln. Was wäre, wenn diese Handvoll Menschen wieder jeweils eine Handvoll positiv beeinflussen würde? Und diese dann wieder ... Unser Handeln heute, es ist nicht egal. Es ist auch nicht nur im Hier und Jetzt von Relevanz. Nicht nur für mich. Haben Sie den Mut, die Perspektive zu wechseln, schauen Sie vom Ende her und Sie werden Erstaunliches entdecken – Sie werden Chancen und Handlungsoptionen im Hier und Jetzt entdecken.

Ich persönlich habe die Perspektive vor einigen Jahren gewechselt, doch das dafür ausschlaggebende Ereignis lag schon etliche Jahre zurück: In einem besonderen Gottesdienst in unserer Gemeinde war ein Prediger aus Brasilien zu Gast, der mit prophetischen Worten weltweit unterwegs war. Ich war gespannt, aber, ehrlich gesagt, auch etwas distanziert. Was würde mich hier erwarten? Was hatte dieser Mann zu sagen? Nach einem kurzen Lobpreis kam es, wie es kommen musste: Er zeigte direkt auf mich, gleich als Erstes. Den überschwänglichen Segen, den er nun über mich und meine Zukunft aussprach, nahm ich ruhig und unterkühlt entgegen – ich bin eher der rationale Typ. Könnte jeder so aussprechen, dafür braucht man keinen Propheten. Aber plötzlich wurden die Worte dieses Mannes persönlich, er sagte Dinge zu mir, die er nicht wissen konnte, und erreichte so mein Herz. So musste sich Nathanael gefühlt haben, als ihm Jesus erzählte, er habe ihn unter dem Feigenbaum gesehen. Was ich noch vor Kurzem für unmöglich gehalten hatte, wurde Wirklichkeit: Gott sprach zu mir. Ganz direkt. So liebevoll und so gewaltig, dass mir die Tränen kamen. Ich war dankbar und glücklich. Später dachte ich noch öfter an seine Worte. Ich hoffte, der versprochene Segen Gottes würde schnell in meinem Leben sichtbar sein. Aber es geschah nichts Besonderes. Dachte ich. Erst 20 Jahre nach diesem

Ereignis, als ich zurückblickte, wurde mir bewusst, wie viel Gott von diesen Worten bereits erfüllt hatte. Erst im Perspektivwechsel wurde vieles sichtbar. Und es betraf nicht vorrangig mich selbst, meine Person, mein Leben, sondern vor allem die Generation nach mir: Ich sah meinen Sohn, selbst Vater von drei Kinder, der als Arzt Menschen hilft und in der Gemeinde predigt. Ich sah meine beiden Töchter, die in ihrer unglaublichen Berufung glücklich wachsen. Meine Enkel. Und mir wurde klar, dass ich viel zu kurz gedacht hatte. Manches von dem, was ich getan hatte, hatte direkten Einfluss auf mein Hier und Jetzt. Und auf mich. Aber genauso, oder sogar viel stärker, beeinflusste mein Handeln viele andere Menschen. Meine Familie, meine Berufskollegen. Ich war und bin wirksam, ohne die Früchte vielleicht jemals zu sehen. Ein nettes Wort, eine kleine Tat, ein Gespräch, sie können die Welt verändern. Über Generationen.

Und hier kommt die Dimension Zeit mit ins Spiel: Wir brauchen den Weitblick. Vielleicht werden wir das Ergebnis unserer Handlungen, unserer Entscheidungen nie selbst erleben, so wie Mose, der das Volk Israel aus Ägypten führte, Jahr um Jahr mit ihnen durch die Wüste Sinai zog, immer auf dem Weg in das gelobte Land, in dem er selbst nicht mehr leben durfte. Ein Handeln mit Auswirkungen – für die nächsten Generationen.

In der Unterstützung eines anderen, im Schutz dieser wunderschönen Schöpfung – in jeder liebevollen Tat – investieren wir in die Zukunft. Der Wald, den wir heute nutzen dürfen, wurde vor Generationen gepflanzt und über Generationen hinweg gepflegt. Jetzt sind wir an der Reihe. Es liegt an uns, dafür zu sorgen, dass der Wald die Klimakrise übersteht. Wir dürfen dafür sorgen, dass die Menschen unserer Umgebung durch unseren Einsatz sich in eine positive Richtung entwickeln. Wir sind ein unendlich wichtiger Teil der Geschichte und beeinflussen diese auch dann, wenn unser Name nie in einem zukünftigen Geschichtsbuch auftauchen sollte. Wer heute in seine Kinder und die Menschen um ihn herum Gutes hineinlegt, wird es weiterreichen und es kann in Zukunft

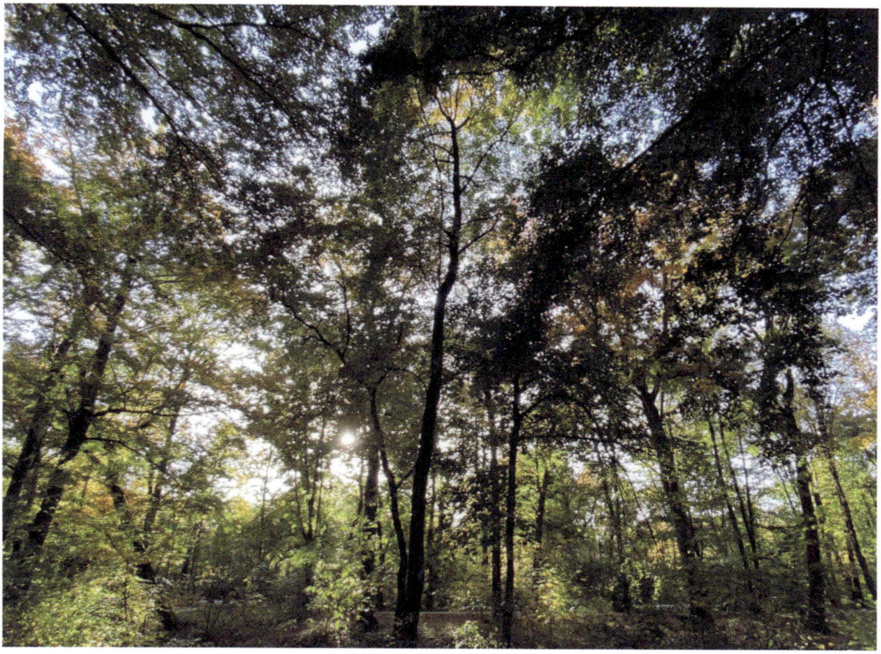

große Früchte tragen. Vielleicht werden wir die Erfolge erst nach Jahren zu Gesicht bekommen, vielleicht auch nie. Doch, wie beim Wald, es lohnt sich.

Eine Geschichte, die ich einmal las, hat mir dies noch einmal sehr eindrücklich vor Augen geführt: Der Missionar Pierre Chanel begab sich im 19. Jahrhundert in die Südsee auf die Insel Futuna im Pazifik. Doch er schien nicht willkommen zu sein. Der Häuptling des dort lebenden Volksstammes erlaubte ihm lediglich, die Kranken zu pflegen und die Sterbenden zu betreuen. Schließlich wurde er nach wenigen Monaten ermordet. Ist dies das Ende, und ist das Ganze lediglich eine ernüchternde Geschichte? Auf keinen Fall! Einige Jahre später kamen nämlich die geistlichen Brüder des ermordeten Missionars auf die gleiche Insel. Es waren die Benediktiner. Sie aber wurden überraschenderweise nun freundlich aufgenommen. Denn genau in dem Augenblick, als Pierre

Chanel gestorben war, hatten sie verstanden, was dieser fremde Mann ihnen hatte sagen wollen. Die Botschaft der Liebe hatte ihre Herzen erreicht. Schließlich ließen sich alle Bewohner der Insel taufen. So, das ist jetzt aber das Ende der Geschichte, oder? Keineswegs. Hundert Jahre später entdeckte ein kränkelndes Kind auf einem Dachboden eines Hauses in Deutschland einen Zettel mit eben dieser Geschichte darauf, las sie und widmete daraufhin sein Leben Gott und der Mission. Sein Name ist Notker Wolf, der seit dem 7. September 2000 Abtprimas der Benediktiner ist. Und die Kette dieser Geschichte ist noch lange nicht zu Ende.[2]

Ein Freund mit Auswirkungen

Auch mich persönlich, meine Geschichte, wurde vom Handeln der Menschen um mich herum beeinflusst. Wer weiß, wo ich heute stehen würde, hätten sie sich damals anders entschieden, anders gehandelt, nicht in mich investiert.

Ich bin im noch sozialistischen Polen groß geworden. Mein junges Leben war wohl geordnet und mein Weltbild hatte sich über die Jahre gefestigt. Zu dem Zeitpunkt hatte mein Vater ein hohes staatliches Amt inne und damit großen Einfluss nicht nur in meiner Geburtsstadt, in der wir wohnten, sondern weit über ihre Grenzen hinaus. Diese Stellung gab ihm eine Macht, die mir in dieser totalitären Struktur gewisse Vorzüge verschaffte. Die Lehrer wagten nicht, mir schlechte Noten zu geben, und als ich die Aufnahmekriterien für das beste Gymnasium der Stadt verfehlte, reichte ein Anruf von meinem Vater und der Direktor der Schule sah die Besonderheit des Bedarfs sofort ein. Ich wurde sofort dort aufgenommen. Es waren verrückte Zeiten in einem spannenden Leben. In meinem Elternhaus standen Partys an der Tagesordnung, bei denen die Luft weiß vom Rauch war und Alkohol in Strömen floss. Doch glücklicherweise gab ich das Geld, das ich reichlich zur Verfügung hatte, lieber für Bücher anstatt für Partys oder Drogen aus: Ich las jede freie Minute.

Und dann kam der Wald in mein Leben, zuerst in Form vom Angeln und der Jagd, später trieb mich die Faszination für den Wald auch ohne ein Jagdziel immer wieder auf Erkundungstouren in neue und altbekannte Waldregionen. Über Jahre entstand so eine tiefe Verbundenheit mit dem Wald, die schließlich dazu führte, dass ich Forstwissenschaften studierte. Ich wollte mehr wissen.

Nach und nach verstand ich die immergrüne Pracht um mich herum besser und entdeckte spannende Zusammenhänge zu der Welt außerhalb des Waldes. Im Studium tauchte ich nun tief in die Welt des Waldes ein. In allen Fächern brachte man uns in den direkten Kontakt mit der Natur, um diese bewusst anfassen und verstehen zu können. Wochenlang war ich mit meinen Kommilitonen im Forschungszentrum der Uni mitten in der Wildnis – wir lernten viel und mit Begeisterung, drangen bis in die tiefsten Details in die Materie ein: Wir sammelten Samen, pflügten die Erde, pflanzten Wald, bauten Wege, fällten und zersägten Bäume, fingen Käfer und Larven, machten Drückjagden, zerlegten Hirsche und Rehe, bohrten in der Erde und in den Bäumen, machten Pläne und Berechnungen.

Doch da war mehr als nur das Lernen in der Natur. Ich begann nachzudenken, über die Entstehung der Welt, über die Evolution. Ich stellte fest: Auch sie ist nur eine Theorie, und nicht, wie in meiner Schulzeit behauptet, bewiesene Wirklichkeit. Ich hatte plötzlich viele Fragen. Trotz intensiver Auseinandersetzung mit den Erkenntnissen der Wissenschaft war mir absolut unklar, wie aus einer unbelebten Materie überhaupt Leben entstehen konnte. Wie war es möglich, dass sich aus einem Bein durch Evolution und Zufall ein Flügel entwickeln konnte? Mein Weltbild geriet ins Wanken. In einer sozialistischen, auf Wissenschaft und Fakten gebauten Realität gab es keinen Platz für einen Gott. Angesichts der vorliegenden Fakten wuchsen meine Zweifel: Wie sollten die unglaubliche

Schönheit und Ordnung des Waldes von allein ohne einen Designer entstanden sein? Nur durch viele, sehr viele Zufälle?

Es war mein Studienfreund Marek, der mir half, den Schritt Richtung Gott zu wagen. Auch er war damals ein Atheist, wie ich. Wir hatten unglaublich viel gemeinsam, verbrachten viel Zeit zusammen. Wohnten in einem Zimmer, diskutierten bis tief in die Nacht wissenschaftliche Fragen und waren fast unzertrennlich. Irgendwann traf er in meinen Augen seltsame Leute und ich merkte eine große Veränderung in seinem Leben. Er erzählte plötzlich von einem Gott, dem Vater, der die Menschen liebt und sich nach einer tiefen Beziehung zu ihnen sehnt. Ich sah die unglaublichen Veränderungen im Leben meines Freundes und staunte: Er trank nicht mehr, lehnte das Lügen vollkommen ab, vergab allen. Das war der Punkt, an dem ich gesagt habe: »Okay – da muss was dran sein.« Ich sah um mich herum Menschen, die an Gott glaubten und wo dieser Glaube eine direkte Auswirkung auf ihr Leben hatte. Menschen, die anders handelten, andere Entscheidungen trafen. Das hat mich dazu bewegt, diesem Gott doch eine Chance zu geben. Eines Abends kam mir die Idee: Wenn so viele von einer Bibel, in der alles stehen soll, reden, warum dann nicht auch selbst hineinschauen? Auf dem Nachttisch meines Freundes – wir wohnten damals im Studentenwohnheim zu viert in einem Zimmer – lag eine Bibel und ich lieh sie mir für einige Stunden aus. Meine Wahl fiel auf das Evangelium nach Lukas. Schon nach wenigen Kapiteln dieses Berichts des Zeitzeugen Jesu wurde mir vieles klarer. Und am Ende des Evangeliums wusste ich: Die Botschaft, die ich gelesen hatte, war die schönste Nachricht in meinem Leben. Liebe, die kein Mensch erfinden konnte, Liebe auch zu einem verlorenen Sohn wie ich es war. Ein wohltuendes Versprechen: Alles wird gut und ich wusste in meinem Herzen: Es stimmt. Nach dieser Lektüre war es um mich geschehen.

Es waren Menschen, die etwas in mir bewirkten, Menschen, die mutig handelten und in mich investierten. Menschen, die Entscheidungen

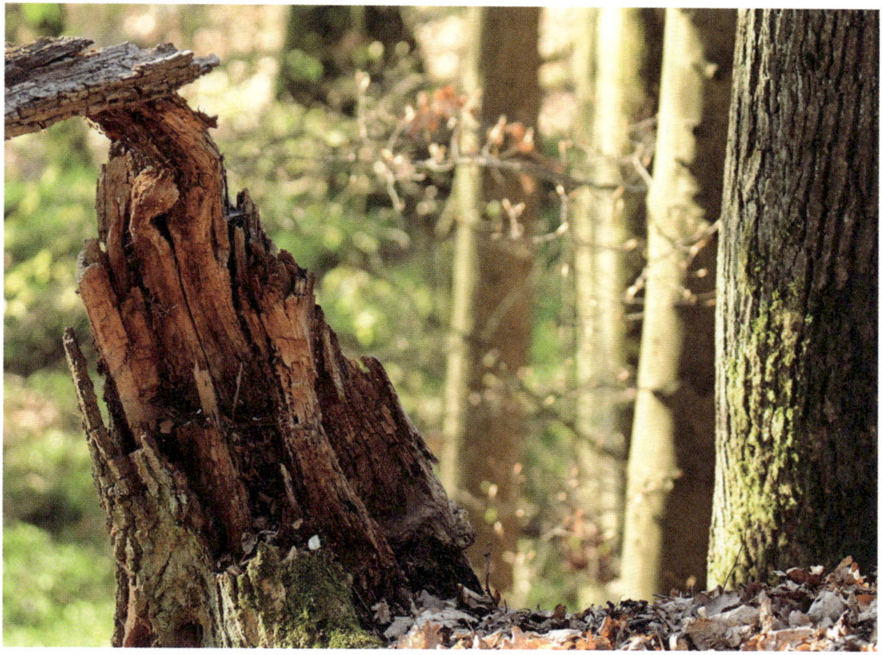

trafen, in dem Bewusstsein, dass ihr Handeln das Hier und Jetzt überdauert.

Ich lade Sie ein: Lassen Sie uns unser Bestes geben hier auf dieser Welt. Nicht mehr, aber auch nicht weniger. Und in alledem geduldig sein. So wie Paulus in seinem Brief an die Korinther schreibt: Ich habe gepflanzt, Apollos hat begossen, aber Gott hat das Wachstum geschenkt (1. Korinther 3,6; Hfa). Kein Schnell-Schnell, kein Jetzt-Sofort. Dann tun wir alles, was wir können, und es wird gut sein. Lassen Sie uns die Perspektive wechseln und vom Ende her denken, handeln und die Welt nachhaltig verändern. Es wird sich lohnen.

WALDERLEBEN

- Gehen Sie in den Wald und stellen Sie sich mit dem Rücken an eine große Eiche oder Buche. Schauen Sie nach oben und lassen Sie die Jahre, die dieser Baum schon auf dieser Erde steht, auf sich wirken. Wandern Sie in Gedanken zu den Generationen vor Ihnen: Ihren Eltern, Großeltern, Urgroßeltern. Was haben Sie Ihnen mitgegeben? Welche ihrer Investitionen dürfen Sie heute erleben und spüren?

- Machen Sie einen Waldspaziergang und überlegen Sie sich, wie Sie heute ganz konkret jemandem durch Ihr Handeln guttun können: ein Lächeln, eine helfende Hand, ein Mut machendes Wort. Oft sind es die kleinen Gesten, die Großes bewirken können.

- Suchen Sie sich einen Platz im Wald, vielleicht auf einem Baumstumpf oder auch auf einer Bank am Wegrand. Wechseln Sie die Perspektive und denken Sie vom Ende her: Was wünschen Sie sich, dass andere einmal in einer Rede an Ihrem Grab über Sie sagen?

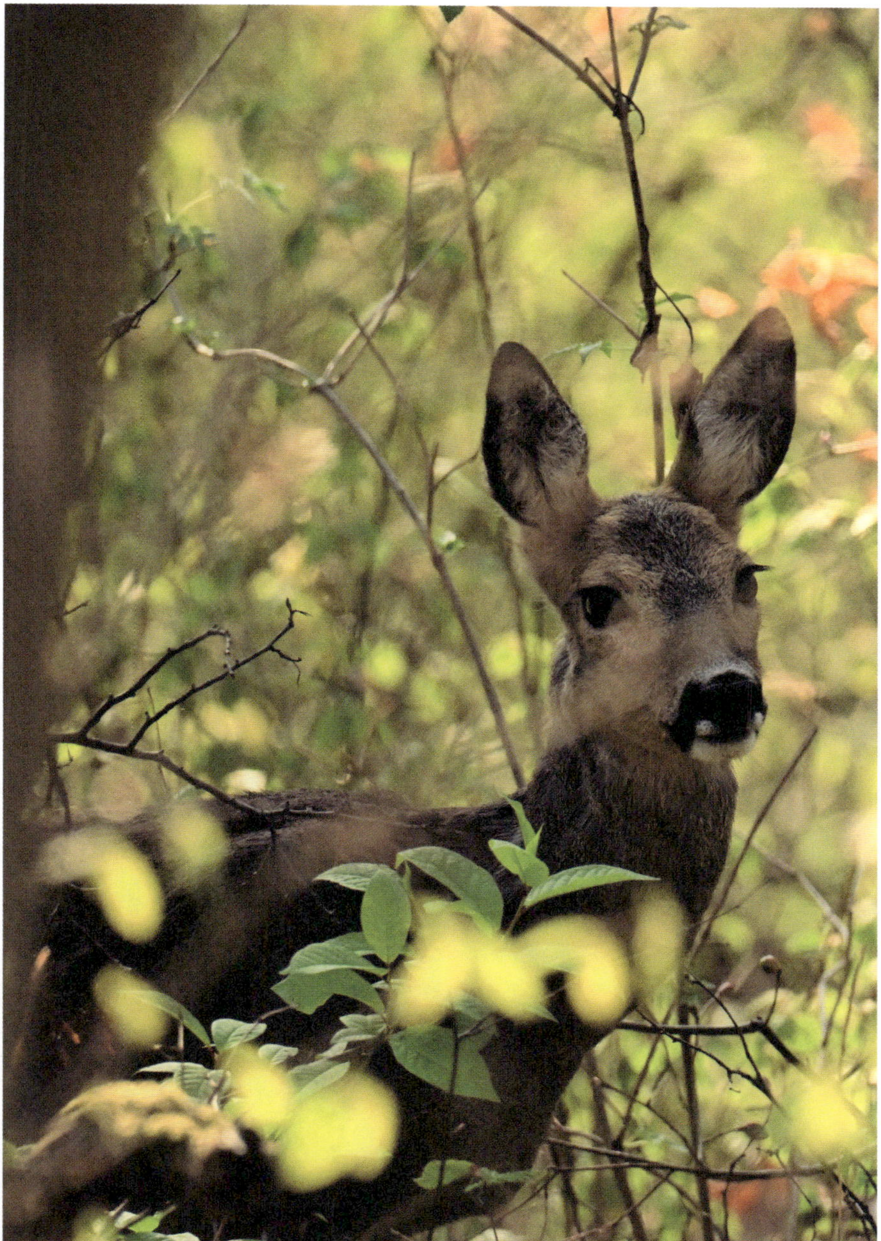

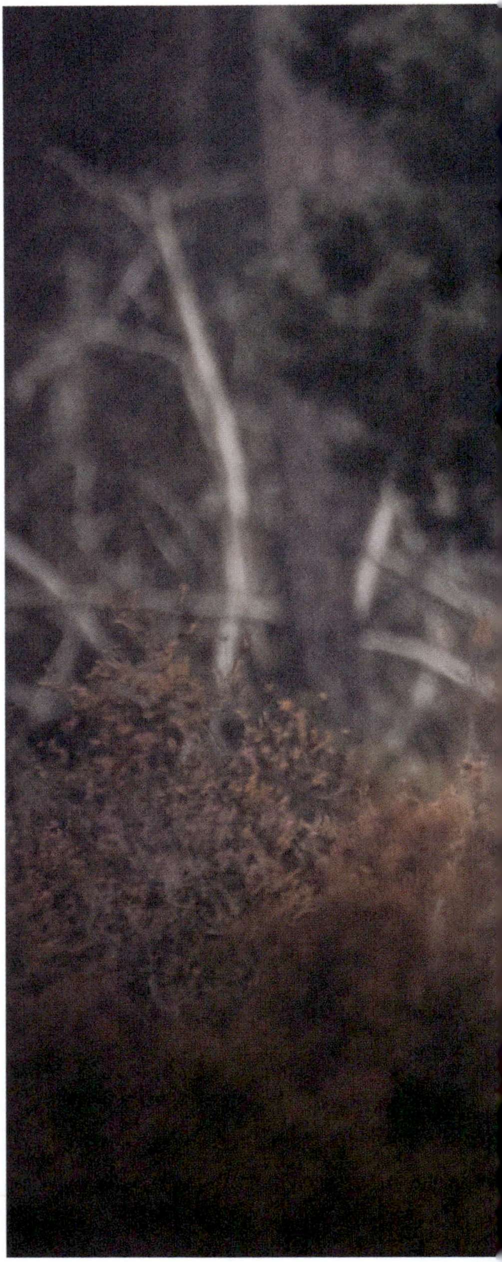

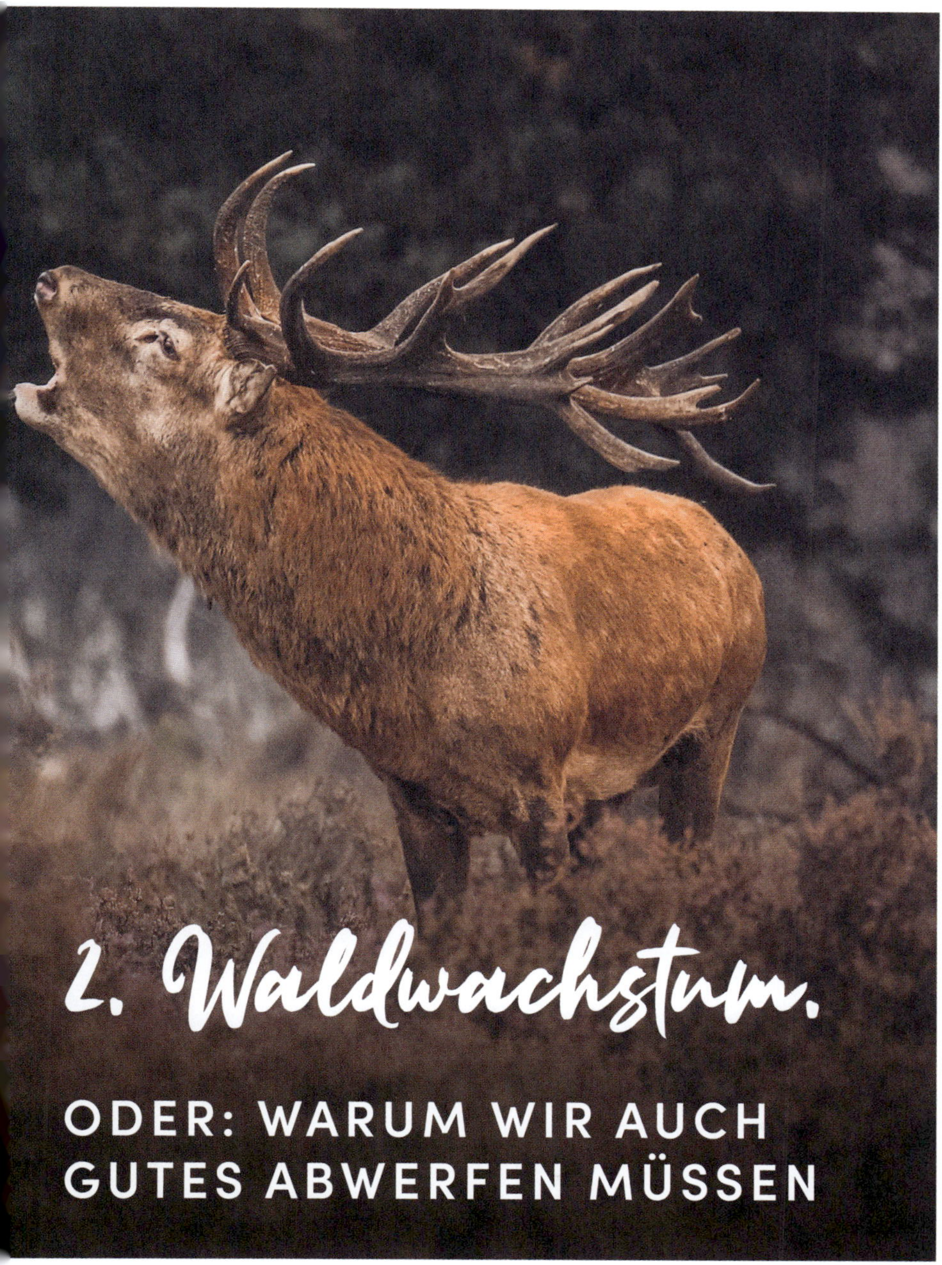

2. Waldwachstum.

ODER: WARUM WIR AUCH GUTES ABWERFEN MÜSSEN

Glücklich ist der Mensch, der weise und urteilsfähig geworden ist! Er hat mehr Gewinn davon als jemand, der Silber und Gold besitzt. Selbst die kostbarsten Perlen verblassen gegenüber dem Wert der Einsicht, sie übertrifft alles, was man sich erträumt.

König Salomo in Sprüche 3,13-15; Hfa

Erinnern Sie sich noch an die Verwandtenbesuche in Ihrer Kindheit? Die Tante hatte sich angekündigt, die Kaffeetafel war mit dem guten Geschirr gedeckt, der frische Erdbeerkuchen sah verlockend aus und das Erste, was die Tante sagte, als sie Sie erblickte, war: »Mensch, du bist aber groß geworden!« Wenn es ganz schlimm kam, wurde Ihnen vielleicht sogar noch in die Wange gekniffen.

»Du bist aber groß geworden!« Zumindest ich habe als Kind diese erstaunten Rufe von Verwandten und Besuchern sehr oft gehört: »Du bist aber gewachsen! So groß! Ein richtiger Junge bist du geworden!« Irgendwann hat es dann aufgehört. Heute höre ich nur selten: »Mensch, bist du alt geworden! So viele graue Haare! Immerhin hast du noch Haare!« Wir verändern uns – ob wir es wollen oder nicht. Aber in sehr vielen Bereichen – vor allem in Bezug auf unsere Persönlichkeit – haben wir einen großen Einfluss auf die Richtung und die Qualität der Veränderung.

Der Wald ...

Walduhren: Der Hirsch und das Geheimnis seines Geweihs

Im Wald ticken zwei Uhren gleichzeitig: Neben der scheinbar von Zeit befreiten »Baumuhr«, die sehr langsam tickt, gibt es noch die »Vegeta-

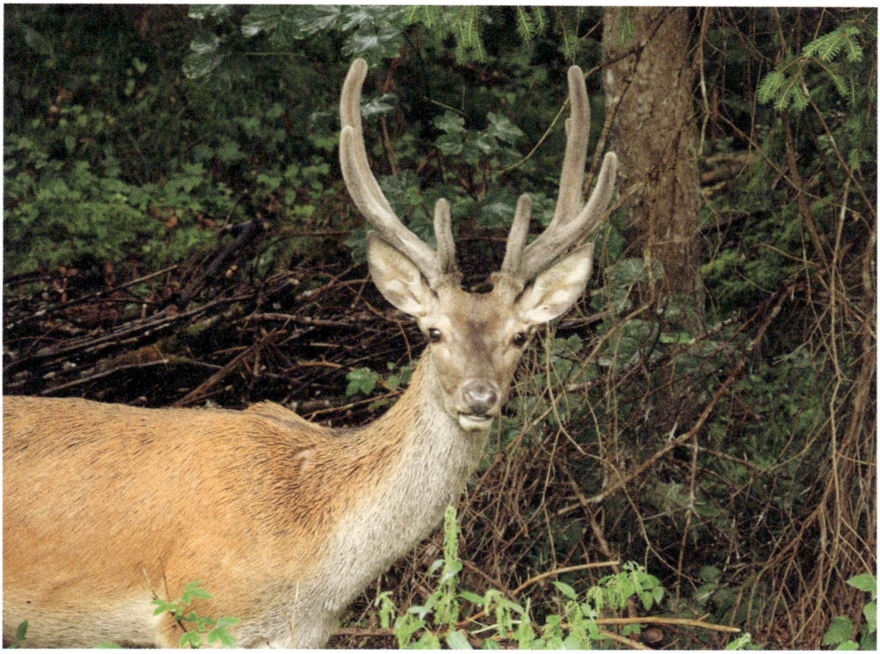

tionsuhr«, deren Zeiger rasen. Gerade im Frühling verändert sich der Wald stündlich. Blätter und Zweige entstehen, jeder freie Millimeter wird gleich mehrfach belegt. Sogar die Bäume sind jetzt in Bewegung. Die frischen Triebe der Kiefer wandern mit der Tagessonne, um das Licht optimal zu nutzen. Morgens zeigen sie in den Osten, abends in den Westen. Dazwischen haben sie eine faszinierende Tagesreise unternommen. Diese Bewegungsfreiheit wird aber schon nach wenigen Wochen mit der Verholzung der Triebe aufhören – nun ist der Stand erreicht, der für Jahre beibehalten wird. Wohin mein Auge im Wald auch blickt: Wachstum und Erneuerung sind allgegenwärtig.

Doch nicht nur die Pflanzen folgen der »Baum- und Vegetationsuhr«, auch die Tiere sind im Wachstum – manche schneller, manche langsamer. Den Hirsch zum Beispiel, der auf dem Foto oben zu sehen ist, habe ich in einer beeindruckenden Kulisse getroffen: Der Farbe des Wassers nach könnte es in der Karibik sein. Aber es war in Deutschland – am Eibsee, im Schatten der Zugspitze. Ich konnte sehr nah an ihn herankommen. Er war noch jung und sein bescheidenes Geweih sah behaart und weich aus. Wenn man auf die prächtigen Geweihe der erwachsenen Hirsche schaut, könnte man annehmen, dass auch das Wachstum eines Hirschgeweihs eher der langsamen »Baumuhr« folgt und die Geweihe jährlich nur wenige Zentimeter zulegen. Immerhin besteht es aus Knochensubstanz und ist – anders als die Hörner der Rinder oder Schafe – innen nicht hohl, sondern ganz massiv. Ein großes Hirschgeweih kann gut und gerne 20 Kilogramm wiegen und eine Spanne von 2 Metern erreichen. Es besteht zu 30 bis 40 Prozent aus reinem Calcium. Der Aufbau und die Härte entsprechen somit den härtesten Knochen der Säugetiere: den Zähnen. Beeindruckend, oder? Aber richtig staunen muss man, wenn man die ganze Wahrheit erfährt. Die Geweihe wachsen nämlich nicht, wie vermutet, lebenslang Zentimeter um Zentimeter, sondern werden jährlich neu gebildet und dann wieder abgeworfen! Ein voll ausgebildetes Geweih schmückt nur wenige Monate im Jahr den Kopf eines Hirschs (männliches Rotwild) und wird im Winter abgeworfen, damit sich im Sommer ein neues, in der Regel prächtigeres entwickeln kann. Zudem können die Größe und Ausformung des Geweihs dem Fachmann mehr Hinweise zu der körperlichen Verfassung des Tieres als zu seinem Alter geben. Wie alt das Tier ist, kann man nur sehr grob schätzen, aber mit guten Nahrungsvorräten im Wald und guter körperlicher Verfassung wird sich das Geweih des Hirsches deutlich besser entwickeln, als wenn ihm der Wald nur unzureichend Nahrung bieten würde.

Was das Wachstumstempo in der Natur angeht, gehört ein Geweih mit bis zu 2 Zentimetern Zuwachs pro Tag zur Oberliga. Sogar die Pilze, die sprichwörtlich oft herangezogen werden, sind in der Regel nicht schneller. Der sich bildende Kopfschmuck des Hirsches ist von einer Haut umgeben, die von vielen Blutgefäßen durchzogen ist. Diese flauschige, wie Filz aussehende Schicht produziert die Knochensubstanz des Geweihs über seine gesamte Länge nach innen. Bei einem fertigen Geweih ist in Form von Längsrillen in der Knochensubstanz noch gut erkennbar, wo ehemals die Blutgefäße der nun abgeriebenen Haut verlaufen sind.

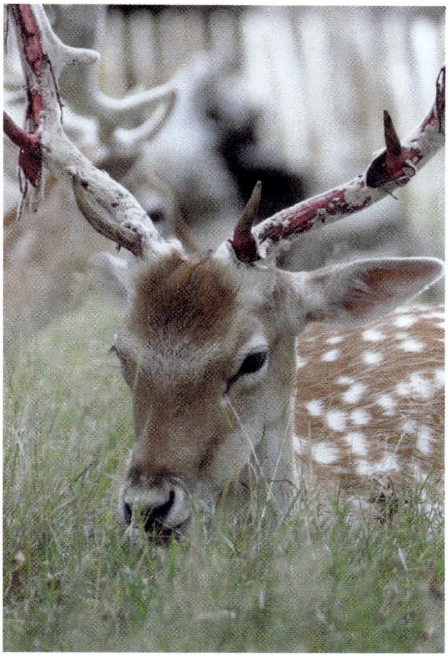

Ist das Geweih im Sommer schließlich vollständig ausgebildet, so wird es *gefegt*: Das Tier reibt es so lange an Bäumen und Sträuchern, bis die für die Herstellung verantwortlichen Zellen abfallen und der blanke Knochen zum Vorschein kommt. Bei dem Damhirsch auf dem Bild sind also nicht blutige Kampfspuren zu sehen, sondern das nicht vollständig gefegte Geweih. Durch die Pflanzensäfte der Bäume und Sträucher, die wie eine Art Imprägnierung wirken, erhält es seine dunkle Farbe. Dies ist auch einer der Punkte, warum die Hirsche und Böcke von den Waldbesitzern nicht gemocht werden: Beim Reiben der Geweihe an den jungen Bäumen zerstören sie diese oft. Und sie sind sehr wählerisch. Vor allem Laubbäume werden ausgesucht, und je seltener diese sind, desto lieber sind sie dem Hirsch. Wenn ein Waldbesitzer die wertvollen Jungpflanzen, die er mit viel Aufwand und Fürsorge für den Wald und die nächsten Generationen gepflanzt hat, zerstört sieht, wird er zu Recht traurig und oft wütend. Durch das Fehlen der großen Raubtiere wie Bär, Wolf und Luchs[3] in unseren Wäldern ist ohne eine intensive Jagd kein Waldbau möglich. In dieser verzweifelten Lage helfen sich die Förster mit Zäunen – entweder werden ganze Flächen oder einzelne Pflanzen umzäunt.

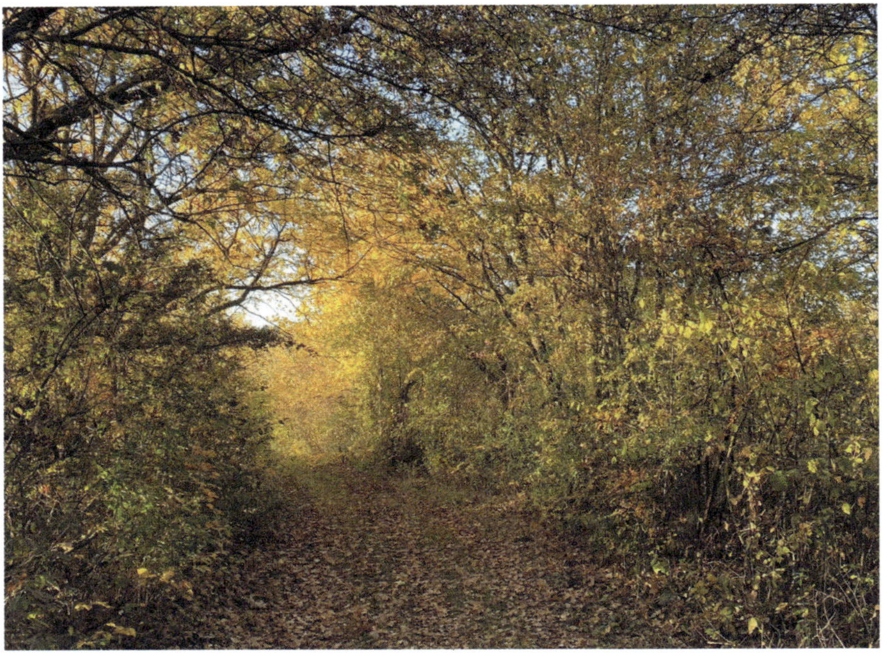

Kampf: Die Bestimmung des Hirsches

Im Herbst, wenn die Blätter eine wunderschöne Färbung annehmen und die Nächte langsam kühler werden, beginnt die Zeit der Brunftkämpfe mit den Artgenossen. Nun stellt der Hirsch sein prächtiges Geweih stolz zur Schau, um die Weibchen und die Gegner gleichzeitig zu beeindrucken. Diese Kämpfe sind eine ernste Sache, denn es geht um viel. Sehr viel sogar. Der Gewinner erhält alles: Position, Revier und Weibchen. Der Verlierer dagegen muss sich zurückziehen und baut in der Folge meist auch körperlich ab. Gestern noch ein prächtiger Platzhirsch, morgen ein unwillkommener Streuner.

Es ist erstaunlich, welche kräftigen Stöße das Geweih bei dem Einsatz als Duellierwaffe aushalten kann und muss. Genau diese Tatsache hat sich sogar die Bionik-Forschung zunutze gemacht: Sie erforschte das

Hirschgeweih und seine unglaubliche Stabilität und übertrug es auf die Entwicklung menschlicher Prothesen.[4] Ein Lernen von der Natur.

Wenn schon die Geweihe der Hirsche beeindruckend sind, so sind es die Kämpfe erst recht. Dabei folgen sie immer einem sehr fairen Muster der Kraftmessung: Für die frontalen Stöße, denen Schiebeversuche folgen, werden in der Regel ausschließlich die Geweihe eingesetzt, nicht aber die starken Beine und kräftigen Zähne. Das Ganze ist zwar unblutig, aber sehr, sehr anstrengend. Da ist es nicht überraschend, dass der Hirsch versucht, den Kampf zu vermeiden, indem er mit seinem prächtigen Geweih imponiert. Er röhrt laut und zeigt seine körperliche Stärke – jeder darf ihn im Kampf herausfordern und prüfen, ob er wirklich der Stärkste ist. Aber besser noch: Der Gegner lässt sich abschrecken. So wird der Kampf gewonnen, bevor er überhaupt angefangen hat, und die Kräfte werden geschont.

Neues: Das Gute abwerfen, damit das Bessere kommen kann

Der Winter hat schon an seiner Strenge verloren, wenn für den Hirsch die Zeit gekommen ist, sein Geweih abzuwerfen: Alle Kämpfe sind ausgetragen und es ist nun nicht mehr vonnöten. Die Verbindungen zum Kopfknochen werden gelockert und beide Stangen, oft auch zeitlich etwas versetzt, abgestoßen. Man kann sie im Wald als sogenannte *Abwurfstangen* finden. Allerdings ist solch ein Fund eher selten. Gezielt danach zu suchen fast unmöglich. Hat man aber tatsächlich das große Glück, eine solche Stange zu finden, so sollte man mit dem Aufsammeln dennoch vorsichtig sein, denn sie stehen nach geltendem Recht dem Jagdpächter zu. Ein Verstoß dagegen kann als Wilderei sogar strafrechtliche Konsequenzen haben. Wo eine Stange liegt, wird die zweite meist nicht weit entfernt sein, denn je schwerer die Stangen sind, desto schneller möchte der Hirsch auch die zweite loswerden, um auf seinem Kopf wieder ein Gleichgewicht herzustellen.

Auch ich hatte schon mal während meines Praktikums in Niedersachsen wahres Finderglück. Ich durfte die schönen Stangen sogar behalten und sie schmücken seitdem unser Wohnzimmer. Im Unterschied zu einer Jagdtrophäe kann man bei ihnen sehen, dass sie auf natürliche Weise vom Kopf getrennt und nicht etwa am Schädel abgesägt worden sind. Bei genauem Hinsehen erkennt man eine unregelmäßige, leicht gewölbte Oberfläche der Anschlussstelle. Ein nützliches und nicht ganz unwichtiges Wissen. Ich muss immer noch schmunzeln, wenn ich daran zurückdenke, wie eine Besucherin sich mit einem Hinweis auf die Stangen weigerte, mit Teilen von toten Tieren in einem Raum zu sein. Ich konnte sie zum Glück beruhigen. Als sie die Geschichte des Hirschgeweihs gehört hatte, war sie sogar fasziniert und einer netten Begegnung stand nichts mehr im Wege.

Das erste Geweih des Hirsches ist allerdings alles andere als prächtig. Oft sind es nur zwei dünne Stangen, die aus dem Kopf ragen und ohne Abzweigungen 30 bis 50 Zentimeter Länge erreichen. So ein Hirsch wird *Spießer* genannt. Ein Jahr später sieht die Sache da schon anders aus: Jetzt ist in der Regel die schöne *Rose* am Ansatz da, die Stangen sind dicker und neue Abzweigungen kommen dazu. Aber die Krone (mindestens drei Abzweigungen am Ende des Geweihs) kommt in der Regel frühestens mit dem dritten Versuch. Damit man die Geweihe klassifizieren kann, werden die Abzweigungen gezählt. Jede Stange für sich. Die mit den meisten Enden wird verdoppelt: Hat ein Hirsch an einer Seite 7 und an der anderen 9 Enden, spricht man von einem 18-Ender. Das größte mir bekannte Geweih gehörte einem 42-Ender, also einem riesigen Hirsch mit ca. 300 Kilogramm Körpergewicht und 21 Enden an einer Stange!

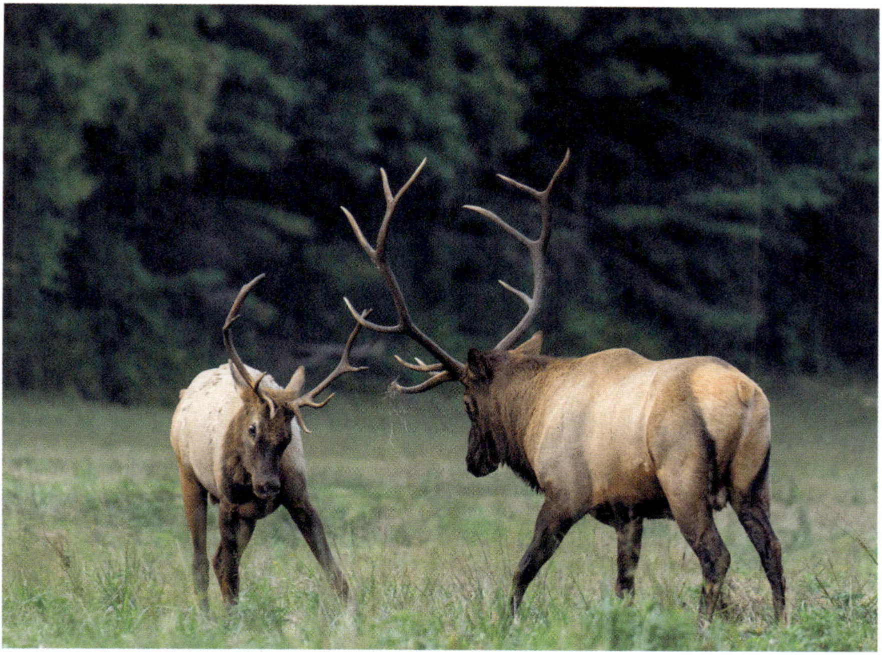

… und wir

Weg damit

Die Abwurfstangen in unserem Wohnzimmer haben mehrere Umzüge und wiederholte strenge Interieur-Prüfungen meiner Frau überstanden – sie sind aber auch wirklich sehr dekorativ. Doch für mich bedeuten sie mehr als das. Sie sind Erinnerung. Nein, nicht an die schöne Zeit im Wald. Sie sind eine Erinnerung an Gottes Auftrag für mein Leben. Eine wahre Fülle an Grundsätzen versteckt sich dahinter: Altes abwerfen, mutig sein, immer neu anfangen, besser werden und die Kämpfe nach Gottes Regeln führen.

Der Hirsch muss das Alte aktiv abstoßen. Nur so hat er die Möglichkeit, im nächsten Jahr ein neues Geweih zu bilden.

Und wie sieht es in unserem Leben aus? Kennen Sie das, wenn Sie das Gefühl haben, dass etwas Altes gehen muss, damit Raum für Neues ist? Manchmal ist es nur eine Ahnung, ein Gefühl. Manchmal ist es auch die ganz klare und deutliche Aufforderung Gottes, Altes loszulassen, es abzulegen, damit Neues entstehen kann.

Bei mir persönlich war meine Bekehrung so ein Punkt, an dem ich viele Überzeugungen über Bord werfen musste, damit Neues folgen konnte. Es war ein heilsames Abwerfen. Nicht einfach, aber es tat gut. Die innerliche Trennung von meinen Eltern dagegen war ein schmerzhaftes Abwerfen: Sie hatten sich so stark in meine Ehe eingemischt, dass ich diese schützen musste, damit sie keinen Schaden nahm. Es folgte die räumliche Trennung über zwei Landesgrenzen hinweg. Mit der Ausreise nach Deutschland mit 21 Jahren haben meine Frau und ich nicht nur unsere Heimat verlassen. Wir haben unsere Wurzeln aufgegeben Freunde, Verwandte, Literatur, Kultur, Geschichte und sogar die Musik – alles weit weg und irgendwie nicht mehr relevant. Wer kennt in Deutschland schon den polnischen Dichter Mickiewicz. Hier ist Goethe gefragt. Und während in den Achtzigerjahren Modern Talking in Deutschland gehört wurde, war Lady Pank[5] die Band meiner Jugend. Sogar der Wald war hier anders. Die Wälder um die neue Heimat in Göttingen herum hatten nichts mit den mir so sehr vertrauten Kiefernwäldern zu tun. Nach Jahren des Studiums in Polen konnte ich zwar die Bestände mit Kiefern mit nur einem Blick gut bewerten, bei Buchenwäldern war ich dagegen ein Anfänger. Das Gefühl, fremd zu sein, anders zu denken und nicht alles zu verstehen, war mein ständiger Begleiter in der neuen Heimat. Ich musste so viel über die neue Gesellschaft, in der wir lebten, lernen. Und als ich dachte, dass endlich alles überstanden war, kam der Umzug der Familie nach Bayern. Als ein Vorstandskollege mich in einer bayerischen Konferenz direkt mit seinem starken Oberpfälzer Dialekt ansprach, verstand ich noch weniger als am Anfang in Deutschland. Zur Belustigung aller musste er seine Frage sehr langsam und deutlich wiederholen.

Noch heute sind wir dankbar für das Neue, das wir damals wagten. Alle meine Kinder haben ihr im Medizinstudium vorgeschriebenes Praktikum in Polen gemacht. Sie lieben und schätzen das Land, sind aber zutiefst dankbar für unsere damalige Entscheidung, das Alte abzubrechen und einen Neuanfang in Deutschland zu wagen.

Nicht immer ist das Alte eindeutig schlecht. Manchmal ist es sogar ziemlich gut. Doch das Gute ist der größte Feind des Besten.[6] Und wenn wir auf Gott vertrauen, dürfen wir in Superlativen denken: Alles, was Gott in unserem Leben anfasst, ist besser – besser, als wir es uns je vorstellen können. Damit es aber Raum hat, müssen wir oft das Gute wegwerfen. Das, was uns vertraut ist. Was bequem ist. Was von außen betrachtet so gut aussieht. Um so Platz für Besseres zu schaffen. Nicht den Fleischtöpfen Ägyptens nachtrauen, zögern oder bedauern. Weg damit. Und nach vorne schauen. Dass das nicht immer leicht ist, haben schon die Menschen zu Jesu Zeiten erfahren. Aber es lohnt sich:

> Wieder ein anderer sagte zu Jesus: »Ich will mit dir kommen, Herr. Erlaube mir aber, mich vorher noch von meiner Familie zu verabschieden.« Ihm antwortete Jesus: »Wer beim Pflügen nach hinten schaut, den kann Gott in seinem Reich nicht brauchen.«
>
> Lukas 9,61-62; HFA

Mein Gutes für Gottes Bestes! Alte Klamotte ausziehen, um Königspurpur annehmen zu können. Leider immer zeitversetzt. Meistens sehen wir die Frucht, die dadurch entstehen wird, beim Wegwerfen noch nicht – auch ein Hirsch hat nicht sofort ein schönes und größeres Geweih. Doch unser Verlustschmerz, der ist sofort da und oft kaum auszuhalten. Nicht immer geben wir unser Gutes freiwillig, manchmal muss Gott selbst uns die Sachen wegnehmen. Das schmerzt dann vielleicht noch mal besonders – und ist doch nötig!

Ich selbst habe auch erst später sehen können, wie groß die Frucht meiner damaligen Abwurf-Entscheidungen war und immer noch ist. Die Sachen, die ich abwarf, losließ, sie waren nicht schlecht. Es ist im Normalfall gut, den Eltern zu gehorchen, und auch in Polen zu leben, war nicht schlecht. Sogar meine damaligen vorhandenen Privilegien würde ich als unproblematisch sehen. Dies alles war gut – und musste dennoch weg, damit das Bessere kommen konnte. Jesus verspricht uns kein leichtes Leben, aber er verspricht uns ein Leben in Fülle. Und dieses Versprechen hat er bei mir gehalten. Der Weg war nicht immer leicht, aber er hat sich gelohnt: Nicht alles Neue ist automatisch besser, aber das Bessere ist immer neu.

Besser werden

Besser werden braucht Zeit. Das geht nicht von heute auf morgen. Nachdem der Hirsch das alte Geweih abgeworfen hat, dauert es mehrere Monate, bis das neue zu wachsen beginnt. In dieser Phase ist es für ihn nicht einfach. Und auch wenn das neue Geweih dann endlich dank der Stammzellen förmlich zu schießen beginnt, so ist es zu Anfang sehr empfindlich. Der Knochen ist noch mit dem verletzlichen Bast umgeben und jede Verletzung in dieser Phase würde nicht nur Schmerzen bringen, sondern zu Fehlbildung des gesamten Geweihs führen. Zum Schutz wird sich der Hirsch zurückziehen und auf den Aufbau seines neuen Geweihs fokussieren. Er weiß: Der Kampf wird in der Vorbereitung gewonnen, ein Geweih gibt es nicht im Drive-in-Schnellimbiss zu kaufen. Das Bessere braucht Zeit.

Dieses Prinzip verstand ich erst spät in meinem Leben. Wachsen braucht Zeit. Ein Ziel. Eine Vision. Wachstumshunger. Unser Schulsystem hilft dabei leider überhaupt nicht und ich ärgere mich heute noch, so wenig für mich selbst, aber so gut wie alles für die Schule gelernt zu

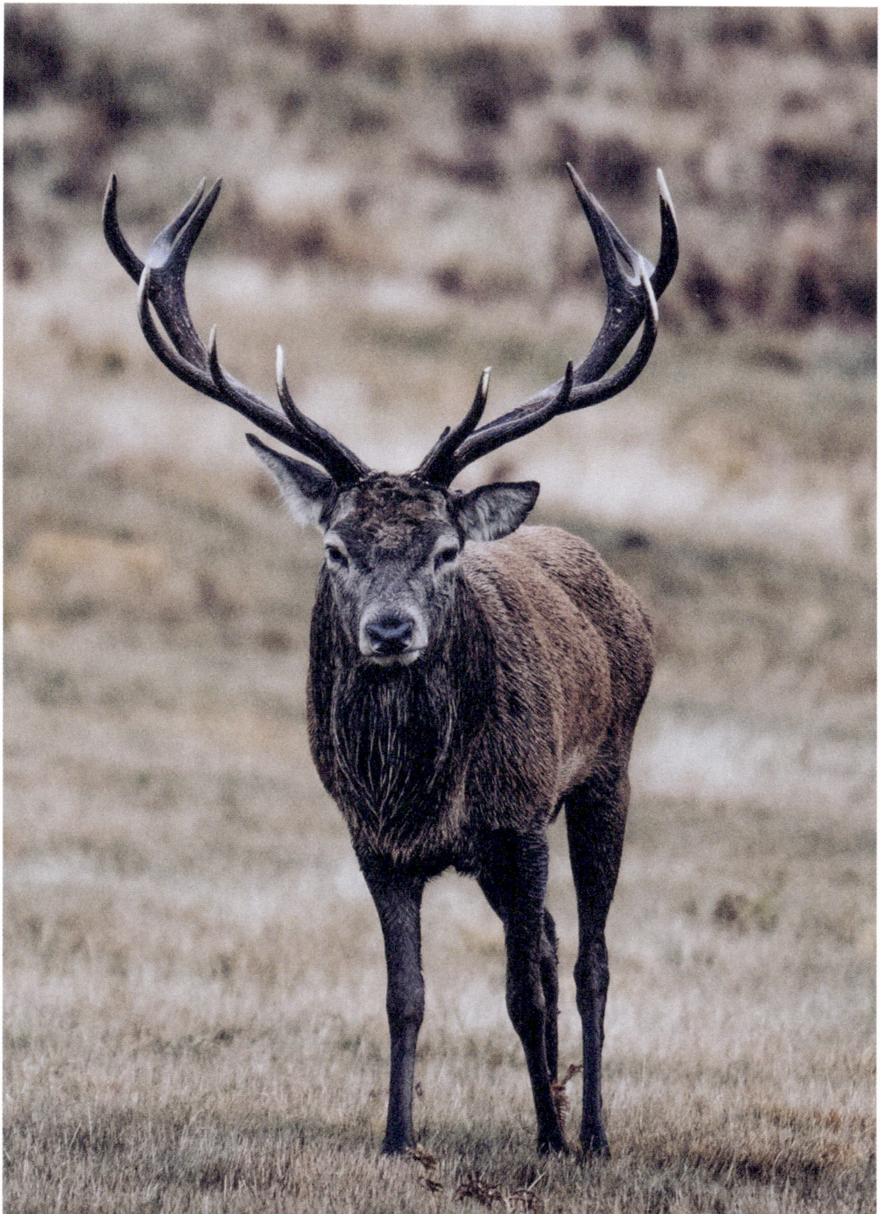

haben. Vielleicht fehlten mir damals einfach die richtigen Menschen, die mir statt des puren und oftmals trockenen Wissens den wahren Sinn dahinter vermittelt und damit einen Wissenshunger entfacht haben. Die Worte von Antoine de Saint-Exupéry verstehe ich heute besser: »Wenn du ein Schiff bauen willst, dann rufe nicht die Menschen zusammen, um Holz zu sammeln, Aufgaben zu verteilen und die Arbeit einzuteilen, sondern lehre sie die Sehnsucht nach dem großen, weiten Meer.«[7]

Manchmal erkennt man solche großen Prinzipien des Lebens an kleinen Gegebenheiten: So habe ich lange Zeit die Kindergottesdienste unserer Gemeinde gestaltet. Lobpreis war mir dabei besonders wichtig und ich übte täglich. Ich habe es von Herzen gerne gemacht, und auch wenn ich kein besonders talentierter Musiker war, entstand in der Abgeschiedenheit meines Kellers ein Angebot, das manches junge Leben nachhaltig beeinflusst hat. Doch irgendwann kam ich an den Punkt, wo Gott mir sagte: Du darfst und sollst damit aufhören. Ich legte das Alte ab, und ein neues Thema wurde mir nach und nach wichtiger: Leiterschaft. Hier durfte ich genau dieses Besserwerden erleben. Ich besorgte mir Bücher und Aufzeichnungen von Konferenzen, las, schaute zu, lernte – und das Wachstum begann. Stück für Stück. Ich wuchs immer mehr in meine Rolle als Leiter hinein und konnte so Dinge anregen und umsetzen. Schritt für Schritt. Gott öffnete ständig neue Türen – ich musste nur durchgehen. Aber es war nur möglich, weil ich gewachsen war, weil ich neben dem Abwerfen des Alten in die persönliche Stärke, in den Aufbau investiert habe. Dies ist vielleicht nur ein kleines Beispiel: vom Kindergottesdienstmitarbeiter zum Leiter. Es macht aber den Punkt deutlich: Wir müssen Altes gehen lassen, damit Neues beginnen und wachsen kann.

Ich möchte Ihnen Mut machen. Lassen Sie Altes los. Auch wenn es schmerzt. Auch wenn das Neue noch nicht da ist. Manchmal liegt zwischen dem Alten und dem Neuen eine sensible Zeit, eine Phase, in der wir verwundbar sind. So wie der Hirsch ohne sein Geweih und in der Zeit des Geweihwachstums verletzlicher ist. Doch ist das ein Grund, es nicht zu wagen? Wollen wir wirklich ein *Spießer* mit winzigem Geweih bleiben? Das Bessere liegt vor uns. So wie Paulus schreibt:

> Dabei ist mir klar, dass ich dies alles noch lange nicht erreicht habe und ich noch nicht am Ziel bin. Doch ich setze alles daran, es zu ergreifen, weil ich von Jesus Christus ergriffen bin. Wie gesagt, meine lieben Brüder und Schwestern, ich weiß genau: Noch bin ich nicht am Ziel angekommen. Aber eins steht fest: Ich will vergessen, was hinter mir liegt, und schaue nur noch auf das Ziel vor mir.
>
> Philipper 3,12-13; HFA

Tagebuchschreiben ist wie Calcium

Das Geweih des Hirsches besteht zu großen Teilen aus Calcium. Nur hat der Hirsch keine Chance, davon genug für den intensiven Knochenbau in der täglichen Nahrung zu finden. Er muss zwangsläufig die eigenen Reserven angreifen. Also wird aus anderen Knochen seines Körpers Calcium abgebaut und in das Geweih verschoben. Das Alte wird zu einem Teil des Neuen …

Auch bei uns steckt immer etwas aus unserer Geschichte in unserer Zukunft. Unser Ich ist stark von der Vergangenheit geprägt. Selbst wenn wir viel davon schon abgeworfen haben, ist es doch nicht so, dass es keine Bedeutung für unsere Zukunft hätte. Das Alte muss hierbei aber nicht zwangsläufig schlecht sein. Gott hat einen Weg für uns, der unsere Geschichte und unsere Stärke berücksichtigt. Unsere Vergangenheit ist eine Ressource, auf die wir zurückgreifen können und sollen. Manchmal ist es jedoch gar nicht so leicht, das Alte im Neuen zu erkennen …

Mir persönlich ist hier mehr und mehr das Tagebuch zu einer wertvollen Hilfe geworden. Mit dieser Methode des Reflektierens kann ich mein Leben, meine Probleme, Siege und Kämpfe besser verstehen. Wenn ich mich täglich hinsetze und den vergangenen Tag analysiere, kann ich gute Lehren für meine zukünftigen Tage entwickeln: Nirgendwo lerne ich besser als aus meinen eigenen Fehlern. Sie gehören zu mir und sind wichtig! Die Ehrlichkeit, mit der ich mich meinem Tagebuch anvertraue, hilft mir, mich selbst besser zu verstehen. Probieren Sie es aus. In der gewonnenen Erkenntnis über uns selbst können wir uns verändern. Und vielleicht werden die Notizen nebenbei auch für die zukünftigen Generationen einen Nutzen haben. In der Vergangenheit waren es oft Tagebücher und Notizen, die die Menschen in die Lage versetzt haben, Geschichte zu ordnen, Ereignisse genau zu rekonstruieren – und zum großen Nutzen für folgende Generationen werden zu lassen, manchmal sogar ganz ungewollt. Denken Sie an die Tagebücher von Anne Frank, Astrid Lindgren, Max Frisch und Victor Klemperer.

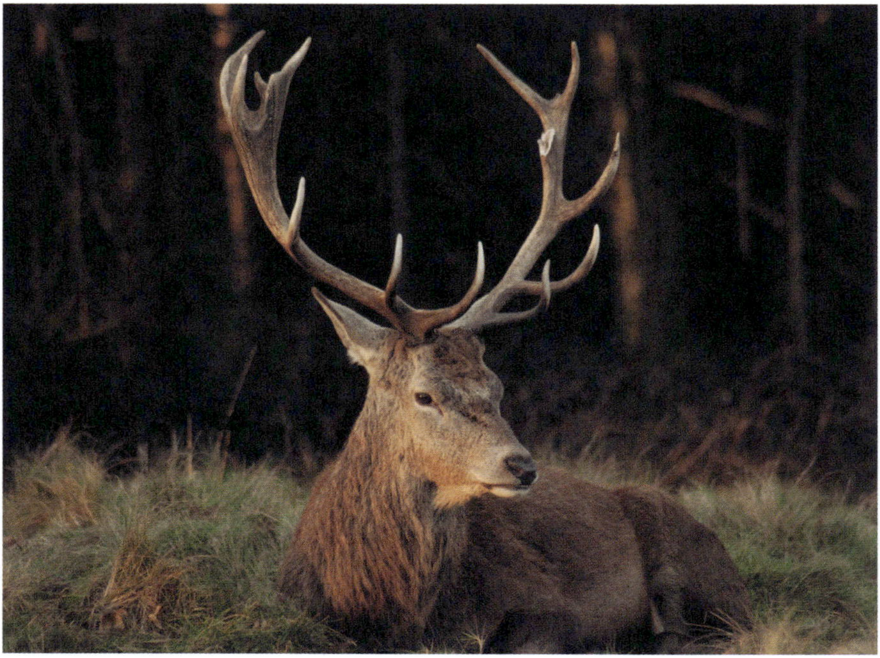

Seit Jahren versuche ich, täglich einen Eintrag in mein digitales Tagebuch zu schreiben. Inzwischen ist daraus ein Text mit unglaublichen zwei Millionen Zeichen entstanden. Es lohnt sich auf jeden Fall. Wenn ich heute in meine Aufzeichnungen der vergangenen Jahre schaue, finde ich es ungeheuer spannend, beim Lesen noch einmal tief in die Ereignisse einzutauchen. Ich lerne, ich wiederhole und oft entdecke ich etwas Altes, das im Neuen, in meinem Jetzt steckt.

Mutig kann man nur dann sein, wenn man Angst hat

Für den Hirsch ist es eine bewährte und gut funktionierende Strategie, dem Gegner Angst zu machen. Das hat er in den Genen und versucht auf diese Weise, den Kampf durch Einschüchterung zu vermeiden. Er röhrt laut und richtet seinen ganzen Körper samt Geweih so groß wie möglich auf. Das schüchtert ein und oft wird dadurch der Gegner entmutigt und zieht weiter, ohne den Kampf überhaupt versucht zu haben.

Wie oft geht es uns genau wie dem Gegner des Hirschs. Wir haben Angst. Geben auf. Versuchen es erst gar nicht und ziehen uns zurück. Der Teufel ist ein Meister im Angstmachen. Vielleicht, weil es so gut funktioniert – ein billiger Trick, der sich immer einsetzen lässt. So viele unserer Herausforderungen gehen wir nicht an, einfach weil wir Angst haben. Wie oft habe ich schon gehört oder gelesen, dass die Angst ein schlechter Berater sei. Falsch! Angst ist ein guter Berater, aber ein schlechter Entscheider. Wenn wir vor dem Abgrund stehen, ist es die Angst, die uns sagt: »Vorsicht, der Sprung ist dein Ende.« Wir sollten auf diese Stimme hören. Aber: Wir sollten ihr nicht gehorchen. Ja, wir springen nicht, sondern gehen zurück und kommen mit einem Gleitschirm wieder. Auch jetzt wird die Angst die gleiche Aussage treffen: »Vorsicht, der Sprung ist dein Ende.« Aber jetzt können wir mutig sein und uns dagegen entscheiden. Mut ist nicht das Fehlen von Angst – es ist das Weitergehen trotz Angst.

Ein sehr eindrückliches Beispiel habe ich bei einer Konferenz in Bremen gehört. Jack Groppel sprach zum Thema Angst und zeigte uns einen eindrucksvollen Film aus einem Football-Trainingscamp. Die Teilnehmer des Camps waren fantastisch gebaute Footballspieler, die eine einfache Aufgabe gestellt bekamen: Sie sollten eine Meile laufen, einen weißen Zaun berühren und dann zurücklaufen. Unterwegs aber sollten sie aufpassen, weil in der Gegend sehr gefährliche Wildschweine beobachtet worden seien, die angeblich so groß wie Kälber und sehr kampfbereit waren. In Wirklichkeit gab es diese Wildschweine nicht, dafür aber Mitarbeiter des Trainingscamps, die mit einer Videokamera bewaffnet im Gebüsch versteckt waren. Als die ruhig laufende Gruppe gut trainierter Sportler das besagte Gebüsch erreicht hatte, machten die versteckten Mitarbeiter Wildschweingeräusche. Die Reaktion der Sportler? Panik! Ohne lange zu überlegen, machten sie kehrt und rannten zurück zum Ausgangspunkt.[8] Sie hatten den Auftrag nicht erfüllt. Ihre Antwort: Es war unmöglich wegen der Wildschweine.

Das gleiche Experiment wurde noch einmal durchgeführt, dieses Mal mit einer Gruppe von FBI-Agenten[9]. Diese reagierten in der gleichen Situation völlig anders: Sie nahmen ihre Kampfstellung ein und untersuchten die Lage. Jetzt bekamen es wiederum die im Gebüsch versteckten Mitarbeiter mit der Angst zu tun …

Die FBI-Agenten hatten gewusst, dass es bei jedem Auftrag auch zu gefährlichen Situationen kommen konnte, und waren durch dieses Wissen und Training darauf vorbereitet gewesen. Die Kontrolle über das eigene Verhalten war aufgrund des Trainings bestimmter Gefahrensituationen nicht dem eigenen Instinkt überlassen, wie es bei den Footballspielern der Fall gewesen war. Der Auftrag musste ausgeführt werden, bei allem Respekt gegenüber den Gefahren. Angst war bestimmt da – aber sie musste vor dem Mut zurückweichen.

Manche Gefahren sind real in unserem Leben – wie der Abgrund. Dann ist Angst zwar angebracht, muss aber nicht das letzte Wort haben.

Ein Abgrund kann überwunden werden. Manchmal sind es auch imaginäre Wildschweine, die wir zu hören glauben und uns Angst machen. Ein solcher Gegner wird nicht zuschlagen, der Schein trügt. Und sollte sich das Wildschwein in unserem Leben doch mal als echter Eber erweisen, dann sind wir vorbereitet. Und werden kämpfen. Im schlimmsten Fall werden wir verlieren, aber wenn wir sofort der Angst nachgeben, haben wir schon im Vorfeld verloren. Wer kampfbereit ist, kann und darf mutig sein. Und trotz Angst und fehlender klarer Sicht weitergehen.

Den gerechten Kampf führen

Der Platzhirsch hat einen klaren Vorteil: Er hat die Revierhoheit. In der Regel wird er auch die gleichwertigen oder knapp überlegenen Gegner besiegen. Diesen Wirkungsbereich hat der Platzhirsch hart erkämpft. Das ist nicht ein beliebiges Stück Wald, was er verteidigt – es ist sein Zuhause. Das gibt ihm ein ungeschriebenes Recht, gibt ihm Zusatzkraft.

Eigentlich sind wir alle wie der Platzhirsch: Wer den gerechten Kampf kämpft, ist stärker, als er in Wirklichkeit ist. Jesus hat den Sieg am Kreuz errungen. Der Kampf, in dem wir uns befinden, ist ein Verteidigungskampf. Unsere Waffen sind nicht beliebig. An sich steht uns nur eine gute zur Verfügung – die Liebe. Das fühlt sich so seltsam und irgendwie schwach und falsch an, dass wir gerne zu den sonst üblichen Waffen wie Rache, Hass, Vorwurf, Lüge oder Beleidigung greifen. Dem Hirschprinzip folgend, müssten wir in Liebe kämpfen. Und sollten wir einen Kampf verlieren, dann sollten wir uns auch zurückziehen und in Liebe wachsen. Hier haben wir es besser als der Hirsch, denn wir werden nach einem verlorenen Kampf nicht kleiner werden und körperlich abbauen. Im Gegenteil. Wir dürfen wachsen. Und es dann geduldig das nächste Mal erneut versuchen – mit mehr Liebe. Und beim übernächsten Mal dann einfach noch mal.

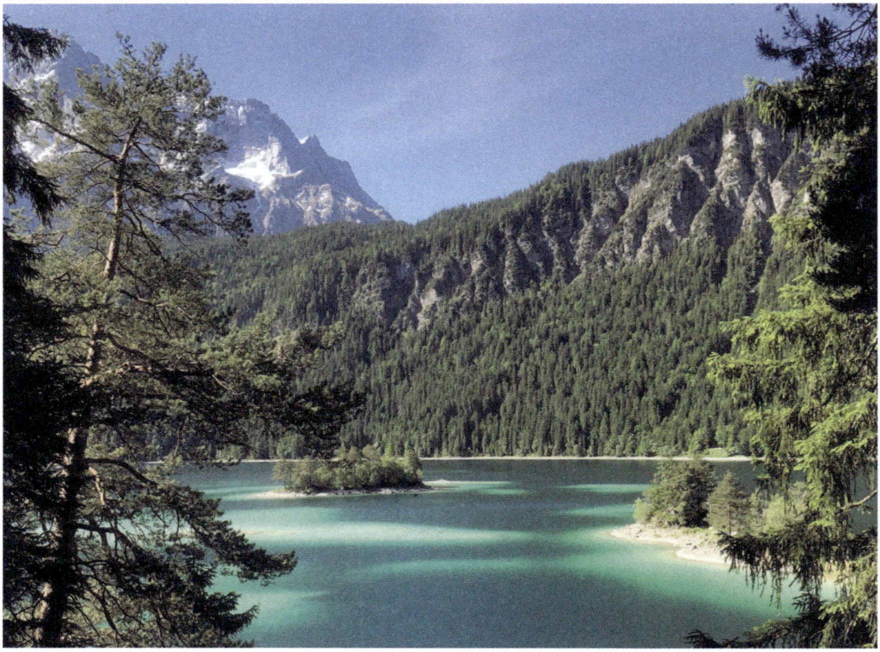

Bei manchen Kämpfen werden wir vielleicht immer wieder scheitern, aber versuchen sollten wir es dennoch. Denn meist haben wir sowieso gar keine andere Wahl. Der tägliche Kampf ist uns sicher, das Leiden auch, aber es wird nur schlimmer, wenn wir nicht mit Liebe kämpfen. Und in alldem haben wir Jesus an unserer Seite, der den Sieg schon längst errungen hat.

»Lasst euch auf keinen Fall von euren Gegnern einschüchtern! Euer Mut wird ihnen zeigen, dass sie verloren sind, ihr aber von Gott gerettet werdet. Ihr habt nicht nur das Vorrecht, an Christus zu glauben, ihr dürft sogar für ihn leiden.«

Philipper 1,28-29; HFA

WALDERLEBEN

- Schauen Sie sich die Geweihstange eines Hirschs an. Erahnen Sie die ungeheure Investition, die hier erfolgte? Wo müssen Sie stärker werden? Wo können Sie praktisch in Liebe wachsen, indem Sie konkret etwas für andere tun?

- Nehmen Sie sich auf Ihren nächsten Waldspaziergang ein Notizbuch und einen Stift mit. Suchen Sie sich einen ruhigen Platz und lassen Sie Ihre Gedanken schweifen: Was ist Ihre ganz persönliche Geschichte? Was steckt an Altem in Ihrem heutigen Jetzt? Was davon ist gut und was vielleicht auch hinderlich? Was wollen Sie den nächsten Generationen aus Ihrer Erfahrung weitergeben? Schreiben Sie Ihre Gedanken auf. Vielleicht möchten Sie sogar mit dem Schreiben eines Tagebuches beginnen?

- Vielleicht ist es Ihnen möglich, eine Geweihstange zu kaufen und irgendwo in der Wohnung als Erinnerung und Ansporn zu platzieren? Was ist in Ihrem Leben noch da, was Sie schon längst abwerfen sollten? Woran halten Sie fest, obwohl Sie nicht vorankommen? Was ist sogar nicht in Gottes Willen für Ihr Leben? Weg damit – keine Angst, es lohnt sich wirklich.

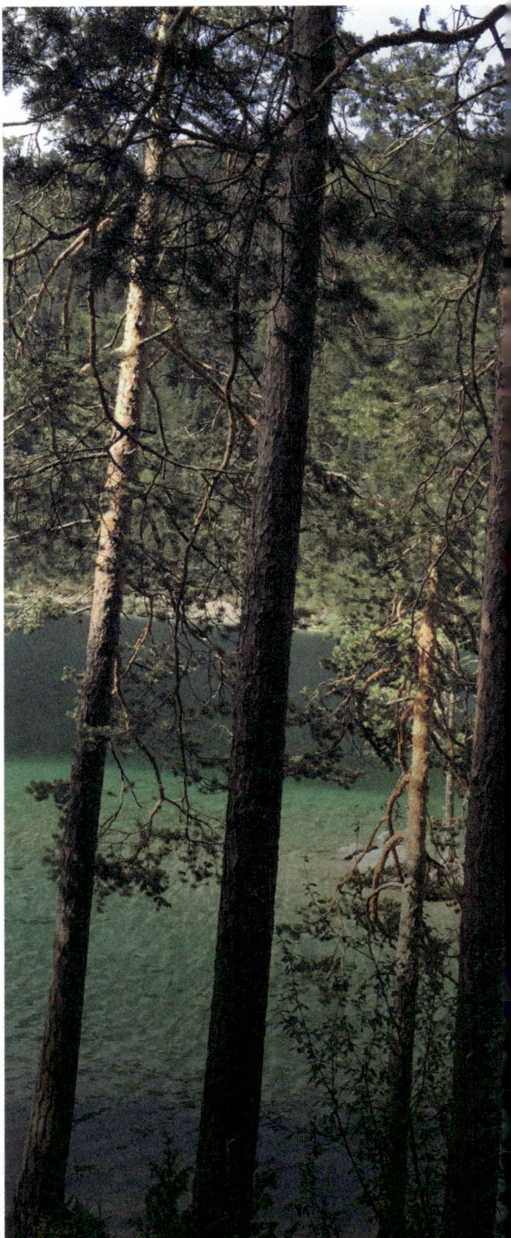

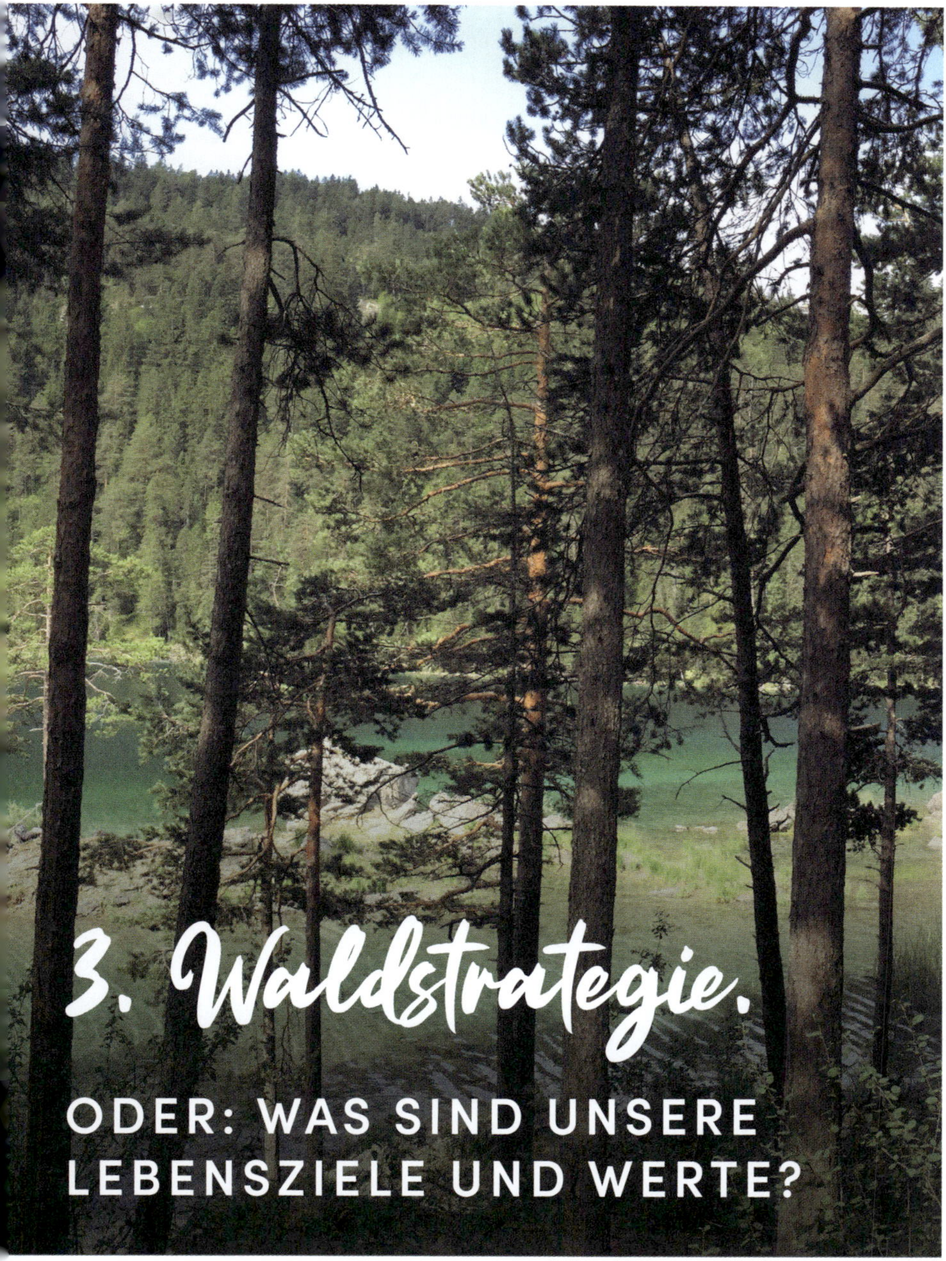

3. Waldstrategie.

ODER: WAS SIND UNSERE LEBENSZIELE UND WERTE?

Nur Narren glauben, sie bräuchten keinen Rat,
weise Menschen aber hören auf andere.

König Salomo in Sprüche 12,15; NLB

Endlich kann ich den Lärm der grellen Stadt hinter mir lassen und in die dämmernde Stille des Waldes eintauchen. Ich stelle mich einfach hin und atme. Tief ein. Weit aus: Es duftet. Nach Waldboden, nach Pflanzen, nach wunderbaren ätherischen Ölen. Mit diesem Duft durchströmt mich die tiefe Freude, am Leben zu sein. Ein Spaziergang im Wald ist ein kleiner Urlaub: Das Dasein im Wald ist ein Segen. Würde ich einen ganzen Tag unter dem grünen Blätterdach verbringen, so würde sich die Anzahl meiner körpereigenen Immunabwehrzellen um ca. 40 Prozent erhöhen. Dieser Effekt hielte sogar eine ganze Woche an.[10] Der Wald ist gut zu uns: Unser Immunsystem fährt hoch, die Seele runter, unser Dasein atmet auf – und das völlig unabhängig davon, in welchen Waldtyp wir gerade abtauchen.

Der Wald …

Monokultur ist leichter, aber Mischwald ist besser

Ich persönlich finde, dass Kiefernwälder am besten riechen. Als Jugendlicher habe ich oft Bory Tucholskie, eine große Wald- und Heidelandschaft in Zentralpolen, durchstreift. Die Kiefern dufteten einfach herrlich, was an dem Harz liegt, das ihnen sowohl zur Abwehr von Fressfeinden als auch zur Wundheilung dient und von dem sie reichlich enthalten. Gefühlt gab es diese Bäume einfach überall.

Mit einer Fläche von rund 3200 Quadratkilometern (also ca. zehnmal so groß wie München) ist die Tucheler Heide eines der größten Wald-

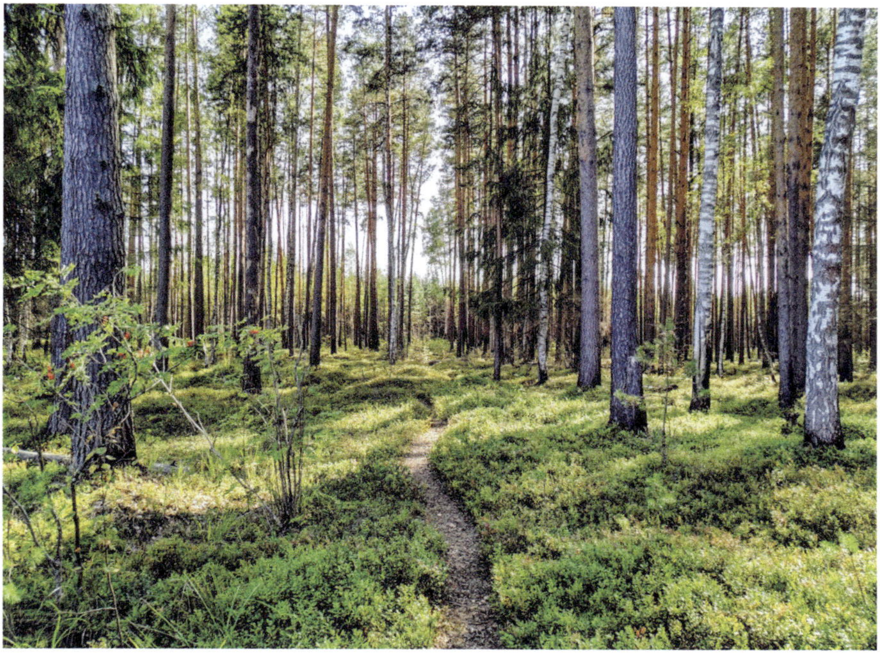

gebiete Mitteleuropas. Eine riesige Fläche – und dabei fast ausschließlich Kiefern – so weit das Auge reicht und einen die Schritte tragen. Eine solche zusammenhängende Waldfläche, die mit ausschließlich einer Baumart bewaldet ist, wird in der Fachsprache *Monokultur* genannt. Früher, vor 300 Jahren, wuchsen hier noch große Mengen an Buchen und Fichten. Aber die sehr gute Holzverwertung und hervorragenden Wachstumseigenschaften der Kiefer haben dazu geführt, dass die Preußen diesen Baum sehr großflächig pflanzten, um einfacher und effizienter wirtschaften zu können. Eine Waldfläche dieser Art kann auch heute noch wirtschaftlich mit einem Kahlschlag abgeerntet werden. Wie bei einem Feld in der Landwirtschaft werden dann alle Bäume gefällt, der Boden gepflügt und eine neue Generation gepflanzt. In Reih und Glied stehen dann erneut junge Kiefern.

Wenn man sich die Investitionskosten und die Produktionszeiträu-

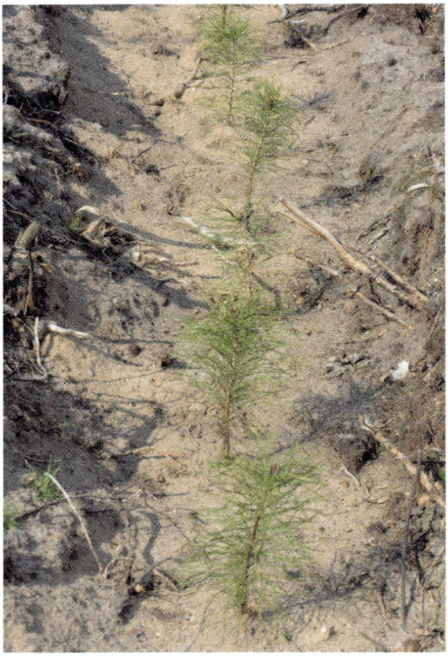

me anschaut, wird auch schnell klar, warum wir so viele Monokulturen von Fichten und Kiefern in unseren Wäldern finden (in Brandenburg bestehen die Wälder zu 70 Prozent aus Kiefern). Zum einen schmecken die Kiefern und Fichten den Rehen und Hirschen nicht so gut. Somit müssen sie, im Gegensatz zu den heimischen Laubbäumen, auch nicht besonders geschützt werden. Zum anderen kann man die schnell wachsenden Bestände der Kiefern und Fichten schon nach 60 bis 80 Jahren ernten. Bei der Buche wäre ein Zeitraum von ca. 80 bis 120 Jahren nötig. Die Ernte von Kiefern und Fichten könnte man mit viel Glück noch selbst erleben, aber die Buche oder gar die Eiche mit über 200 Jahren Wachstumszeit schenkt man definitiv den Urenkeln. So geht man oft den leichten, aber verantwortungslosen Weg und pflanzt Fichten oder Kiefern – auch wenn es sich dabei mit Blick auf die Natur oft um eine katastrophale Fehlentscheidung handelt.

Viel besser ist der Mischwald. Die Auswirkungen des Klimawandels, die Sturmschäden und der Schädlingsbefall zeigen die extremen Schwächen der Monokulturen. Zwar kennt auch die Natur Wälder mit nur einer Baumart, aber dann sind immer mehrere Generationen derselben Art auf einer Fläche und diese auch dem Standort angepasst. Die Fichte ist bei uns aber nur in Gebirgslagen heimisch und würde normalerweise nicht dort wachsen, wo sie in Deutschland angebaut wird.

Man kann aber ein Umdenken beobachten. Bereits vor der Klimakrise versuchte man durch Zugabe von Buchen, Eichen, Linden oder Hainbuchen viele Flächen wieder in einen Mischwald zu verwandeln. Die so entstandenen Mischwälder erwiesen sich als deutlich widerstandsfähiger. Die Abwechslung ist es, die das System Wald stabil und erfolgreich macht. Ein intakter Mischwald deckt alle Höhenschichten des Waldes ab, verjüngt sich in der Regel selbst und ist widerstandsfähig gegenüber äußeren Faktoren. Krankheiten und Schädlinge befallen in der Regel meistens nur die Bäume einer einzigen Art. Diese stehen aber in einem Mischwald weit voneinander entfernt, sodass eine Übertragung oder Ausbreitung erschwert ist. Sollte ein Baum sterben, werden andere, besser angepasste Arten eventuelle Lücken schnell schließen können. Hat eine Art mit dem Klimawandel besondere Probleme, können die anderen besser gedeihen und das neue Gleichgewicht herstellen.

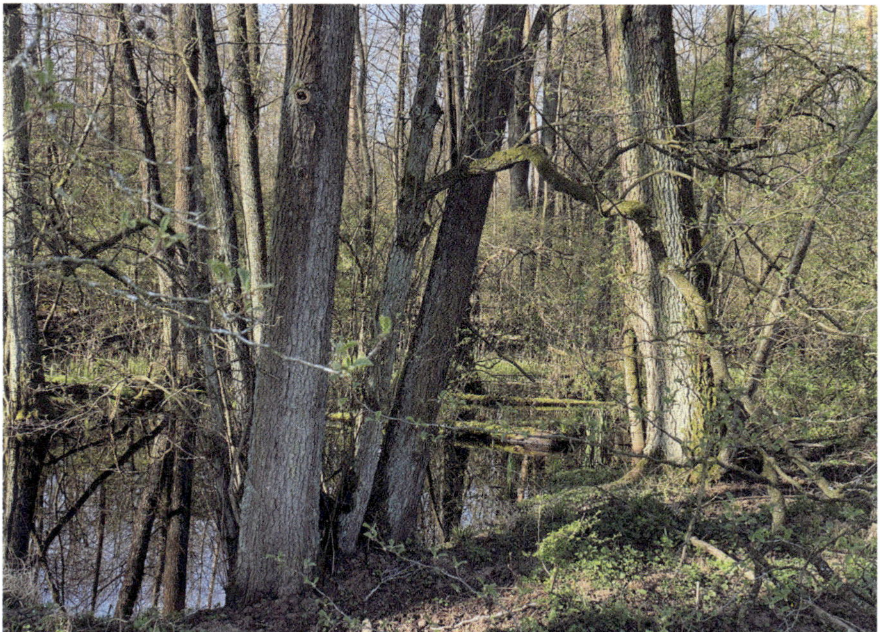

Auch die sonst so robuste Kiefer kann nicht überall gleich gut wachsen. So kommt sie mit Staunässe im Boden nicht zurecht, etwas was für die Erle wiederum kein Problem ist, im Gegenteil, sie fühlt sich dann erst richtig wohl. Der Wald verhilft also der Baumart zum Erfolg, die den Bodenverhältnissen am besten angepasst ist. Wie ein Trainer bei einem Fußballspiel kann er seine Spieler, von denen er im bestmöglichen Fall eine große Auswahl hat, nach Bedarf passend einsetzen. Ein Fußballspiel wäre schwer zu gewinnen, hätte er nur Stürmer in der Mannschaft. Und genau wie die Fußballspieler müssen auch die Bäume die ihnen zugedachte Aufgabe erfüllen und die Strategien umsetzen.

Ein Baum folgt immer einer klaren Strategie

Jede Baumart hat eine eigene Strategie, eine seiner Art entsprechende Vorgehensweise. Sie weicht in vielen Punkten von der anderer Baumarten ab, sodass man die Arten anhand der Blätter, Zweige, Borke, Holzstruktur, Blüten und Früchte unterscheiden kann, aber auch anhand des Wachstumstempos, der Wuchsform, Wurzelform oder der notwendigen Standortbedingungen. Alle diese Punkte sind artspezifisch. Zum Teil sind sich die Bäume recht ähnlich, sodass eine Unterscheidung der verschiedenen Arten einem Laien nicht immer so leichtfällt. Die Form der Blätter der botanisch vollkommen unterschiedlichen Arten Rotbuche und Hainbuche sind zum Beispiel durchaus zu verwechseln.

Trotz der ganz individuellen Strategie einer jeden Baumart haben die Bäume auch Strategie-Gemeinsamkeiten, die – wie eine Art Grundregel – in ihren Zellen gespeichert sind:

Das Leben eines Baumes beginnt immer damit, dass ein Same Wurzeln ausbildet, um an Wasser und Nährstoffe zu kommen und seine Standfestigkeit zu sichern. Erst wenn er damit erfolgreich war, werden Blätter gebildet, die in Richtung des Lichtes wachsen, um Sonnenenergie zu nutzen. Schon zu diesem Zeitpunkt suchen die Keimlinge nach Partnern und gehen Kooperationen in Form von Symbiosen für mehr Ressourcen und mehr Schutz ein. Im weiteren Wachstumsverlauf bilden die Bäume Stamm und Krone nach einem ganz artspezifischen Bauplan aus. Und auch bei ihren alltäglichen Lebensabläufen haben die Bäume – im Wechsel der Jahreszeiten – eine gemeinsame Strategie: Sie führen Erneuerungsprozesse durch, stoßen brüchige und kranke Zweige ab, treiben neue aus, blühen und bringen Früchte hervor, um die Gattung zu erhalten. All das wiederholen sie so oft und lange wie nur irgendwie möglich: Aufgeben ist bei den Bäumen einfach nicht vorgesehen.

Ein Baum wird niemals gegen seine genetisch festgelegte Strategie verstoßen. Sogar im Falle eines unerwarteten äußeren Angriffs durch Krankheiten oder Schädlinge folgt der Baum festgelegten Schritten, indem er spezifische Abwehrstrategien verfolgt. Die Kiefer wird mit ihrem Harz kämpfen und den Schädling verkleben, die Eibe setzt ihr hochwirksames Gift ein. Diese natürlichen Muster, Grundsätze und Vorgehensweisen stellen für den Baum einen unglaublich wertvollen Schatz dar und der Wald setzt die einzelnen Baum-Spieler entsprechend des Standortes perfekt ein – ein geniales System.

… und wir

Unsere Lebensstrategie

Was sind unsere Strategien, unsere Werte und Entscheidungen im Leben? Denken wir darüber überhaupt noch nach oder haben wir sie vielleicht von anderen übernommen, ohne dass es uns wirklich bewusst ist? Verfolgen wir die bestmöglichen Strategien für ein gelungenes Leben? Fragen wir uns noch, ob wir unseren Platz im Leben gefunden haben und ihn optimal ausfüllen?

Auch unser Körper folgt unbewusst seinen genetisch festgelegten Regeln – wie ein Baum. Wir atmen. Unser Herz schlägt. Wir verdauen Nahrung. Aber anders als bei den Bäumen gibt es einen Prozess in unserem Körper, der nicht nach gut erprobten und ausgefeilten Mustern abläuft, in dem die Programmierung nicht fehlerfrei ist: unser Verstand. Denn die hier herrschenden und meistens genauso unbewusst verfolgten Strategien haben wir im Rahmen unserer Erziehung übernommen und in unserem Leben immer wieder angepasst, meistens ohne dass wir hinterfragen, ob sie gut und angemessen sind. Der Mensch hat mehr Handlungsoptionen als ein Baum, denn er hat die Wahl: Er kann gute Strategien verfolgen – oder auch nicht. Wir sind sogar in der Lage, fehlerhafte Strategien zu verfolgen, ohne davon zu wissen, dass sie schädlich sind.

Jeder von uns ist anders geprägt und erzogen worden, hat andere Probleme im Leben durchgestanden und individuelle Erfolge gefeiert. Menschen, die wir in unserem Leben getroffen haben, wie Eltern, Lehrer, Freunde und Feinde, haben uns mehr oder weniger stark beeinflusst. Es ist sehr unwahrscheinlich, dass aus diesen Begegnungen die bestmögliche Strategie, die richtige und hilfreiche Mischung an Grundwerten und Einstellungen entstanden ist. Dazu wäre es notwendig gewesen, dass alle Menschen um uns herum ein für uns passendes Weltbild in sich getragen und es fehlerfrei an uns weitergegeben hätten. Doch wie wahrscheinlich ist das?

Da ist es doch nur vernünftig, ab und an innezuhalten und zu prüfen, inwieweit das, was wir denken und glauben, auch richtig ist. Anders als bei den genetisch festgelegten Abläufen haben wir hier die Wahl. Warum sollten wir blind die Meinungen von Familie, Freunden oder Pastor übernehmen? Wir dürfen und sollen unser Denken, Handeln, unseren Glauben prüfen. Letztlich ist das Prüfen selbst eine unglaublich wichtige Strategie im Leben, vielleicht sogar eine der wichtigsten, die wir verfolgen sollten. Sie ist sogar so wichtig, dass wir von Paulus dazu ermahnt werden:

Ich ermahne euch nun, Brüder und Schwestern, durch die Barmherzigkeit Gottes, dass ihr euren Leib hingebt als ein Opfer, das lebendig, heilig und Gott wohlgefällig sei. Das sei euer vernünftiger Gottesdienst. Und stellt euch nicht dieser Welt gleich, sondern ändert euch durch Erneuerung eures Sinnes, auf dass ihr prüfen könnt, was Gottes Wille ist, nämlich das Gute und Wohlgefällige und Vollkommene.

Römer 12,1-2; LUT 2017

Nicht die Sicherheit, sondern der Zweifel führt uns auf den richtigen Weg

Innehalten. Hinterfragen, ob all das so stimmt, was wir glauben, wie wir handeln. Passen unsere Strategien, unser Denken, Handeln, unsere Glaubensgrundsätze noch?

Wir dürfen Zweifel äußern – an Werten und Glaubensinhalten. Für Gott ist das kein Problem. Er kann mit Zweifeln wunderbar umgehen, denn er weiß, dass nur so auch ein fester Glaube entstehen kann. So wie es ohne Licht auch keine Dunkelheit gibt, so ist ohne Zweifel auch kein Glaube möglich.

In unserer Kultur jedoch wird die Selbstsicherheit verherrlicht. Dabei hat sie eine gefährliche Seite: Wir könnten auch in einem Irrtum hartnäckig verharren. Wie in dem Witz über einen Autofahrer, der auf der Autobahn unterwegs ist und eine Ansage im Verkehrsfunk hört: »Achtung! Eine dringende Warnung: Auf der A7 kommt Ihnen ein Geisterfahrer entgegen!« Da regt sich der Fahrer auf und sagt: »Was heißt denn hier ein Geisterfahrer? Es sind Tausende!«

In meiner beruflichen Laufbahn habe ich unzählige Vorstellungsgespräche mit Bewerbern geführt und war oftmals erstaunt darüber, wie leichtsinnig die Menschen von bestimmten Werten ausgehen und sich daraus eine Lebensphilosophie zusammenstellen. Kaum Überprüfung, kaum Begründung, kaum ernsthaftes Nachdenken. Dafür jede Menge blindes Vertrauen in die eigenen Werte und Überzeugungen. Und jeder einzelne Mensch, der mir gegenübersaß, war gleichzeitig davon überzeugt, besonders korrekturfähig zu sein.

Lassen Sie uns offen und neugierig bleiben, gute Fragen stellen und gute Antworten auf diese finden. Zweifeln. Nach Antworten suchen. Und dabei an die blinden Flecken in unserem Verstand denken. Denn wir neigen automatisch dazu, nach einer Bestätigung für unsere bisherigen Überzeugungen zu suchen, statt nach Gegenargumenten. In der Kognitionspsychologie gibt es dafür sogar einen festen Ausdruck: Bestätigungsverzerrung (Confirmation bias).[11] Zweifeln ist wichtig und gehört zum Leben dazu! Lassen Sie uns konstruktiv zweifeln und immer wieder unsere Werte überprüfen.

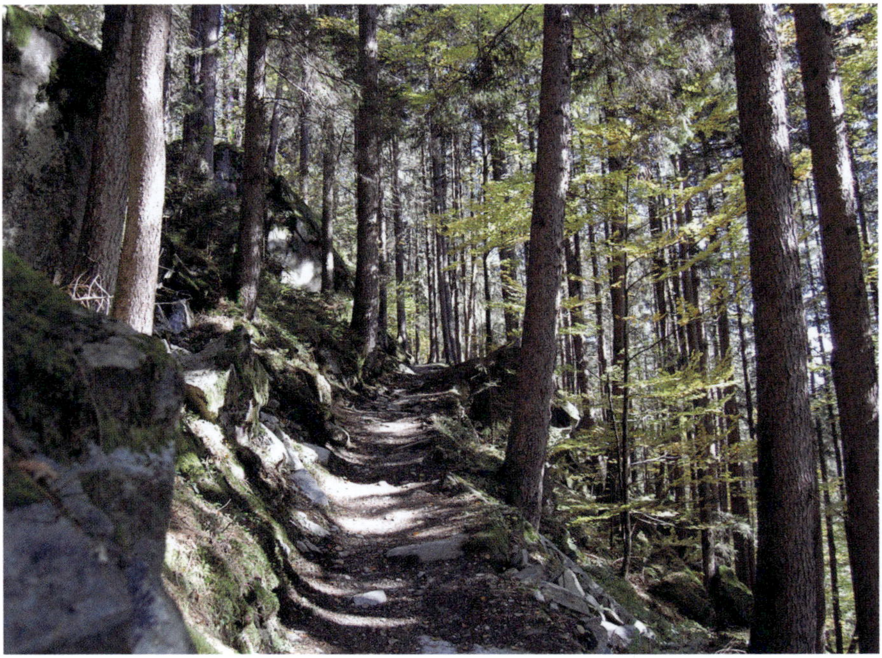

Die richtige Strategie findet man nicht allein

Viele Seminare, Meetings und Bücher in meinem Leben drehen sich um die richtige Strategie. Scheinbar wohnt den Menschen ein Bedürfnis nach Lebenswerten und -strategien inne. Die Bibel liefert uns mit den Zehn Geboten und dem Buch der Sprüche dafür die perfekte Grundlage. Ja, Jesus selbst bringt die Strategie der Strategien auf den Punkt:

> »Du sollst den Herrn, deinen Gott, lieben von ganzem Herzen, mit ganzer Hingabe und mit deinem ganzen Verstand.« Das ist das erste und wichtigste Gebot. Ebenso wichtig ist aber ein zweites: »Liebe deinen Mitmenschen wie dich selbst.«
>
> Matthäus 22,37-39

Liebe: Sie ist die Essenz, die Kernstrategie sozusagen. Und doch war es mir wichtig, diese für mich noch etwas greifbarer, konkreter zu machen. Ich habe gemerkt, dass es mir viele Vorteile bringt, meine eigenen Werte, Ziele und Strategien so klar wie möglich vor Augen zu haben. Vor allem bei der Entscheidungsfindung hilft mir das in zweifacher Hinsicht:

- Ich kann eine Entscheidung schneller und besser treffen.
- Und ich kann klar erkennen, ob ich moralisch richtig gehandelt habe, oder zumindest benennen, wo ich falsch gelegen habe.

Und so machte ich mich an die Arbeit. Prüfte, überlegte, verwarf wieder. Einige Zeit später sah mein ganz persönliches Lebens-Strategie-Ergebnis, das natürlich bei jedem anders sein kann, folgendermaßen aus:[12]

- Immer die Reihenfolge beachten: 1. Gott, 2. Familie, 3. Beruf
- Täglich nach Exzellenz streben und immer besser werden.
- Als Botschafter von Jesus Christus Liebe leben.
- Proaktiv sein.
- Die Weisheit (Gott, Menschen, Vorbilder) um Rat befragen.

- Aufrichtig, entschlossen, nach vorne gerichtet handeln.
- Aber dabei dennoch dienend und demütig bleiben.
- Viel zuhören und loben, wenig reden und kritisieren.
- Keine Sorgen zulassen.
- Ziele formulieren, konkrete Handlungs-Strategien entwickeln.
- Pläne aufstellen und Abweichungsanalyse betreiben.
- Unabhängig von Geld und Besitz sein.
- Zuerst verstehen, dann verstanden werden.
- Lesen. Lesen. Lesen.
- Nicht bitterer, sondern besser werden.
- Gewohnheiten überwachen und keine Sucht zulassen.

Wenn Sie in der Lage sind, ein Strategie-Leitbild, Ihre Werte und Ziele, für sich zu definieren, dann haben Sie unglaublich viel gewonnen. Dabei muss auch nicht alles, was Sie für wichtig halten, sofort umgesetzt werden. Sehen Sie es als eine Mischung aus dem Hier und Jetzt und der angestrebten Zukunft an.

Diesen Prozess des Prüfens, des Definierens von Werten und Zielen müssen wir aber nicht allein bewerkstelligen. Jeder von uns hat Gott an seiner Seite. Er ist der Ratgeber schlechthin.

> »Denn ich weiß genau, welche Pläne ich für euch gefasst habe«, spricht der Herr. »Mein Plan ist, euch Heil zu geben und kein Leid. Ich gebe euch Zukunft und Hoffnung. Wenn ihr dann zu mir rufen werdet, will ich euch antworten; wenn ihr zu mir betet, will ich euch erhören. Wenn ihr mich sucht, werdet ihr mich finden; ja, wenn ihr ernsthaft, mit ganzem Herzen nach mir verlangt, werde ich mich von euch finden lassen«, spricht der Herr.
>
> Jeremia 29,11-14a; NLB

Gott lässt uns im Suchen und Finden, im Prüfen und Zweifeln nicht allein. Fragen Sie ihn. Er wird antworten. Durch sein Wort – vielleicht aber auch durch andere Menschen, die uns unterstützen können. Wie gut tut es uns, wenn wir unsere Probleme mit Freunden, Kollegen – oder noch besser – mit echten Fachleuten besprechen. Und auch wenn es vielleicht unbequem ist: Wir sollten uns dabei nicht unbedingt mit gleichgesinnten »Ja-Sagern« umgeben, die uns zwar ein gutes Gefühl, aber keine neue Erkenntnis verschaffen. Monokulturen sind auch bei einer Ratsuche eher schädlich. Besser ist es, für eine Vielfalt um uns herum zu sorgen und auch mal neue Wege auszuprobieren. Man könnte mit Salomo das Mischwaldprinzip Nummer eins so formulieren:

> Ohne Ratgeber sind Pläne zum Scheitern verurteilt;
> aber wo man gemeinsam überlegt, hat man Erfolg.
>
> Sprüche 15,22; HFA

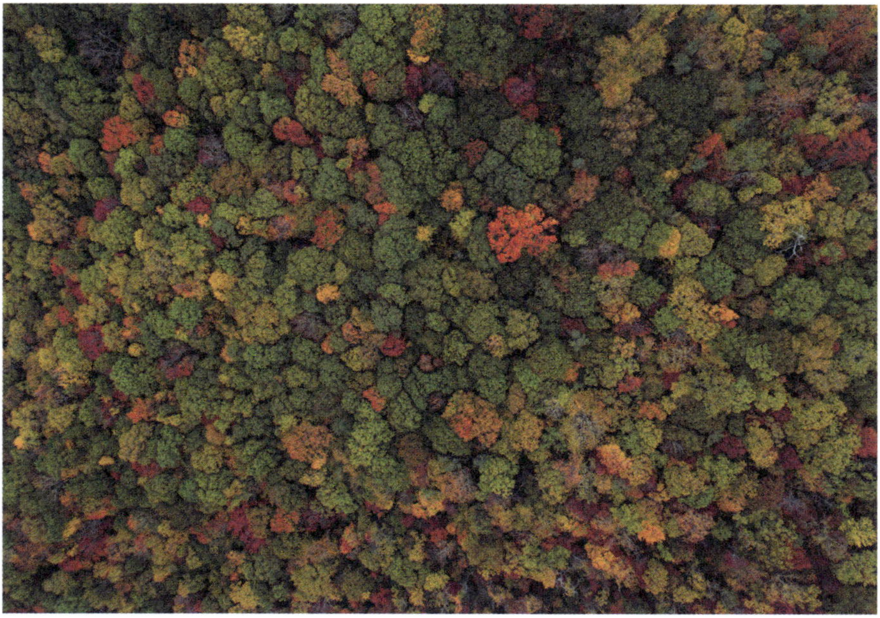

Es ist weise, sich selbst infrage zu stellen, andere in der Phase des Prüfens um Rat zu bitten, aktiv ein ehrliches Feedback einzuholen. Schwieriger als beim gewünschten Feedback ist es da schon mit der unaufgeforderten Kritik – vor allem, wenn sie uns völlig unvorbereitet und hart trifft. Wir haben unser Bestes gegeben, die Leistung war sehr gut und da kommt jemand und findet das Haar in der Suppe! Von Gordon MacDonald[13] habe ich gelernt, in solchen Situationen nicht mit Verteidigung zu reagieren. Das war mir früher so vertraut. Zwar schießen mir auch heute häufig noch als Erstes wirklich gute Verteidigungsargumente durch den Kopf, aber ich nehme den Drang in mir immer schwächer wahr, meinem gekränkten Ich zu folgen und mich zu verteidigen. Ich habe mir vorgenommen, in solchen Situationen unbedingt zuerst zuzuhören. Heute kann ich mich für die Offenheit des anderen bedanken und versprechen, über das Gesagte nachzudenken. Das Zuhören ist zu einer meiner Strategien geworden.

Kritik schmerzt. Aber gleichzeitig bietet sie auch unglaublich große Wachstumschancen. Ungewollt stehen wir in einer Phase des Prüfens, müssen uns mit der Kritik auseinandersetzen und vielleicht eine unserer bisherigen Strategien neu überdenken. Wir tun gut daran, die Strategie des »Kritikannehmens und Zuhörens« anzuwenden. Meistens liegt ja zumindest ein Körnchen Wahrheit in der Kritik, und dieses sollten wir unbedingt versuchen zu finden, um daraus zu lernen. Finden wir nach einer Analyse der kritischen Worte und nach Befragung der anderen Beteiligten nichts Wahres daran, dann können wir diese auch getrost wieder verwerfen.

Wer erlebt hat, wie schmerzhaft Kritik sein kann, sollte selbst auch vorsichtig damit umgehen. In der Vergangenheit habe ich oft kritisiert und ungebetene Ratschläge erteilt. Ich suchte aus Gewohnheit und Überzeugung immer und überall nach Verbesserungspotenzial. Nicht immer ist es mir leichtgefallen, das Erkannte für mich zu behalten. Aber glauben Sie meiner schmerzhaften Erfahrung: Nicht jede noch so gerechtfertigte Kritik, nicht jeder Verbesserungsvorschlag muss auch ausgesprochen werden. Wer weise ist, redet wenig und nur wenn die Situation dafür gut geeignet ist. Wie heißt es so schön? »Alles, was du sagst, soll wahr sein. Aber nicht alles, was wahr ist, sollst du sagen.«[14] Gehen wir vorsichtig mit Kritik um. Denken wir an den Mischwald. Unterschiedliche Bäume haben unterschiedliche Bedürfnisse, Strategien. Jede Art ist anders. Und das ist gut und wichtig für den Wald. Mischwaldprinzip Nummer zwei könnte man mit Jesu Worten formulieren:

> Warum siehst du jeden kleinen Splitter im Auge deines Mitmenschen, aber den Balken in deinem eigenen Auge bemerkst du nicht? Wie kannst du zu ihm sagen: »Mein Freund, komm her! Ich will dir den Splitter aus dem Auge ziehen!«, und dabei erkennst du nicht, dass du selbst einen Balken in deinem Auge hast! Du Heuchler! Entferne zuerst den Balken aus deinem Auge, dann kannst du klar sehen, um auch den Splitter aus dem Auge deines Mitmenschen zu ziehen.
>
> Lukas 6,41-42; HFA

Und da wir so gut wie nie den Balken zuverlässig aus unserem eigenen Auge herausbekommen, tendiere ich klar zu Lob und Anerkennung. Sogar Fachleute raten zu einer deutlichen Überbetonung von Lob im Berufsalltag und in unseren privaten Beziehungen. Lob ist nicht nur ungefährlicher, es ist für den Menschen überlebenswichtig. Ohne Lob gehen die Menschen wie die Pflanzen ohne Wasser ein.[15] Ich selbst habe das Loben zu einer meiner Lebensstrategien werden lassen.

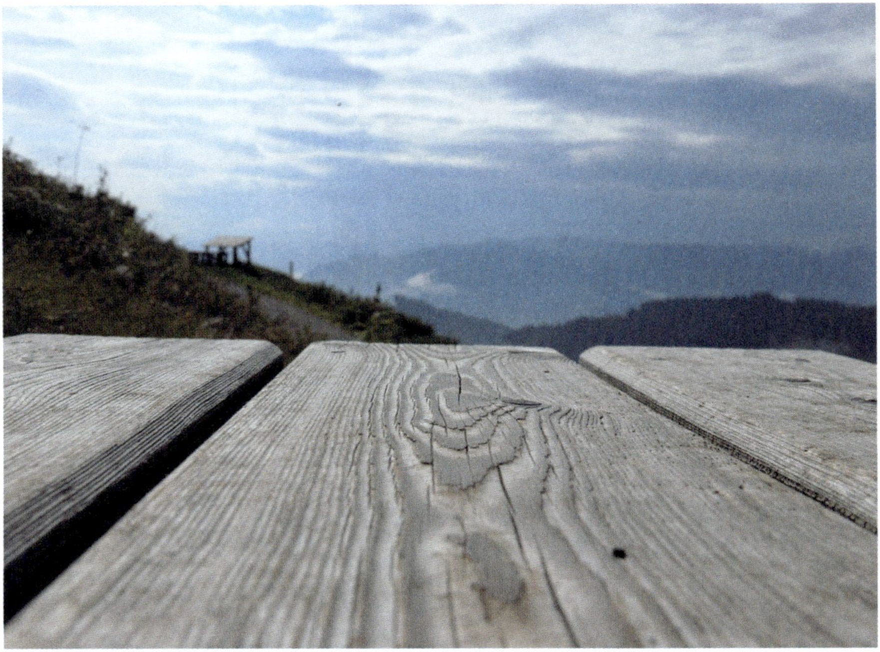

Nach dem Zweifel: der Glaube

Ziele prüfen, an Werten, Entscheidungen und Handlungen zweifeln. Rat von anderen einholen. Das alles sind wichtige Schritte auf dem Weg zu unseren Lebensstrategien. Und doch dürfen wir beim Prüfen und Zweifeln nicht stehen bleiben. Irgendwann muss ein unbeirrtes Festhalten folgen, ein Festhalten an der jeweiligen Strategie und Erkenntnis bzw. der daraus folgenden Entscheidung. Wie fatal wäre es, wenn wir tagtäglich an unseren Werten und Entscheidungen zweifeln würden?

Es wäre so, als würden wir bei einem Hausbau uns immer wieder fragen, ob die Mauern auch wirklich stabil sind. Vielleicht haben Sie Bedenken, ob die Bauleute die Elemente Ihres Hauses richtig gesetzt haben, ob es halten wird. Der Architekt beruhigt Sie und bietet seine Erfahrungswerte an, Sie klopfen kräftig gegen die Wände, diskutieren mit Partner und Freunden, glauben schließlich den Aussagen von Fachleuten und ziehen ein. Verheerend wäre es jetzt, bei jedem stärkeren Sturm diese Zweifel wieder aufleben zu lassen und Schutz im Keller zu suchen oder im Hotel zu übernachten. Was wäre das für ein Leben? An dieser Stelle ist ganz deutlich ein Festhalten an der zuvor gewonnenen Erkenntnis angesagt. Anders verhält es sich hingegen, wenn Sie eines Tages nach Hause kommen und Risse in den Mauern Ihres Hauses sehen. Die neuen Fakten berechtigen Sie zum erneuten Zweifeln und Prüfen und auch dazu, den Architekten noch einmal als Ratgeber hinzuzuziehen. Dieses Mal wäre vielleicht sogar noch ein Sachverständiger mehr angebracht, denn wer möchte schon einen Dach- oder Mauereinsturz im eigenen Haus live erleben? In unserem Leben wechseln sich immer wieder Phasen des Zweifelns und des Festhaltens an der Strategie ab. Beide sind nötig, um vernünftig leben zu können. Lassen Sie uns Paulus Rat annehmen: »Prüft jedoch alles und behaltet das Gute!« (1. Thessalonicher 5,21).

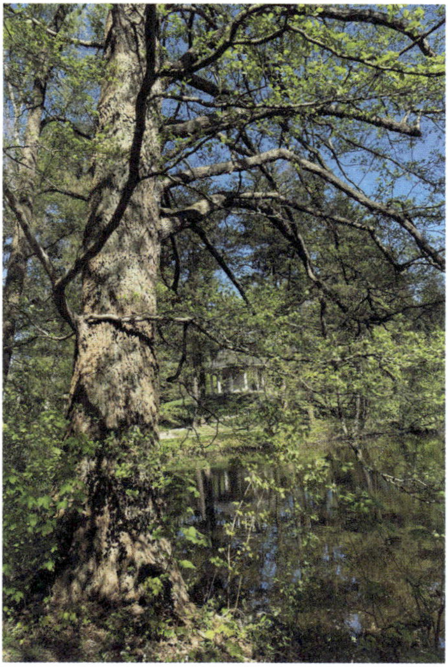

Strategien beständig verfolgen

Erinnern Sie sich an das Eingangsbild und das Vorbild der Bäume? Eine gute Strategie und konkrete Grundwerte zu haben, ist nur die halbe Miete. Wir müssen sie auch konsequent anwenden. Und dafür brauchen wir Disziplin. Sie ist eines unserer wichtigsten Werkzeuge. Gut klingende Lebensstrategien in der der Schreibtischschublade zu haben, bringt uns nicht weiter. Wir müssen sie auch verfolgen. Sollten wir an einen Punkt kommen, wo das Haus Risse zeigt, gilt es, sie neu zu prüfen. Aber nicht mitten in einem Sturm.

Meine Tochter hat mich einmal darum gebeten, mit ihr für einen in der Schule geplanten Testlauf zu trainieren, für den sie sich eine Eins wünschte. Wir wollten täglich einen 12-Minuten-Lauf absolvieren und von Tag zu Tag etwas weiter kommen. Schnell war die Strategie geplant, das Ziel motivierend und auch durchaus realisierbar. Am nächsten Morgen stand sie schon um 6.30 Uhr in voller Montur an der Haustür und war bereit. Wir liefen gut und hatten neben der sportlichen Anstrengung auch unseren Spaß. Aber bereits beim nächsten Mal hörte ich von unglaublichen Schwierigkeiten, die sich über Nacht ergeben hatten: Mit einem Mal hatte sie keine passenden Schuhe mehr, die Laufkleidung war auch nicht mehr die Richtige, zudem habe sie schon etwas gegessen und laufen könne sie nur nüchtern, sie habe noch so viel zu tun, ohnehin zu wenig geschlafen und es sei doch kein Problem, es einfach auf den nächsten Tag zu verlegen. Das alles kam wie aus der Pistole geschossen, so gut wie ohne eine Atempause! Da war guter Rat teuer. Doch ohne das treue Tun ist jede noch so gute Strategie wertlos. Man erreicht sein Ziel nicht.

Halten wir an unseren bei klarem Verstand getroffenen Strategie-Entscheidungen fest. Praktizieren wir sie. Immer wieder, bis wir eine neue festlegen. Lebensstrategien bedeuten Schutz und sind Wegweiser. Sie schützen uns vor übereilten Reaktionen und Handlungen, die wir später bereuen würden, und helfen uns, den richtigen Weg einzuschlagen.

Ja, vielleicht haben wir uns tatsächlich mal bei einer unserer Strategien oder bei einem Grundwert geirrt. Mag sein. Aber dies entscheiden wir nicht mitten in einem Sturm, nicht in einer Versuchung. Da ist Festhalten angesagt. Ist wieder gutes Wetter, können wir eine Kurskorrektur vornehmen, uns Rat holen – bei Gott, bei anderen – und die Strategie erneut auf den Prüfstand stellen.

WALDERLEBEN

- Beobachten Sie den Wuchs der jungen Pflanzenteile Richtung Sonne. Welche Strategien wollen Sie verfolgen, um optimal zu wachsen? Erstellen Sie für sich eine eigene Lebensstrategie-Liste. Lassen Sie sie nicht in der Schreibtischschublade liegen, sondern üben Sie immer wieder Ihre persönlichen Strategien.

- Ist der Wald um Sie ein Mischwald oder eine Monokultur? Wie viele Baumarten können Sie entdecken? Stimmt die Mischung von Kritik und Lob in Ihren Worten und Taten?

- Schauen Sie beim nächsten Waldspaziergang die Alterszusammensetzung des Waldes an. Sind unterschiedliche Altersklassen vorhanden? Haben Sie selbst Ratgeber um sich? Wer kann in Ihr Leben hineinsprechen? Wer wäre dazu geeignet und wen werden Sie um Feedback bitten?

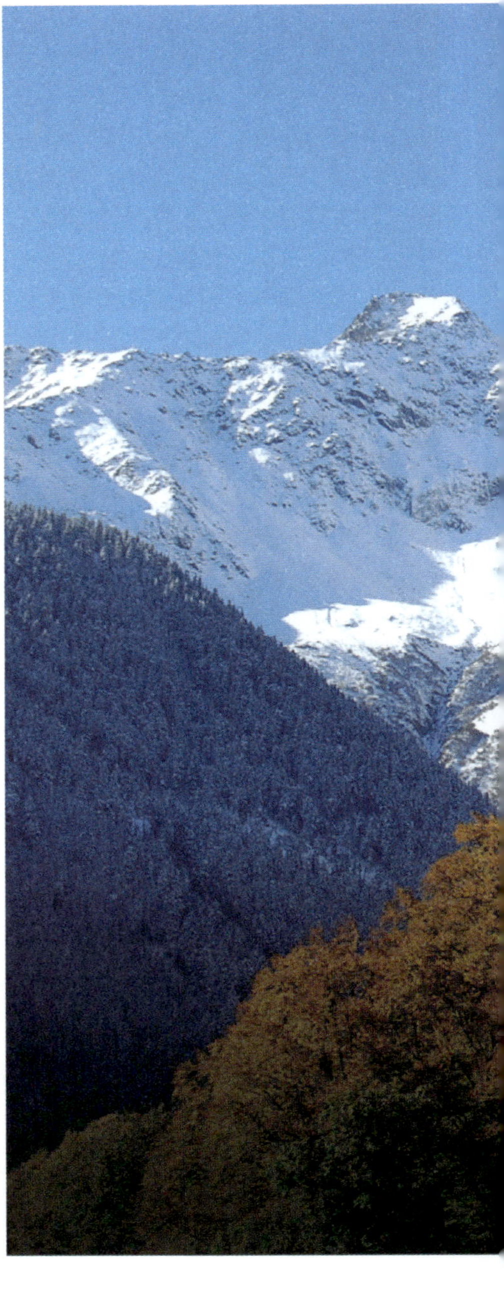

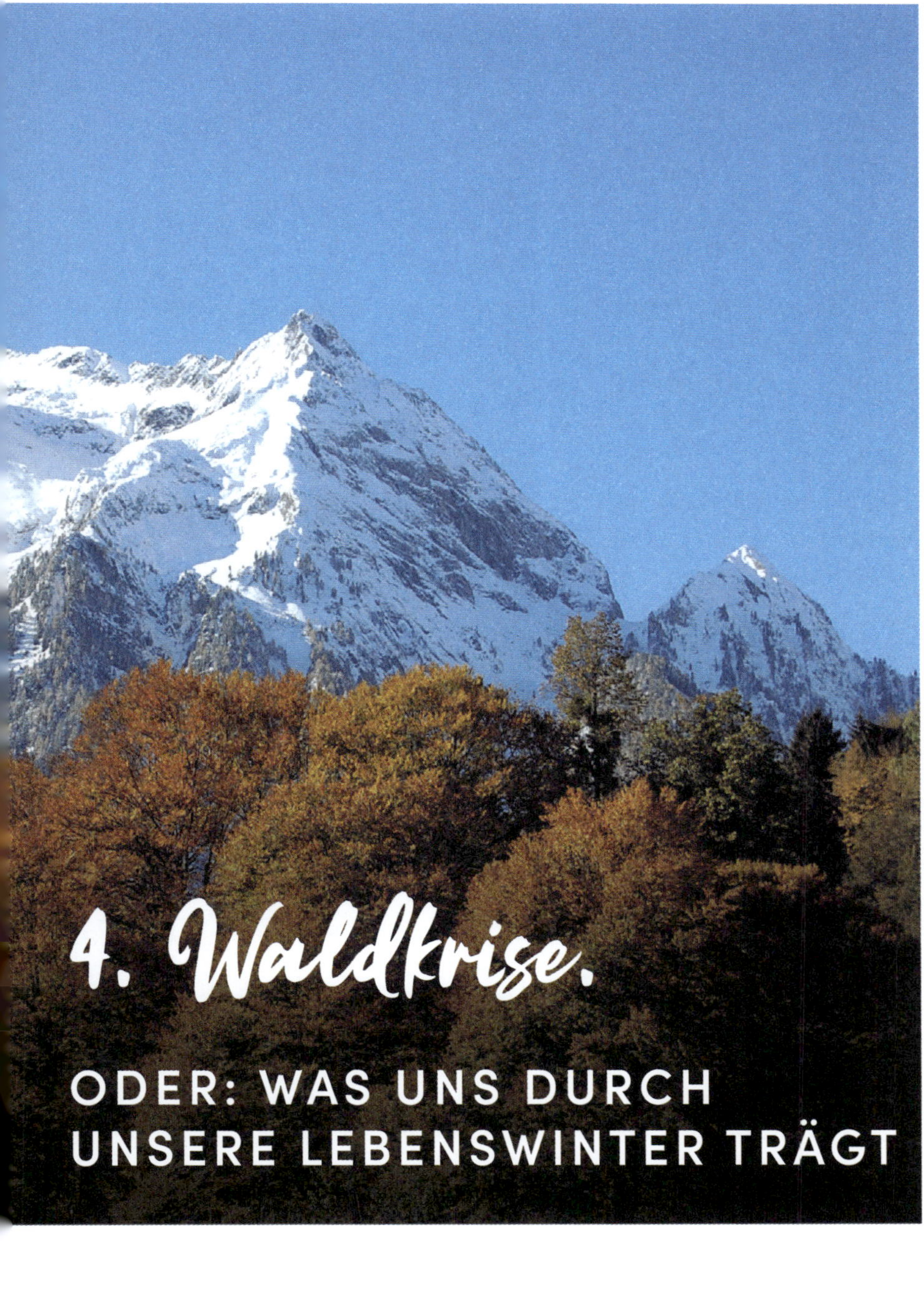

4. Waldkrise.

ODER: WAS UNS DURCH UNSERE LEBENSWINTER TRÄGT

Geduld zu haben ist besser,
als ein Held zu sein;
und sich selbst beherrschen ist besser,
als Städte zu erobern!

König Salomo in Sprüche 16,32; HFA

Ich liebe die Sonne. Ihre Wärme. Wenn mir nach einem langen Winter die ersten warmen Sonnenstrahlen ins Gesicht scheinen und so den Frühling ankündigen, ist es, als ob flüssiges Glück mich durchströmt. Ich bin damit nicht allein: Auch der Wald liebt die Sonne. Sie ist für ihn überlebenswichtig. Doch der Wald weiß genau wie ich: Der schönste Sommer wird irgendwann zu Ende gehen. Die Tage werden kürzer, die Nächte kälter. Und das bedeutet für den Wald, dass er sich auf massive Veränderungen einstellen muss. Für viele Pflanzen und Tiere ist dann nicht nur die warme Jahreszeit, sondern auch ihr Leben zu Ende. Andere wiederum, wie die Bäume, leben länger und bereiten sich jetzt auf den kommenden Winter vor. Eins ist allen klar: Der Sommer wird gehen und der Winter wird kommen.

Der Wald ...

Der Winter kommt so sicher wie das Amen in der Kirche.

Die Jahreszeiten wirken auf den Wald unterschiedlich – aber sehr verlässlich. Schaut man sich eine Temperaturverlaufsgrafik des Waldes innerhalb eines Jahres an, wird schnell klar: Sie verläuft wie eine Welle, die sich Jahr für Jahr wiederholt. Mal flacher, mal steiler – eine gerade Linie findet man nie.

Die Bäume sind Meister darin, die Veränderungen der Jahreszeit in

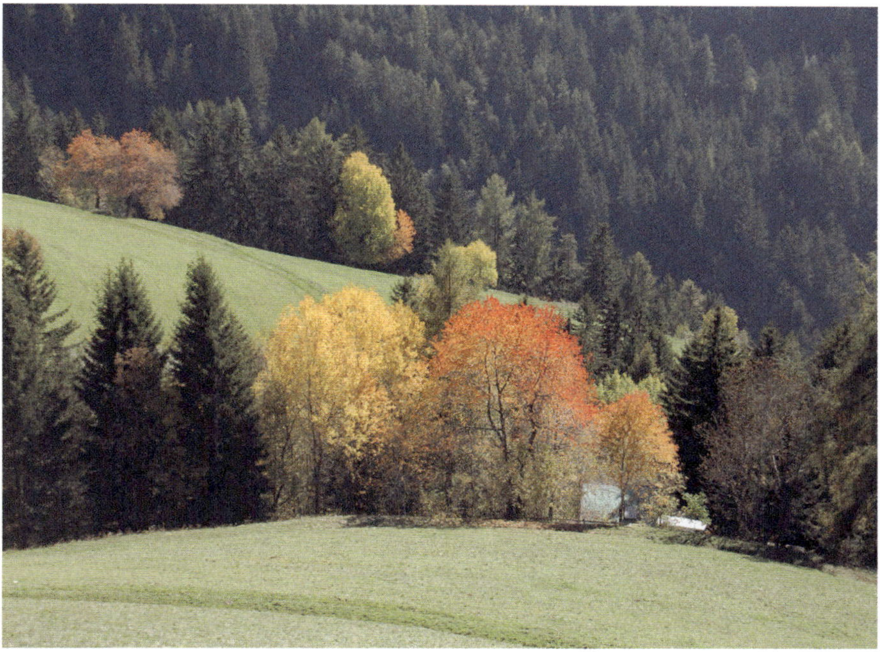

der Länge des Tages und der Neigung der Sonne zu spüren. Der Winter kann keinen Baum überraschen: er hat sich vorbereitet und rechtzeitig vor Beginn des Winters beendet er sein tägliches Geschäft. Damit die Zellen des Baumes nicht durch gefrierendes Wasser gesprengt werden, wird im Stamm die Wassermenge reduziert. Das verbleibende Wasser wird verstärkt in die Zellzwischenräume verschoben, wo es einfrieren kann, ohne die Zellen zu schädigen. Durch eine erhöhte Konzentration an Mineralien und wasserlöslichen Zuckerstoffen wird zudem der Gefrierpunkt abgesenkt, ein Phänomen, das wir von den Streufahrzeugen im Winter kennen, die auf die glatten Straßen eine Salzmischung streuen.

Bei den Laubbäumen werden darüber hinaus die Nährstoffe aus den Blättern entzogen und, bevor das Blatt abgeworfen wird, in den Stamm verlagert. Die Verbindungen zu den Blättern werden unterbrochen und

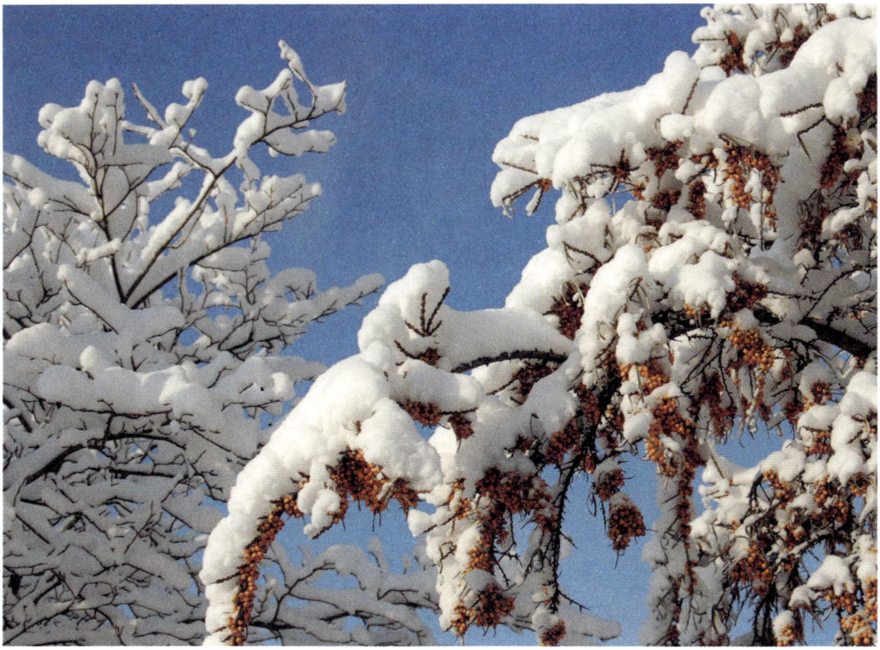

die Anschlussstellen abgedichtet. Auch das grüne, für die Fotosynthese verantwortliche Chlorophyll wird abgebaut. Durch den Wegfall des Blattgrüns können nun die anderen farblichen Stoffe voll zur Geltung kommen. Die schon immer im Blatt vorhandenen Karotinoide (gelb, orange, rot), Xanthophylle (gelb) und Anthocyane (rot, violett, blau) lassen den Wald in den schönsten Farben erstrahlen und verursachen die einmalige herbstliche Laubfärbung. Schließlich werden die Blätter abgeworfen. Dies hat für die Bäume zwei wichtige Funktionen: Zum einen werden sie im Winter mit der Schneelast leichter fertig – Blätter würden eine große Sammelfläche bieten. Zum anderen bietet die Schicht der toten Blätter am Boden den Wurzeln eine zusätzliche Isolation vor Frost. Doch damit sind die Vorbereitungen noch nicht fertig: Meistens sind an den Bäumen in der direkten Nähe der alten Blattansätze oder direkt darunter bereits neue Knospen zu erkennen. Sie wurden im Sommer gebildet und sind im Gegensatz zu den Blättern frostfest. Aus diesen Knospen werden im Frühling erneut Blätter gebildet.

Die Nadelbäume (bis auf die Lärche) behalten ihre Blätter auch im Winter, da diese schmaler sind und der Schnee weniger Fläche hat, um liegen zu bleiben und die Äste zu beschweren. Aber auch die Nadelbäume machen im Winter eine Pause. Denn obwohl die Nadeln der Bäume dem Frost durchaus gewachsen sind, funktioniert die Wasserversorgung durch die Wurzeln bei gefrorener Erde nicht. Würde ein Nadelbaum unter diesen Umständen weiterhin die Poren in seinen Nadeln öffnen, um Gase mit der Luft auszutauschen und Fotosynthese zu betreiben, so würde durch diese Öffnungen auch das gespeicherte Wasser entweichen und die Pflanze könnte verdursten.

Doch der Winter bringt nicht nur Herausforderungen mit sich, sondern auch wundersame Veränderungen: Durch den Frost werden in den Früchten, die bis dahin noch an den Sträuchern hängen geblieben sind, die Zellen von den Eiskristallen gesprengt. Und es geschieht etwas Bemerkenswertes: Früchte wie Schlehen oder die des Sanddorns, die bis dahin nicht optimal geschmeckt haben, verwandeln sich plötzlich in Genussbringer. Das Fruchtfleisch wird weicher, süßer, denn die Stärke wird in Zucker umgewandelt.

Aufgeben ist keine Option

Bäume brauchen Sonne, um zu wachsen. Doch nicht nur im Winter, auch von Frühling bis Herbst ist in unseren Breitengraden die Sonne im Wald oft Mangelware. In einem Buchenwald lassen die Mutterbäume zum Beispiel nur ca. 3 Prozent des Lichtes in die untere Etage durch, wo die jungen Bäume – oft am Rande des Verhungerns – auf ihre Chance warten, bis mehr Licht zur Verfügung steht. Für diese Bäume heißt es dann: Ausdauer haben. Eine kleine, wenige Meter hohe Buche, die im Unterstand von hoch gewachsenen Fichten steht, kann Jahrzehnte an dieser relativ unvorteilhaften Stelle ausharren, da sie zu den Baumarten gehört, die sehr viel Schatten vertragen.

Bei der Tanne hat diese Ausdauer der jungen Pflanzen sogar einen Namen bekommen: man spricht vom sogenannten *Schattenschlaf*. Er ähnelt dem Winterschlaf der Tiere und hat zur Folge, dass das Höhen- und Dickenwachstum fast vollständig eingestellt wird. Dieser Prozess, der alle Lebensfunktionen des Baumes bei extremer Beschattung einschränkt, kann bis zu 100 Jahre dauern. Sollte es dann aufgrund von Veränderungen am Standort, zum Beispiel durch das Sterben eines Altbaumes, zu einem erhöhten Lichteinfall kommen, werden die normalen Funktionen des Baumes wiederbelebt und der Baum erwacht – im wahrsten Sinne des Wortes. Die Nadeln, die sich im Schattenschlaf zuvor an die niedrige Belichtung angepasst hatten, werden abgeworfen und durch eine neue sogenannte *Lichtbenadelung* ersetzt. Das Wachstum kann wieder richtig losgehen. Eine Tanne kann dann bis zu 500 Jahre alt werden sowie einen Durchmesser von 2 Metern und eine Höhe von bis zu 60 Metern erreichen.

Der Anblick dieser alten und hoch gewachsenen Bäume fasziniert mich jedes Mal aufs Neue. Wahre Giganten der Natur, über alle Hektik des Lebens erhaben, thronen sie in ihrer majestätischen Schönheit. Anders als Tiere hatten sie niemals die Option, sich zurückzuziehen, wenn Gefahren oder Unannehmlichkeiten drohten. Da, wo der Samen in den Boden fällt, schlagen die Wurzeln aus und es bilden sich aufs Licht hin ausgerichtete Blätter. Für jede einzelne Pflanze gibt es nur zwei Wege: wachsen oder sterben. Und gestorben wird nur dann, wenn wirklich nichts mehr geht.

Oft werde ich bei meinen Waldführungen gefragt, wie man das Alter eines Baumes bestimmen kann. Viele gehen von der falschen Annahme aus, dass allein aus der Größe eines Baumes sein Alter abzuleiten sei. Aber dies ist nicht der Fall. Entscheidend sind die Wachstumsbedingun-

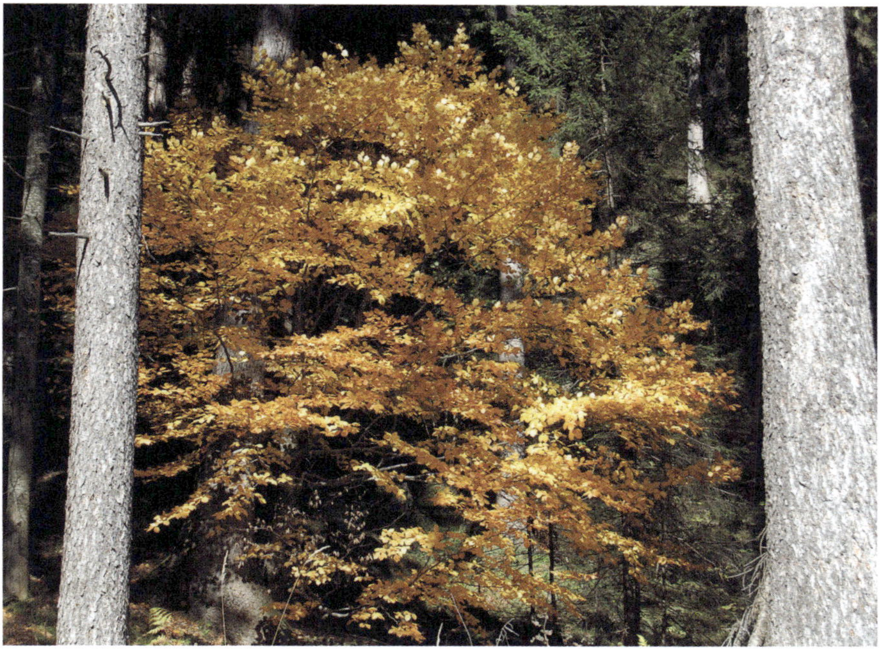

gen. Während meines Studiums zeigte ein Professor mir und meinen Kommilitonen einmal ein Moorgebiet, in dem auch Bäume wuchsen. Die Frage an uns lautete: Wie alt sind diese Bäume? Aufgrund ihrer geringen Größe hätte es nahegelegen, ihr Alter auf wenige Jahre zu schätzen. Die Untersuchungen der Uni zeigten aber etwas anderes: Diese Bäume waren ganz klar fast 100 Jahre alt. Die Antwort dieser Pflanzen auf die äußerst widrigen Umgebungsbedingungen war nicht das Aufgeben gewesen, sondern ein minimales Wachstum. Nach dem gleichen Prinzip können auch die kleinen Bäumchen, die man im Unterholz der geschlossenen Waldkronen finden kann, ebenfalls erstaunlich alt sein. Es wird um jeden Preis ausgehalten, bis sich eine Chance zum Wachstum eröffnet.

Der Wald umarmt Fremdkörper

Waldbäume zeigen Ausdauer, bereiten sich vor und meistern Krisen. Neben den alltäglichen Licht- und Wasserproblemen haben sie nämlich noch mit ganz anderen Hindernissen zu kämpfen: Das können Nägel sein, Schilder oder ein Stahldraht. Wenn der Stamm im Wachstum durch ein solches Hindernis blockiert wird, hört er jedoch nicht, wie man vielleicht erwarten könnte, an dieser Stelle zu wachsen auf, sondern mobilisiert im Gegenteil sogar noch die Kräfte der umliegenden Zellen und versucht auf diese Weise, das Hindernis zu umschlingen. So kann der Baum Erstaunliches leisten und zum Beispiel Reste der eigenen abgestoßenen Äste überwachsen und in den Stamm integrieren. In der Botanik hat man einen Fachbegriff für diese Fähigkeit der Bäume – man nennt es *Überwallen*.

Nach diesem Prinzip wird ein Fremdkörper, wie zum Beispiel ein eingeschlagener Nagel, Millimeter um Millimeter mit neuen Holzschichten überwallt – die Problemstelle wird im Holz eingeschlossen. Nach einigen Wachstumsperioden treffen sich die wuchernden Holzwulste wieder und verbinden sich, sodass der normale Verlauf der Faser wiederhergestellt ist. In den Folgejahren wird der Baum die neuen Holzschichten an dieser Stelle etwas dünner werden lassen und so wieder seine leicht ovale Form, die für die Stabilität von großer Bedeutung ist, erreichen. Der Baum hat keine Alternative zum Wachstum, denn er braucht die neuen Zellen, um seine Transportwege zu sichern. Dieses Vorgehen ist auch im Falle einer Verletzung wichtig, um das empfindliche Innere des Baumes vor Luftzufuhr zu schützen und so das Eindringen der schädigenden Organismen wie Pilze oder Insekten zu verhindern.

Umso erstaunlicher, dass sich immer noch hartnäckig der Mythos hält, dass ein Kupfernagel einen Baum zum Absterben bringen könnte. Es gibt Menschen, die auf diese Weise versuchen, eine unerwünschte Pflanze, ohne Aufsehen zu erregen, loszuwerden. Wie hartnäckig dieser Mythos ist, kann man zum Beispiel daran erkennen, dass im Internethandel immer noch Kupfernägel für genau diesen Zweck angeboten werden.[16] Auch wenn grundsätzlich ein wahrer Kern in der Geschichte steckt und Kupfer für den Baum wirklich sehr giftig ist, wird ein Abtöten des Baumes aber nicht funktionieren. Er wird den Nagel, den er nicht abstoßen kann, vollständig in seinem Stamm – also innerlich – isolieren und so keinen Schaden nehmen. Der Nagel wird nicht vergessen oder ignoriert, sondern unschädlich gemacht – die Giftstoffe werden nicht aufgenommen und das Problem bleibt ein lokales, eine Schädigung des ganzen Organismus wird somit verhindert.

Es dauert mehrere Jahre oder sogar Jahrzehnte, um größere Äste oder Gegenstände zu überwallen, aber am Ende verschwinden sie im Holz des Baumes und an der betreffenden Stelle bildet sich intakte Borke und nur leichte Unregelmäßigkeiten des Stammdurchmessers zeugen

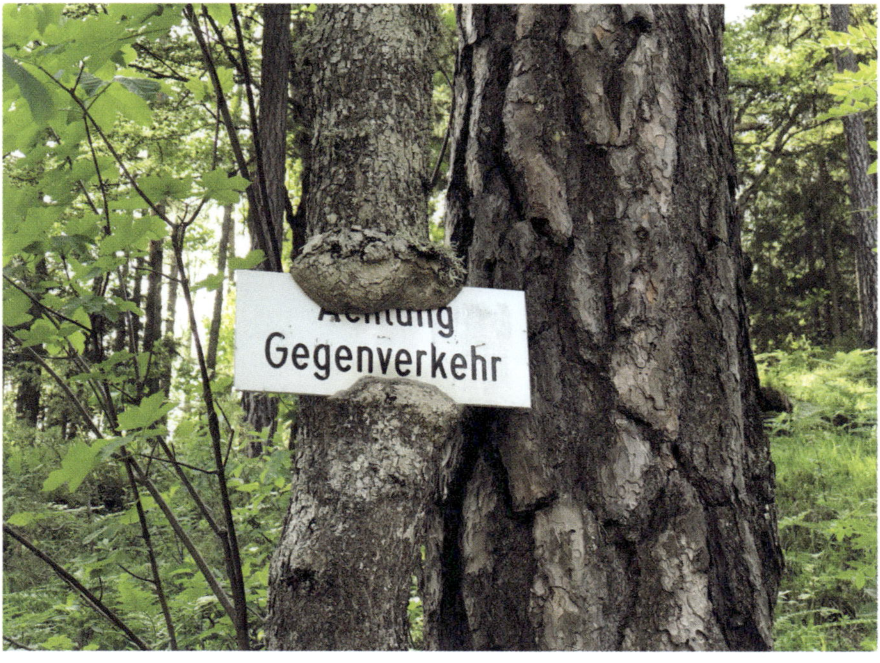

noch von diesem überstandenen Problem. Nicht nur Nägel oder Schilder können Bestandteil eines Baumes werden, ganze Zaunelemente sind schon von Bäumen regelrecht verschluckt und in den Stamm ohne Vitalitätsverlust eingebaut worden. Sie werden ein Teil des Baumes, ohne dass es von außen für das ungeübte Auge erkennbar ist.

… und wir

Der Winter in unserem Leben

Und wie sieht es bei uns aus? Ich kenne niemanden in meinem Umfeld, in dessen Leben nur sommerliche Temperaturen vorherrschen, niemanden, der – im Bilde gesprochen – nie Kälte oder Lichtmangel erlebt hat. Wir alle haben Zeiten, in denen unser Leben einem Winter ähnelt. Und so wie die Bäume ein inneres Wissen haben, dass der Winter kommen wird, wissen auch wir: Es wird nicht immer die Sonne scheinen, wir werden Probleme zu lösen, Krisen zu meistern, Verluste zu verarbeiten haben. Kein Leben ist gradlinig. Es geht auf und ab. Ein Leben läuft in Wellen.

Bäume haben ihre Winterstrategie. Doch was hilft uns Menschen durch die Zeit von Frost und Kälte? Wir können keine Blätter abwerfen, ahnen meist nicht einmal, wann uns die Krise trifft, können uns nicht punktgenau vorbereiten, auch wenn wir wissen, dass der Winter irgendwann kommen wird. Aber wie die Bäume haben wir etwas, auf das wir uns verlassen dürfen, ein Fundament in Gott, das uns in den Sommermonaten des Lebens genauso wie in den Wintermonaten trägt. Unsere Wurzeln. Sie geben Halt. Wir stehen nicht allein. Gott ist mit Ihnen, mit mir. Im Frühling, im Sommer – und genauso auch im Winter. Wir dürfen unseren Blick nach oben richten, wo die klare Wintersonne scheint, und auf Gottes Halt und Hilfe vertrauen. Schon der Psalmist schrieb:

Ich schaue hinauf zu den Bergen – woher wird meine Hilfe kommen? Meine Hilfe kommt vom Herrn, der Himmel und Erde gemacht hat.

Psalm 121,1b-2; HFA

Und wir dürfen unseren Blick zur Seite richten. Da sind Menschen um uns herum, Freunde, die wir um Hilfe und Unterstützung bitten können, genauso wie wir ihnen in ihren persönlichen Wintern beistehen dürfen. Gemeinsam kommen wir besser durch den Winter. Wenn es draußen richtig kalt ist, würden wir im Freien erfrieren, auch wenn wir unter einer Decke lägen. Das Gleiche würde auch dem Menschen neben uns passieren, wenn er sich genauso wie wir in seine eigene Decke einkuscheln würde, um bloß nichts von seiner Wärme zu verlieren. Doch wie anders sieht die Sache aus, wenn wir uns zusammentun: Zwei Körper

können sich gegenseitig wärmen. Und zwei Decken isolieren besser vor der Außenkälte als eine – ein Trick, der schon viele Leben gerettet hat.

> Es können sich zwei, die in einer kalten Nacht unter einer Decke liegen, aneinander wärmen. Doch wie kann einer, der alleine liegt, warm werden? Ein Einzelner kann leicht von hinten angegriffen und niedergeschlagen werden; zwei, die zusammenhalten, wehren den Überfall ab. Und: Ein dreifaches Seil kann man kaum zerreißen.
>
> Prediger 4,11-12; NLB

Haben Sie den Mut, andere an Ihrem Winter, Ihrer Krise teilhaben zu lassen. Wenn wir uns in den Wintern unseres Lebens helfen lassen und Unterstützung annehmen, werden wir eine viel tiefere Beziehung zu unseren Freunden erleben, als wenn wir nur unsere Erfolge mit ihnen feiern würden.

Das Gleiche gilt für unsere Beziehung zu Gott. Eine Krise, die wir im Gebet überstandenen haben, stärkt unser Vertrauen. So wie es Salomo in Prediger 4,11-12 schreibt: Ein dreifaches Seil kann man kaum zerreißen. Die dreifache Schnur bedeutet für mich eine Hinzunahme von Freunden und Gott in meine Probleme. Es tut gut zu wissen – hier an meiner Seite ist neben irdischen Freunden noch jemand. Nicht sichtbar, aber dennoch einflussreicher und liebevoller. Er ist sogar stärker als meine Feinde. Ich werde mit ihm die Probleme überwinden: »Mit dir kann ich die Feinde angreifen; mit dir, mein Gott, kann ich über Mauern springen« (Psalm 80,30).

Wenn ich zurück auf mein Leben schaue, dann hatte ich einige Winter zu durchleben. Zwischenzeitlich pfiff der Wind eisig um mich herum. Natürlich habe ich auch viele warme Jahreszeiten erlebt und ich bin dankbar für jede einzelne, aber ich blieb nicht von den Wintern des Lebens verschont. Ich hätte gerne auf alle Krisen in meinem Leben verzich-

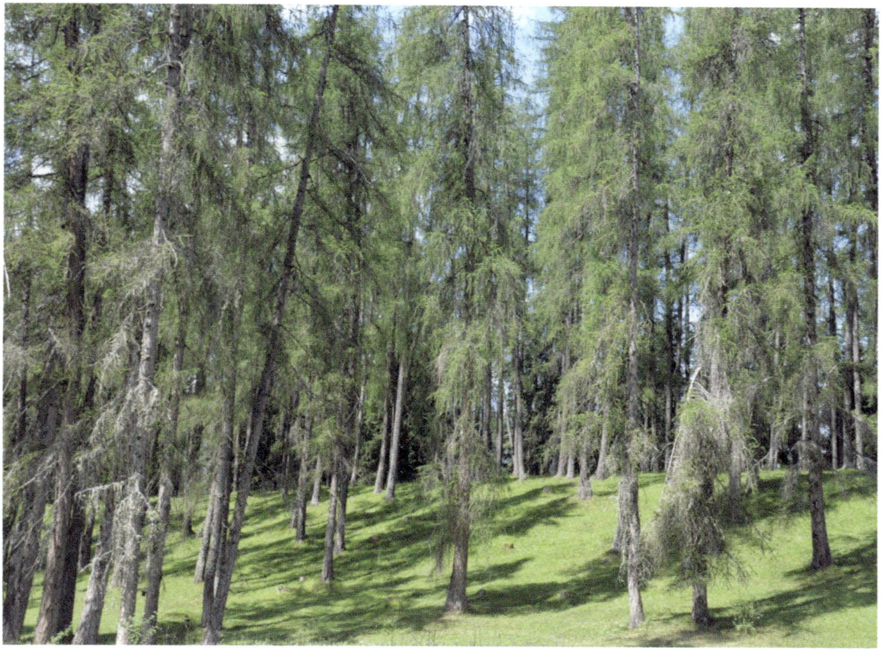

tet. Vor allem, während ich noch in ihnen feststeckte und kein Ausweg sichtbar war. Aber es waren oft gerade diese schmerzhaften Erfahrungen der Winterzeiten, die mich stark machten – die zwar sehr bitter schmeckten, aber mich zu Neuem, Größerem befähigten. Erinnern Sie sich an die Schlehen und ihre Süße nach dem Frost? So fühlte es sich für mich nach manchem Winter an. Ich hatte mich verändert. In eine positive Richtung. Und ich war in alledem nie allein: Gott ging mit mir durch die Winter meines Lebens. Genauso wie meine Freunde.

Als Führungskraft musste ich in meinem Leben zum Beispiel mehrere Menschen entlassen. Mir war jedoch nicht ausreichend bewusst, wie schmerzhaft so ein Ereignis sein kann. Ich hatte nur eine Ahnung davon – bis ich selbst ähnlich betroffen war. Aus heiterem Himmel teilte mir der Vorstandsvorsitzende (mein früherer Freund) mit, dass in sechs Wochen ein hinter meinem Rücken gesuchter Nachfolger meine Arbeit fortführen werde und ich eine andere Aufgabe übernehmen solle. Nach 16 Jahren erfolgreicher Arbeit war das ein Schock für mich, von dem ich mich nicht so schnell erholen sollte. Ich fand sein Vorgehen feige und unfair und ich verließ dann selbst das Unternehmen ohne eine neue Perspektive. Es folgten für mich Winterzeiten, die sogar körperliche Reaktionen bei mir hervorriefen. Ehemalige Mitarbeiter haben sich in dieser Zeit hinter mich gestellt, mit mir getrauert und mich unterstützt. Zudem bedeutete mir die persönliche Begleitung eines Freundes viel. Und meine Familie hielt ohne jegliches Anzeichen von Unverständnis oder Vorwurf in wunderbarer Liebe zu mir: Ich war nicht allein. Und dennoch war dieser Winter sehr hart. Jetzt, und erst jetzt wusste ich, wie sich ein Mensch in einer solchen Situation fühlt, und kann seitdem andere in ähnlicher Lage richtig verstehen. Diese Erfahrung hat mich zu einem verständnisvolleren Menschen gemacht. Auch der Tod meiner Eltern war für mich ein harter Winter. Aber nach der Zeit der Trauer kam wieder der Frühling und heute kann ich anderen in ihrer Trauer besser helfen. Ich weiß, dass sie meine Hilfe brauchen, weil ich in meiner Trauer die Hilfe anderer gebraucht habe. Jetzt kann ich selbst zu einem Freund werden, der in der Lage ist, für den anderen mit echtem Verständnis da zu sein. Nur dann, wenn wir selbst einen solchen Verlust erlitten haben, werden wir die trostspendenden Worte aussprechen können: »Ich fühle mit dir, denn ich weiß, was du durchmachst. Auch ich kenne deinen Winter.«

Eins ist sicher: Winter werden in unser Leben kommen. Oftmals haben wir keine andere Wahl, als diese Tatsache zu akzeptieren. Leugnen hilft uns in der kalten Jahreszeit nicht weiter. Kein Baum begeht den Fehler, den Wechsel der Jahreszeiten zu leugnen und so zu tun, als sei der Sommer ewig. Wir müssen einen Winter, eine Krise durchleben und unseren Blick für die Zukunft wiederfinden. Es ist nicht das Ende – genauso wie der Winter nicht das Ende ist. Wir dürfen uns auch sicher sein: Selbst der strengste Frost geht eines Tages vorbei. Irgendwann. Es werden wieder

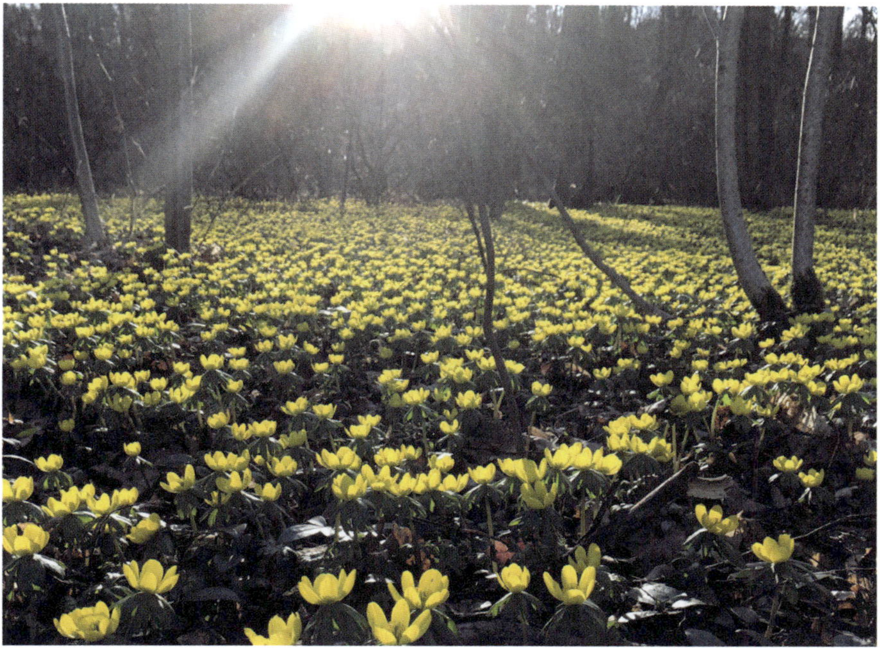

andere Jahreszeiten kommen, auf jeden Winter folgt ein Frühling. Und dieser kündigt sich mit zarten, farbenprächtigen Vorboten an: Wenn die ersten Sonnenstrahlen den Boden erreichen und die Blätter noch kein dichtes Laubdach bilden, verwandelt sich der sonst fast kahle Boden in eine bunte Pracht. Bodenpflanzen wie Lerchensporne, Anemonen oder Hasenglöckchen blühen jetzt, bevor die Bäume das Licht für sich wieder vollständig in Anspruch nehmen werden. Die Farben der Blüten sind nur wenige Tage zu bewundern und zeigen uns: Der Frühling kommt! Lassen Sie uns Ausschau halten nach den Anemonen und Hasenglöckchen unseres Lebens, denn wir dürfen uns sicher sein: Auch nach unserem Winter wird ein Frühling kommen.

Im Vertrauen durchhalten

Wenn wir in einer Krise stecken, die Sonne und Wärme nicht zu uns durchdringen kann, dann heißt es, durchhalten. Nicht aufgeben. Ein Baum gibt nicht auf. Das ist keine Option für ihn. Wenn es sein muss, hält er Jahre, sogar Jahrzehnte durch. Lassen Sie es uns wie die Bäume machen und den festen Entschluss fassen, die Krise zu überstehen und auszuharren. Das bedeutet vielleicht, dass wir Jahre durchhalten müssen. Haben Sie Geduld. Es lohnt sich. Schon der Apostel Paulus schrieb:

> Wir freuen uns auch dann, wenn uns Sorgen und Probleme bedrängen, denn wir wissen, dass wir dadurch lernen, geduldig zu werden. Geduld aber macht uns innerlich stark, und das wiederum macht uns zuversichtlich in der Hoffnung auf die Erlösung. Und in dieser Hoffnung werden wir nicht enttäuscht werden.
>
> Römer 5,3-5a

Durchhalten. Nie aufgeben. Das ist nicht leicht. Lassen Sie mich Ihnen eine Geschichte aus meinem Alltag erzählen, die mir das im Nachhinein sehr deutlich vor Augen geführt hat:

Ich hatte das Passwort unserer Telefonanlage vergessen. Das Ergebnis war: kein Mensch konnte die Einstellungen der Anlage verändern. Nachdem ich mehrere meiner üblichen Passwörter erfolglos ausprobiert hatte, wurde ich etwas nervös, denn bei jeder Falscheingabe verlängerte sich die Wartezeit, bis man es wieder versuchen konnte. Mit einer Liste ausgestattet, fing ich an, systematisch alle erdenklichen Passwörter auszuprobieren. Die Wartezeiten wurden schnell länger, aber zu meiner Erleichterung wuchsen sie nach dem Erreichen von 128 Sekunden nicht mehr weiter an. Ich war ruhig und entschlossen – die Technik leider auch. Nach mehreren Tagen der Versuche und einem vollen Blatt aller denkba-

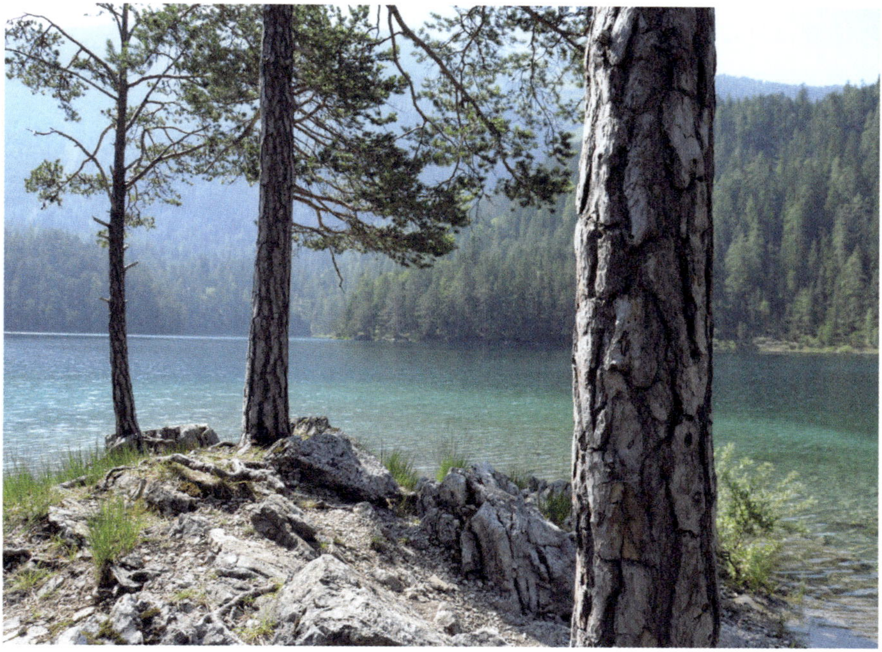

ren Kombinationen musste ich feststellen, dass ich mit meinen Ideen am Ende war. Ich entschied mich aber dazu, nicht aufzugeben, und wendete mich mit meinem Problem an Gott. Mein Plan sah folgendermaßen aus: Ich wollte täglich bei der Anmeldung erneut die wahrscheinlichsten Kombinationen ausprobieren und es weiter versuchen – in der Hoffnung, dass Gott mein Gebet erhören und mir irgendwann die richtige Lösung schenken würde. Nach mehreren erfolglosen Tagen kam mir der Gedanke, die Caps-Lock-Taste dauerhaft zu aktivieren, um damit noch einmal die Passwörter durchzugehen. Schon beim ersten Versuch traute ich meinen Augen kaum: Die Telefonanlage war entsperrt. Es war das wahrscheinlichste Passwort gewesen, nur die Caps-Lock-Taste hatte gefehlt.

In meinem Leben gab es schon viele Momenten, in denen ich nahe dran gewesen war, aufzugeben. Ich wollte einfach nicht mehr und Gott hatte mich – gefühlt – vergessen. Doch dann erinnerte ich mich an die

Durchhaltekraft der Bäume – in einem langen Winter oder wenn die Sonne für sie über Jahrzehnte nicht ausreichend scheint, weil sie im Schatten der anderen Bäume wachsen. Ich dachte an die Menschen, die vor mir gelebt und nie aufgegeben hatten. An die Zeugen des Glaubens, die den Lauf vollendet hatten und mich nun vom Himmel aus anfeuerten (Hebräer 12,1). Und ich erinnerte mich an das bisherige Wirken Gottes in meinem Leben. Immer wieder hatte er mich durchgetragen und mir geholfen. War in meinen dunkelsten und kältesten Momenten bei mir gewesen. Ich wusste: In einem Jahr, in einer Woche, schon morgen, schon in einer Minute konnte der Durchbruch kommen.

Gott ist stärker. Gott ist bei mir. Gott ist für mich. Noch ein Versuch, noch ein Gebet. Wie oft sind wir von der Lösung nur einen Hauch weit entfernt und geben auf. Eine neue Idee, eine neue Option oder ein Wunder von Gott verändern auf einen Schlag alles. Es lohnt sich, in den Krisen des Lebens durchzuhalten, das Problem nicht zu leugnen und es mit Ausdauer zu »umarmen«.

Probleme umarmen: wie ein Baum den Nagel

Seit ca. 10 Jahren besuche ich im Urlaub einen Baum, in den ein Hinweisschild »Achtung Gegenverkehr« eingeschlagen ist. Jedes Mal kann man weniger von diesem Schild sehen, aber es wird noch 20 bis 30 Jahre dauern, bis der Baum das Schild ganz verschluckt hat und zu seinem normalen Wachstum zurückkehren kann. Dieser Baum weiß, dass er nur weiterleben kann, wenn er das Problem umarmt.

Was sind die Schilder in unserem Leben? Die Nägel und Stahldrähte, für die es keine schnelle Lösung gibt, die wir nicht loswerden? Wir können es kaum besser machen als der Baum: unsere Probleme zu umarmen und damit zuzulassen. Sie zu einem Teil von uns werden lassen – immer mit der Hoffnung, auf eine Lösung.

Meine Frau und ich haben zu Beginn unserer Ehe genau das gemacht: unser Problem umarmt. Trotz meiner sehr bevorzugten Stellung damals in Polen kam mit meiner neuen christlichen Sicht der Welt auch der Wunsch nach Freiheit. Mit meinen Eltern und dem System in Polen erschien es für mich unmöglich, und so planten wir als junge Studenten die Flucht in den Westen. Die Eltern meiner Frau waren eingeweiht und unterstützten unsere Pläne. Wir träumten vom gemeinsamen Leben in Freiheit und der Möglichkeit, mit der Frucht eigener Arbeit ein selbstbestimmtes, Gott gewidmetes Leben zu führen.

Unsere Zukunft sollte in Westdeutschland, im Land meiner Vorfahren liegen. Kurz vor dem Ende des Studiums – wer hätte schon vermutet, dass wir unsere Abschlüsse und vier Jahre Studium einfach wegwerfen würden – gelang uns die Flucht. Unter dem Vorwand einer Hochzeitsreise nach Griechenland hatte mein Vater unsere Pässe freigegeben und wir setzten uns mit zwei Rucksäcken in den Zug nach Westberlin. Die Tränen des Abschieds von den Schwiegereltern am Bahngleis mussten unterdrückt werden. Schließlich nutzten wir doch nur die Semesterferien für unsere Hochzeitsreise. Wir kamen nie wieder zurück. Entbehrungen und Durststrecken lagen vor uns. Unser für damalige polnische Verhältnisse sehr beachtliches Fremdwährungsvermögen betrug lächerliche 600 US-Dollar. Deutlich mehr als das damalige Jahresgehalt meines Schwiegervaters in Polen – eines sehr gut verdienenden Chefarztes. Wir lebten eine Zeit lang aus Geldmangel in einer notdürftig umgebauten Garage am Flughafen Berlin-Tegel. Mit fließendem Wasser, aber ohne Heizung – auch im Winter. Wir mussten erleben, wie unfassbar kalt es einem werden kann. Mit allen Kleidungsstücken bekleidet, saßen wir unter einer Decke und kuschelten uns zusammen, um nichts von dieser wertvollen Wärme zu verlieren. Wir gingen spazieren, um uns aufzuwärmen, und konnten es kaum fassen, dass die Menschen um uns herum in ihren Wohnungen Fenster zum Lüften öffnen konnten, ohne zu erfrieren. Wir besorgten uns einen Holzofen, sammelten Holz in der Umgebung,

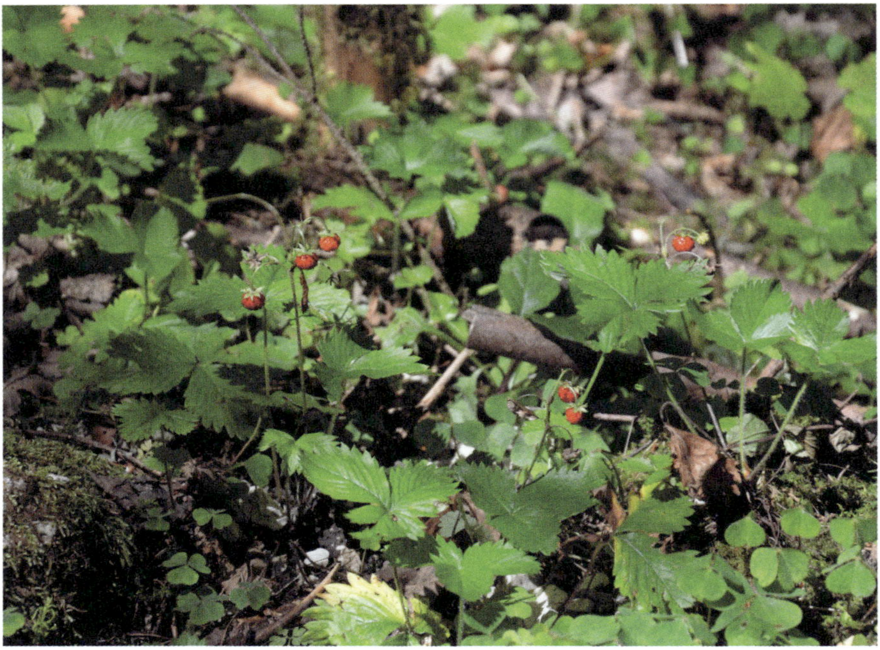

fanden Gelegenheitsjobs, glaubten daran, dass wir es schaffen. Unser Aufenthalt war geduldet, aber ohne Unterstützung des Staates. Die erlösende Nachricht kam nach acht Monaten: Unsere deutsche Staatsangehörigkeit, die ich von meiner Mutter geerbt hatte, wurde anerkannt. Bald bekamen wir im weit entfernten Göttingen die Studienplätze. Aber die Entbehrungen und Mühsal waren noch lange nicht am Ende. Heute sind wir froh, diese Erfahrung des extremen Mangels gemacht zu haben, die für unsere Generation absolut fremd ist. Wir haben die Situation damals angenommen, »umarmt«, und sie hat uns stark gemacht, ist ein Teil von uns geworden. Aber während der Durchbruchphase war es hart. Die Sorgen tauchten immer wieder auf, zehrten an uns und nicht selten schien die Zukunft sehr ungewiss.

Ja, es gibt Probleme in unserem Leben. Wir alle neigen dazu, uns ständig Sorgen zu machen. Aber wer sich ständig um ein und dasselbe Problem dreht, verliert den Blick für das Gute im Leben, lebt aus einer pessimistischen Perspektive heraus. Als ich diese Wahrheit erkannt hatte, veränderte ich allmählich meinen Blick. Früher war ich stolz auf meine realistische und von Pessimismus geprägte Sichtweise. Heute lebe ich nach dem Motto: Lieber ein Optimist, der sich irrt, als ein Pessimist, der recht behält. Und es funktioniert! Ich habe mich entschlossen, auch in den dunklen Zeiten auf Gott und seine Zusagen für ein Leben in Fülle zu setzen.

> Freut euch zu jeder Zeit, dass ihr zum Herrn gehört. Und noch einmal will ich es sagen: Freut euch! Alle Menschen sollen eure Güte und Freundlichkeit erfahren. Der Herr kommt bald! Macht euch keine Sorgen! Ihr dürft in jeder Lage zu Gott beten. Sagt ihm, was euch fehlt, und dankt ihm!
>
> Philipper 4,4-6; HFA

Sehr viele von unseren Sorgen werden nicht zur Realität werden. Das ist sicher, auch wenn wir nicht wissen, was die Zukunft bringen wird. Das Einzige, was uns wirklich zur Verfügung steht, ist das Hier und Jetzt. Dieser Zeit muss unsere ganze Aufmerksamkeit gewidmet sein. Warum also sollten wir so viel Kraft in die Sorgen stecken? Ja, Probleme und Nöte sind da. Umarmen wir sie wie ein Baum einen Nagel. Lassen Sie uns im Gottvertrauen weiterleben, so gut es geht. Es wird wieder anders werden. Jetzt ist weiterleben angesagt – und da gilt es, lieber auf ein Wunder zu hoffen und vielleicht enttäuscht zu werden, als unter der Last von Sorgen aufzugeben. Stellen wir uns den Nägeln und Schildern entschlossen, auch ohne an ein schnelles Ende der Situation zu denken. Zu guter Letzt werden uns die überstandenen Krisen stärker machen. Es wird nicht alles gut, aber dennoch gibt es keinen Grund zur Sorge!

WALDERLEBEN

- Suchen Sie beim nächsten Spaziergang im Wald Beispiele für Ausdauer und nicht Aufgeben in schwierigen Lagen. Finden Sie eingewachsene Fremdkörper? Fragen Sie sich: Welche Nägel und Schilder gibt es in Ihrem Leben, die Sie umarmen wollen. Was gehört auf Ihre Gebetsliste?

- Schauen Sie sich die Bäume an – große und kleine. Sie haben nicht aufgegeben. Manche sind hochgewachsen, andere warten noch auf bessere Zeiten. Wie sieht es bei Ihnen aus? Warten Sie noch auf ein Erwachen aus dem Schattenschlaf? Gibt es momentan Situationen, bei denen es für Sie durchhalten heißt?

- Sehen Sie die Gemeinschaft des Waldes, die den Wind hemmt und die Temperaturspitzen mindert (siehe auch Kapitel »Waldglück. Oder: Warum wir Gemeinschaft brauchen«)? Wer braucht Ihre Hilfe? Wer hilft Ihnen durch die Krise, die kommen wird?

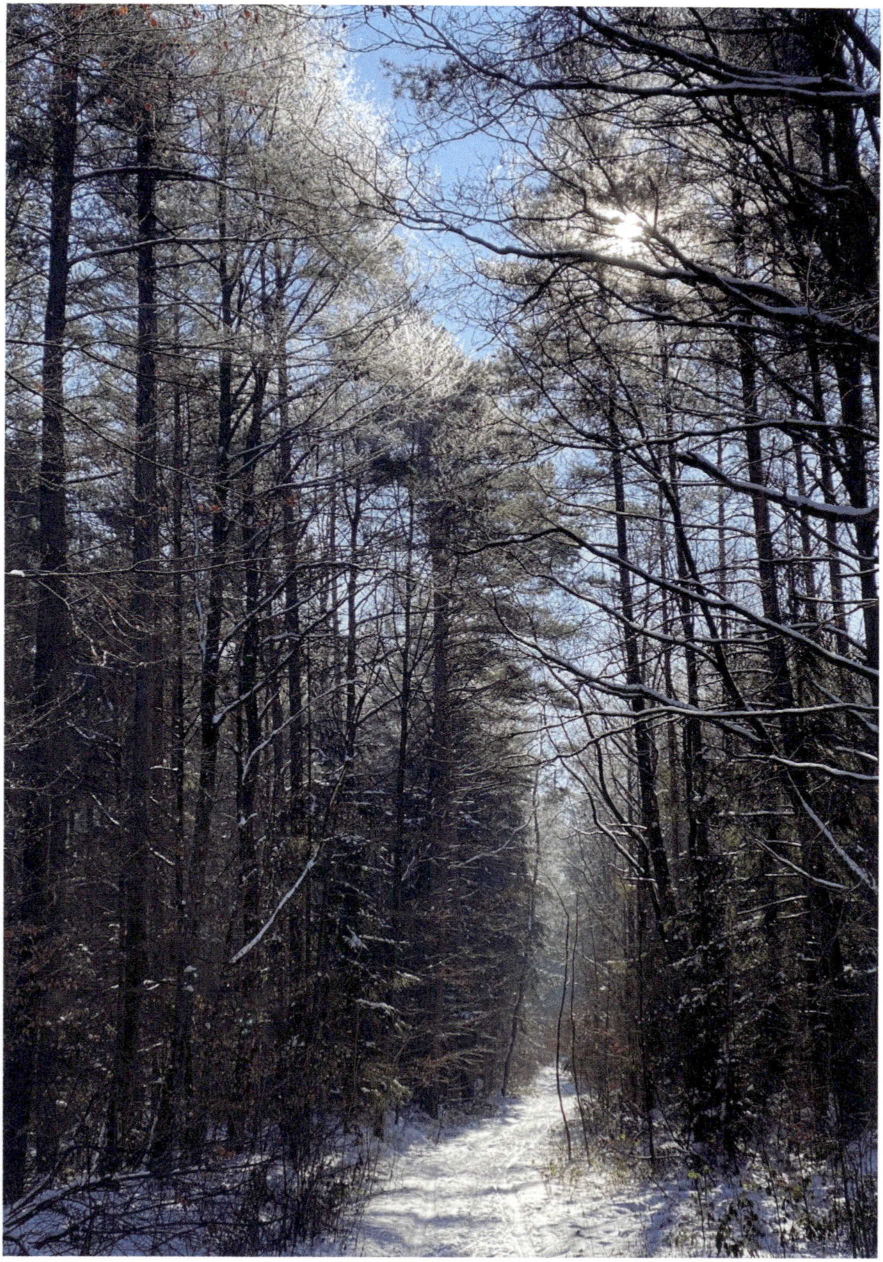

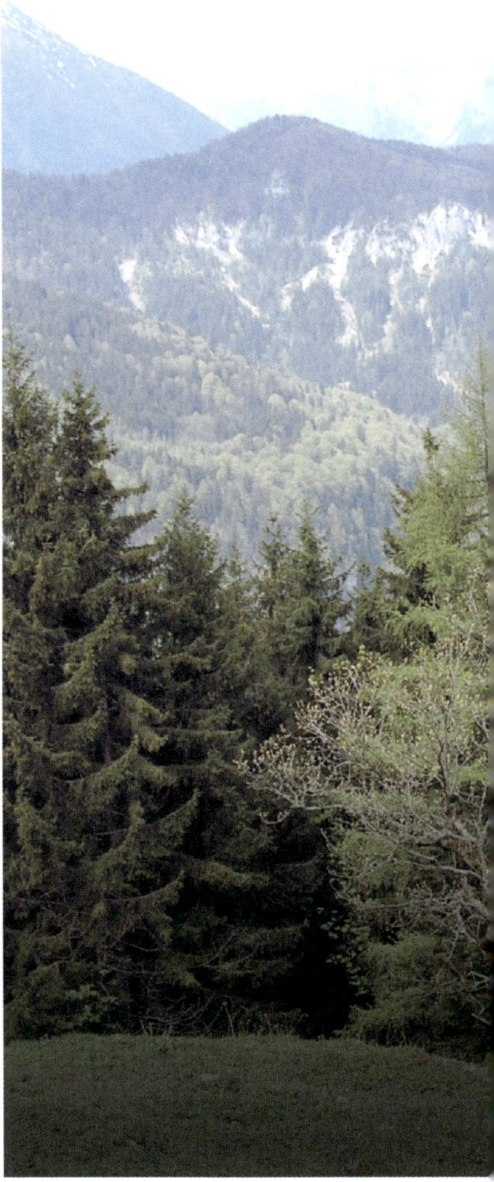

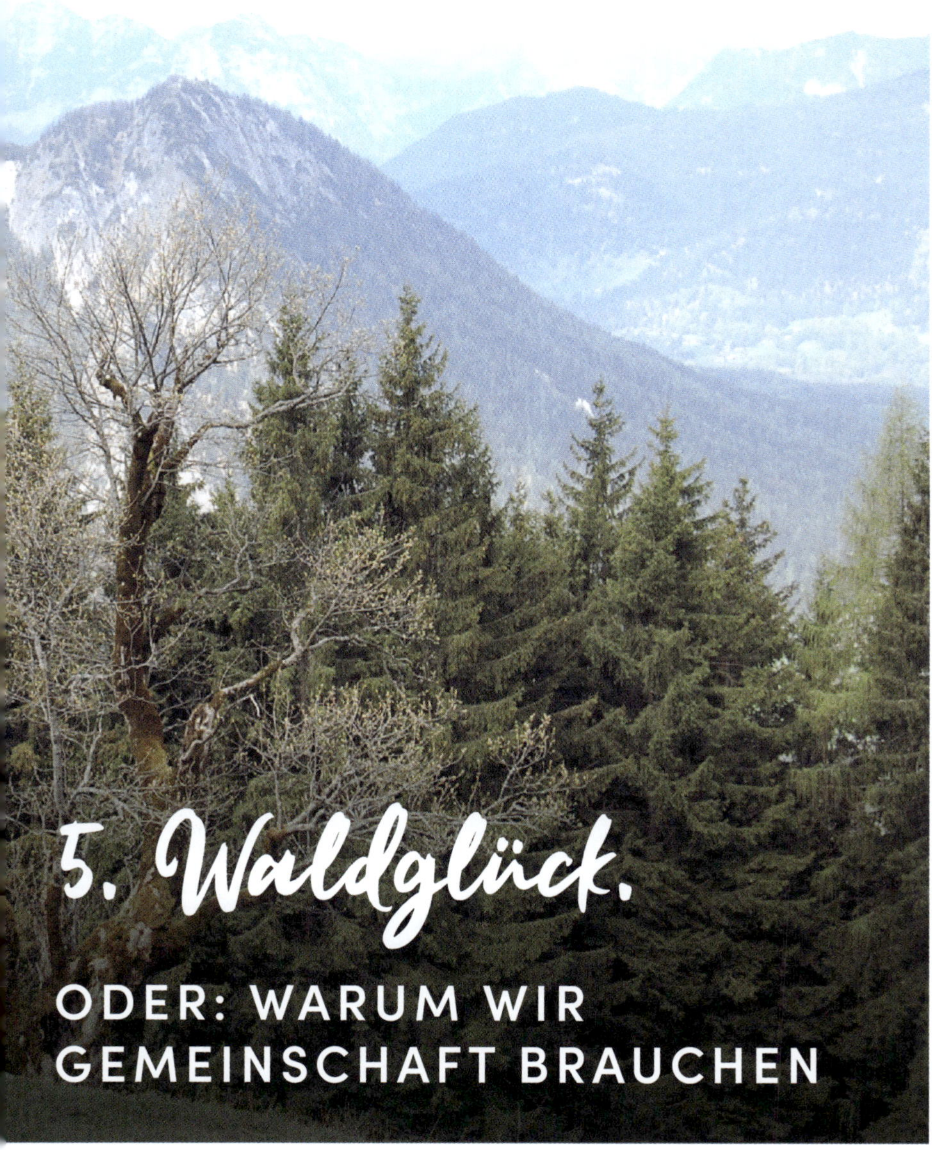

5. Waldglück.

ODER: WARUM WIR GEMEINSCHAFT BRAUCHEN

Verlass niemals deinen Freund
oder den Freund deines Vaters!
Wenn du in Not gerätst, dann geh nicht
bis zum Haus deines Bruders!
Ein Nachbar in der Nähe kann dir besser helfen
als der Bruder in der Ferne.

König Salomo in Sprüche 27,10; HFA

Auf meiner Wanderung durch die Bergwälder trete ich auf eine Bergwiese – und auf ihr, frei, ganz für sich allein, ein Baum. Über ihm die Gipfel, hinter ihm die Wälder. Meine erste Frage – bedingt durch den Berufsblick – geht in Richtung Holzqualität und Nutzen für das Ökosystem. Ist er ein wertvoller, nutzenbringender Baum, so wie er dasteht? Ein Holzeinkäufer, der nach geeigneten Exemplaren für sein Unternehmen Ausschau hält, wäre an diesem wunderschönen Baum vermutlich vorbeigegangen. Für ihn hätte er keinen Nutzen, auf seinen Ausruf der Bewunderung hätten wir lange warten können. Es läge klar auf der Hand: Ein Einzelgänger ohne Wert …

Der Wald …

Ein Baum mit Geschichte

Dieser Baum sieht auf jeden Fall anders, ungewöhnlich aus. Das erkennt sogar das ungeübte Baumbetrachter-Auge. Doch was hat ihm dieses besondere Aussehen gegeben?

Anhand der relativ dünnen Rinde mit den helleren abgeplatzten Stellen und den dicken Knospen erkennen wir, dass es ein Bergahorn ist – und zwar einer, der ein ansehnliches Alter erreicht hat. Dieser Baum trotzte einsam allen Gefahren. Wenn wir ihn uns genauer anschauen, fällt seine Baumkrone auf. Sie wirkt irgendwie anders, besonders: Dieser Bergahorn hat eine Bodenkrone entwickelt. Vermutlich haben in seiner Jugend unzählige Tiere viele seiner Triebe verspeist. So fehlte ihm ein klarer Haupttrieb. Die vielen Nebentriebe wuchsen parallel in die Höhe und sein Hauptstamm ist nur in Ansätzen vorhanden. Sein Abstand zu den anderen Bäumen war so groß, dass diese seine Entwicklung nicht beeinflusst haben.

Ja, dieser Baum hat überlebt und ist gewachsen. In einem dichten Wald hätte er sich jedoch ganz anders entwickelt. Er wäre der Konkurrenz zu anderen Bäumen ausgesetzt gewesen und nicht so leicht von Tieren als Nahrungsquelle genutzt worden. Sein Stamm sähe anders aus: klar, weitgehend rund und von Ästen bereinigt. Mit so einem Baum könnte der Holzeinkäufer viel mehr anfangen. Doch unser Bergahorn hier auf der Wiese würde in seinen Augen nicht einmal für vernünftiges Brennholz taugen, denn das muss laut Norm in ein Meter lange Abschnitte geschnitten und ca. armdick gespalten werden können. Wie schwer aber wäre es, aus diesem Baum einigermaßen gerade Stücke zu schneiden und diese dann noch zu spalten! Dieses knorrige, verdrehte Holz müsste wahrscheinlich sogar sehr aufwendig längs geschnitten werden. Kein Wunder, dass der Baum noch steht. Er ist so gut wie wertlos. Aber ist es wirklich so?

Ein wertloser Baum?

Wer einen Baum zu einem Holzlieferanten degradiert, hat die Natur nicht verstanden. Ein Baum hat eine so viel größere Bedeutung: Er ist für den Boden enorm wichtig, viele Tiere und Pflanzen leben durch ihn und er stellt Sauerstoff und organische Substanz her. Darüber hinaus ist er noch unendlich schön. Er erfreut den Wanderer und auch die Tiere,

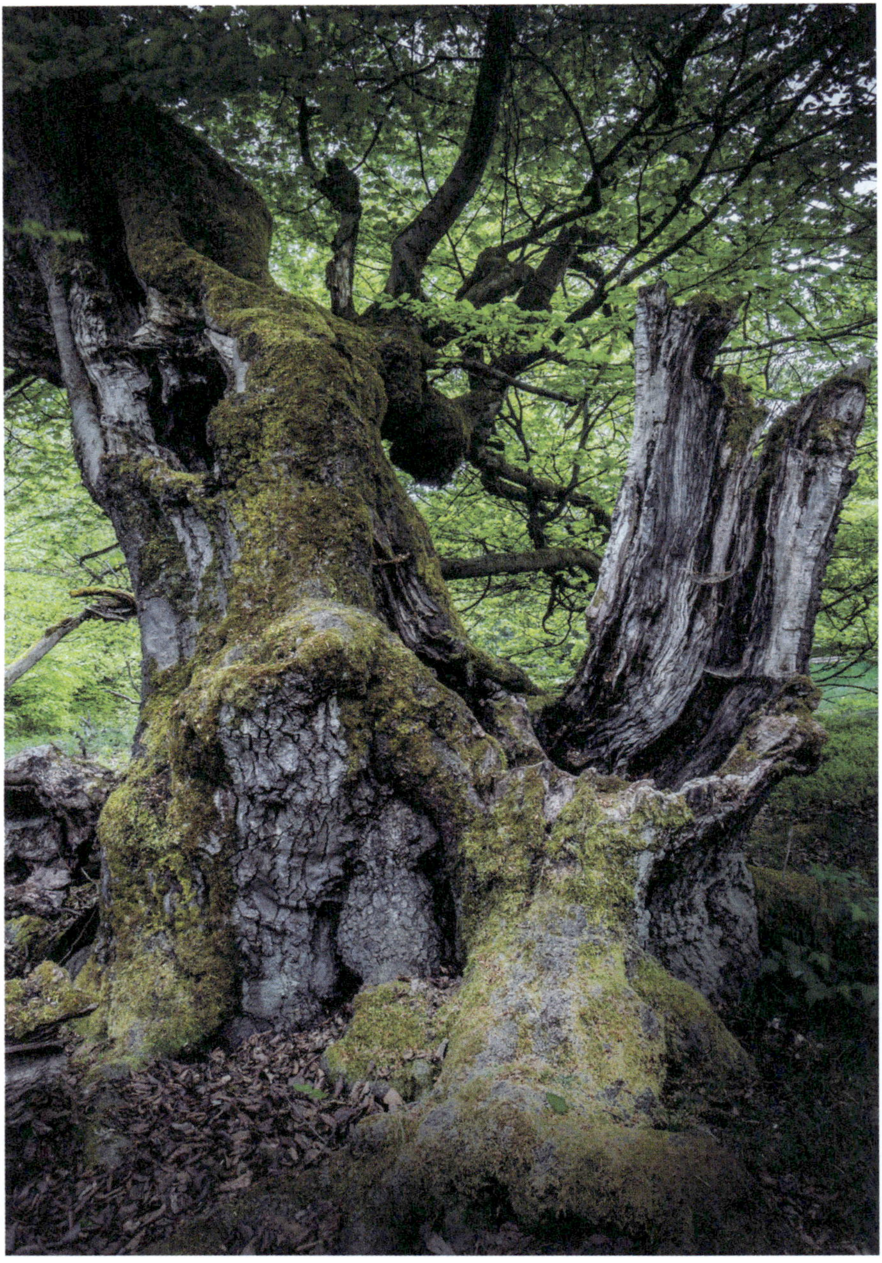

die in seinem Schatten der Hitze des Sommers entfliehen können. Die hier groß abgebildete Buche stammt aus einem Hutewald – einem Wald, welcher intensiv durch den Menschen zur Tierzucht genutzt wurde. Die Bäume hatten zu leiden und auch in dieser Situation war kein gerader Stamm möglich. Dennoch ist die Bedeutung des Baumes für die Umwelt enorm.

In Zeiten, wo überall von Klimawandel gesprochen wird, bekommt auch seine Fähigkeit, Kohlendioxid dauerhaft im Holz zu binden, eine ganz neue Wichtigkeit. Nach Ansicht vieler Experten würde eine massive Aufforstung dabei helfen, unser Problem mit der Erderwärmung zu lösen. Im Jahr 2019 veröffentlichten die Forscher der ETH Zürich eine Studie, in der sie eine Steigerung der Waldflächen um ein Drittel für unproblematisch für Städte und Landwirtschaft hielten. Um zwei Drittel der menschlichen CO_2-Emissionen in Bäumen speichern zu können und damit Klimaziele zu erreichen, müsste zusätzlich eine Milliarde Hektar der Welt zu Wald werden. Zur Orientierung: In Deutschland gibt es 11,1 Millionen Hektar Wald, etwa 32 Prozent der Landfläche, weltweit gibt es 4 Milliarden Hektar.[17] Doch zurück zu unserem Wald und dem Bergahorn: Pro Hektar Wald gibt es, je nach Gattung, 100 bis 300 Bäume, die den Bestand im forstlichen Sinne bilden. Bäume, die sich gut entwickelt haben und das Waldbild prägen. An diesen »Siegertypen« hat die Forstwirtschaft das meiste Interesse und sucht diese nach Qualitätsmerkmalen schon in der Jugend aus. Es sind sogenannte Z-Bäume (das Z steht für Zukunft) und ihnen wird das Leben leichter gemacht, indem man die Konkurrenz klein hält. Kein Mensch mit Fachwissen aber käme auf den Gedanken, bei einer Bewaldung von neuen Flächen nur diese 100 bis 300 Bäume pro Hektar zu pflanzen. Warum aber pflanzt man dann zwischen 1000 bis 7000 Jungbäume pro Hektar? Pflanzen sind teuer und Arbeitskraft noch teurer. Viele der gepflanzten Jungbäumchen werden durch Mäuse oder Schalenwild beschädigt oder sterben krankheitsbedingt ab. Und ohne diese Dichte würde man kostenintensiv die Bäumchen von der Konkurrenz der Gräser durch Mähen schützen müssen. Die Natur ist sogar noch wesentlich »verschwenderischer« und schickt das Vielfache ins Rennen. Bei Kiefer sind es bis zu 700 Samen pro Quadratmeter und weil nur 70 Prozent keimen, würde sich eine Menge von ca. 500 000 Keimlingen pro Hektar ergeben. Eine große Masse an Bäumen ist unverzichtbar, denn ohne diese gäbe es keinen Wald.

Die Gemeinschaft der Bäume

Und dieser Wald, dieses Baumnetzwerk ist für die Bäume sehr wichtig. In einem Wald sorgen sie für gegenseitige Beschattung und Erziehung zum geraden Wuchs, der dazu führt, dass sie über die notwendige Stabilität verfügen und ganz im Sinne des Menschen schließlich große Abschnitte von wertvollem Holz aufweisen. Nach und nach werden die meisten dieser Bäume zwar, wie schon erwähnt, durch den Menschen im Zuge der Pflegemaßnahmen entfernt oder sterben in einem »wilden« Wald einfach ab. Doch durch die abgestorbene organische Substanz der Blätter und Bäume entsteht Humus – die Bodenschicht, die den Nährstoffspeicher für die anderen Bäume und zugleich einen Lebensraum für unzählige Organismen darstellt.

Darüber hinaus verursacht das enge Nebeneinander der Bäume ein spezifisches Mikroklima. Ist Ihnen beim Betreten eines Waldes schon mal aufgefallen, dass es sich dort angenehmer anfühlt als außerhalb? Achten Sie bei Ihrem nächsten Waldspaziergang einmal darauf. Dieses Gefühl ist alles andere als Einbildung. Tatsächlich werden im Wald die Temperaturspitzen abgemildert. Das Kronendach bildet dafür eine Art Energieschutzschild, indem die Sonnenstrahlen durch die Blätter und Zweige abgelenkt oder absorbiert und in Zucker umgewandelt werden. Ähnlich wie beim Treibhauseffekt der Atmosphäre werden die Wärmestrahlen der Erde im Wald nicht zurück in den Kosmos geschickt, sondern durch

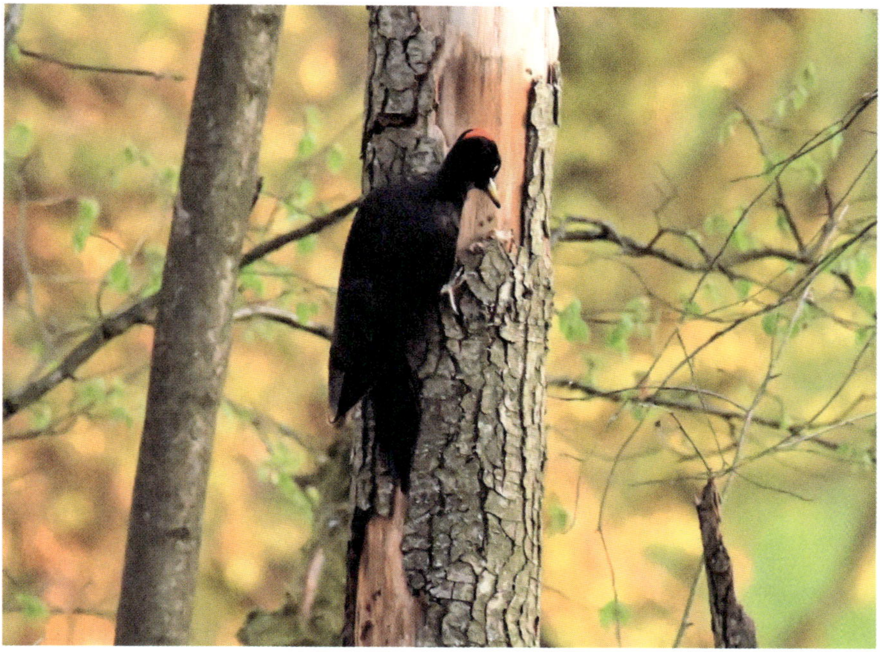

die Kronen in das Innere reflektiert. Durch diese beiden Effekte ist es im Wald im Sommer tagsüber kälter als auf dem offenen Feld, im Winter und in der Nacht wiederum wärmer. Die Temperaturunterschiede sind sogar sehr groß. Nehmen wir zum Beispiel einen sonnigen Sommertag um ca. 14 Uhr: Im Wald misst die Temperatur 25 °C, auf dem Feld 32 °C, auf Asphalt 48 °C, die Tiefstwerte kurz vor Sonnenaufgang liegen im Wald bei 13 °C und auf dem Feld bei 8 °C.

In der Meteorologie-Prüfung während meines Studiums wurde mir eine Frage gestellt, die ich an Sie weitergeben möchte: Was passiert, wenn der Wald in einem Feuchtgebiet abgeholzt wird? Hätte ich nicht von meinen Kommilitonen, die an der Frage Tage zuvor gescheitert waren, die richtige Antwort gewusst, ich hätte mit meiner Antwort genauso falsch gelegen, wie Sie es jetzt wahrscheinlich gerade tun. Die Fläche würde nicht, wie vermutet, durch den Wind und die Sonne austrocknen, sondern eher zu einer Wasserfläche werden. Die Bäume pumpen durch Transpiration unglaubliche Mengen von Wasser in die Luft – viel mehr als durch Evaporation (Verdunstung von Wasser auf freien Flächen) in die Luft gelangen würde. Eine ausgewachsene Buche verbraucht pro Tag ca. 400 Liter Wasser. Auch deswegen ist es im Wald feuchter als außerhalb.

Zusätzlich sind die Windverhältnisse anders. Der Wind wird durch die dichten Ränder des Waldes abgebremst und gleitet über die Baumkronen hinweg. Innen im Wald ist es auch bei tobendem Sturm, wenn die Kronen hin- und herschwanken, angenehm ruhig. Hier spielen die sogenannten Randbäume eine wichtige Rolle. Ihr Holz ist wirtschaftlich betrachtet zwar nicht sehr wertvoll, weil sie oft Äste bis zum Stammansatz aufweisen, aber gerade diese Tatsache sorgt dafür, dass der Wind nicht in den Wald eindringen kann – so gesehen sind gerade die Randbäume von höchstem Wert.

Und auch abgestorbene Holzabschnitte sind wertvoll für die Baumgemeinschaft. Sie sind ein wunderbarer Wohnort für viele Insekten, welche wiederum den Grundbedarf an Nahrung für die Vögel wie beispielsweise den Specht liefern. Ein Specht sucht aber auch die lebenden Bäume nach Insekten ab und schützt diese so vor Eindringlingen und verhindert zugleich auch deren Massenvermehrung. Ohne eine Grundnahrungsquelle könnte der Vogel nicht überleben und die neuen Attacken der Käfer auf gesunde Bäume abwehren.

Ich denke, es wird deutlich: Bäumen tut ihre Baumgemeinschaft, ihr Netzwerk gut. Sie unterstützen sich, helfen sich, erziehen sich gegenseitig. Als Gemeinschaft sind die Bäume deutlich mehr als die Summe der einzelnen Teile und sie bewirken auch mehr. Jeder einzelne Baum hat eine wichtige Aufgabe und trägt so zum großen Ganzen bei: dem Wald, dem Klima und dem Erhalt unserer Erde.

… und wir

Gemeinschaft tut uns gut

Bei uns Menschen ist es nicht anders als bei den Bäumen im Wald: Gemeinschaft tut uns gut. Und dieser Punkt ist nicht neu, sondern so alt wie unsere Erde selbst. Als Gott den Menschen erschuf, sagte er: »Es ist nicht gut, dass der Mensch allein ist. Ich will ihm jemanden zur Seite stellen, der zu ihm passt!« (1. Mose 2,18; HFA). Wir brauchen andere, mit denen wir reden, die wir lieben können; Menschen, die mal fragen, wie es uns geht, die ein Interesse an uns haben, mit denen wir gemeinsam etwas in der Welt bewegen können. Und weniger schön, aber nicht weniger notwendig: Menschen die uns korrigieren.

Wie sehr wir dieses Bedürfnis haben, fällt uns immer dann auf, wenn wir Zeiten der Einsamkeit durchleben. Wir alle kennen vermutlich diese Momente, in den wir uns allein fühlen. Wie gut tut es uns dann, wenn plötzlich das Telefon klingelt und sich ein Freund nach uns erkundigt oder uns auf einen Kaffee einlädt oder, wie in Oberfranken üblich, »auf einen Keller« zu Bier und Brotzeit mitnimmt. Ja, es heißt wirklich auf einen Keller gehen – die sogenannten Keller sind meist auf einem Hügel gelegen und sind wunderbare Plätze unter Bäumen, wo man gesellig gemeinsam Bier genießt. Neben dem ausgezeichneten Bier – eine der besten Erfindungen der Franken – brauchen wir Gemeinschaft zum Leben, zum Wachsen, zum Glücklichsein.

Diesen Zusammenhang bestätigt auch die moderne Wissenschaft. Dr. Caroline Leaf, eine Neurophysiologin aus den USA, schreibt in ihrem Buch »Think, Learn, Succeed« dazu: »Human beings are social animals. Whether we like having alone time or not, we all need community.« (»Menschen sind Sozialwesen, egal, ob wir auch gerne Zeit allein verbringen oder nicht, wir alle brauchen Gemeinschaft.«)[18] Isolation dagegen kann einen negativen Effekt auf unser gesundheitliches Wohlbe-

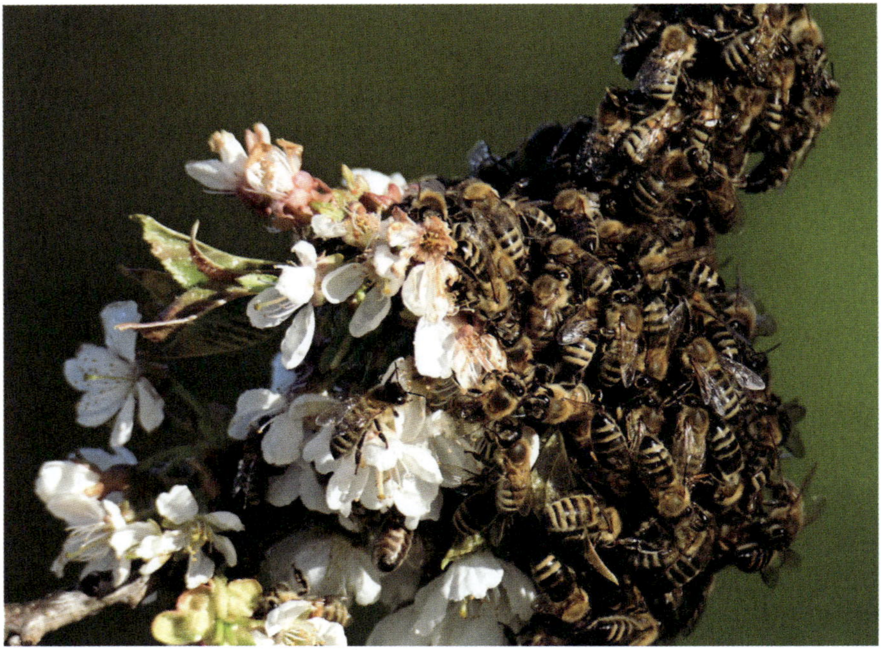

finden haben, und zwar einen sehr drastischen, wie eine Studie aus dem Jahr 2017 beweist: So ist die Sterberate durch Einsamkeit und Isolation höher als die durch Fettleibigkeit.[19] Gemeinschaft ist für uns lebensnotwendig.

Und das Thema Einsamkeit ist vermutlich selten so aktuell gewesen wie heute: Die Zahl der Einpersonenhaushalte steigt,[20] viele alte Menschen fürchten die Einsamkeit[21] und auch vor den Jugendlichen macht dieses Thema im Zeitalter von WhatsApp, Snappchat und Instagram keinen Halt.

Gemeinschaft, Beziehungen, Gespräche mit Augenkontakt, Berührungen – das ist das, was wir als Menschen benötigen. Ohne dies verkümmern wir, werden krank. Und hier ist auch der Unterschied zu den Bäumen: Sie können alleine leben, wie wir an unserem Bergahorn gesehen haben. Ja, er ist knorrig geworden. Aber er steht, spendet Schatten, erfreut den Wanderer und es scheint ihm gut zu gehen. Wir Menschen hingegen, auch wenn Zeiten des Alleinseins für uns ungeheuer wichtig sind, würden in so einer Isolation nur selten glücklich sein können.

Wir tun der Gemeinschaft gut

Und auch in umgekehrter Richtung hat Gemeinschaft eine wichtige Bedeutung: Es tut uns Menschen gut, andere zu unterstützen und zu helfen. Auf einer Fahrradtour durch die Natur bin ich mal einer Dame begegnet, die ihr Rad mit losem Reifen und Schlauch neben sich herschob. Ich hielt an und fragte, ob sie es noch weit habe. Als sie es bejahte, hatte ich das Fahrrad schon umgedreht, den Reifen aufgezogen und aus der Spezialpannenflasche, die ich selbst gerade im Handel gekauft hatte, Luft mit Klebstoff hineingefüllt. Es funktionierte wunderbar und das Rad behielt die Luft. Die dankbare Dame wollte mir das Geld erstatten, aber mir war es ein Anliegen gewesen, ihr einfach nur zu helfen. Ich war glücklich und mit mir zufrieden, eine gute Tat getan zu haben, und die Frau war glücklich, mit dem Rad ihren Weg fortsetzen zu können. Auch ich fuhr weiter und fühlte mich den ganzen Tag über wohl. Ich frage mich sogar, wer bei dieser Begegnung mehr profitiert hatte: Ich oder die alte Dame?

Anderen zu helfen, sie zu unterstützen, hat auf uns einen positiven Effekt. Auch das ist wissenschaftlich untersucht. Caroline Leaf schreibt hierzu: »[…] applying the spiritual and scientific principle of helping others is incredibly powerful, therapeutic, and essential to thriving and succeeding.« (Es gibt sowohl in spirituellen Formen als auch in der Wissenschaft ein Prinzip: Hilf anderen Menschen. Dieses Prinzip ist unglaublich kraftvoll, es hat therapeutische Auswirkungen und ist für ein erfolgreiches und sich weiter entwickelndes Leben unabdingbar.)[22] Wenn ich nach einem langen Tag schwerer körperlicher Arbeit im Wald mit Freunden am Lagefeuer sitze, die wohlige Wärme meinen müden Körper durchströmt und ich einfach zuschauen kann, wie die Sterne sich mit den Funken des Feuers vermischen, dann empfinde ich Glück. Genauso, wenn ich einem Menschen geholfen habe. Diese tiefe Freude einer getanen Pflicht, eines Dienens am anderen, das glückliche Gefühl, sich dem anderen verschenkt zu haben, einer echten und reifen Liebe oder einer gelebten Freundschaft – dies alles sind Momente, die mein Glück ausmachen, die mir Lebenssinn geben. Jagen wir dem Glück hinterher, wird es uns entwischen – wie ein scheuer Hirsch. Verpflichten wir uns dagegen einem Ziel, das höher ist als wir selbst, wird das Glück von alleine zu uns kommen. Oft leise und unbewusst, ohne dass wir es als Ziel verfolgen, wird es ein Nebenprodukt unseres weisen, gottesfürchtigen Lebens mit und für andere sein. Und dies erfüllt uns mit weit mehr als nur Spaß oder Genuss. Isolieren wir uns jedoch, denken wir in erster Linie an uns und tun alles für unser eigenes Glück, werden wir es verpassen.

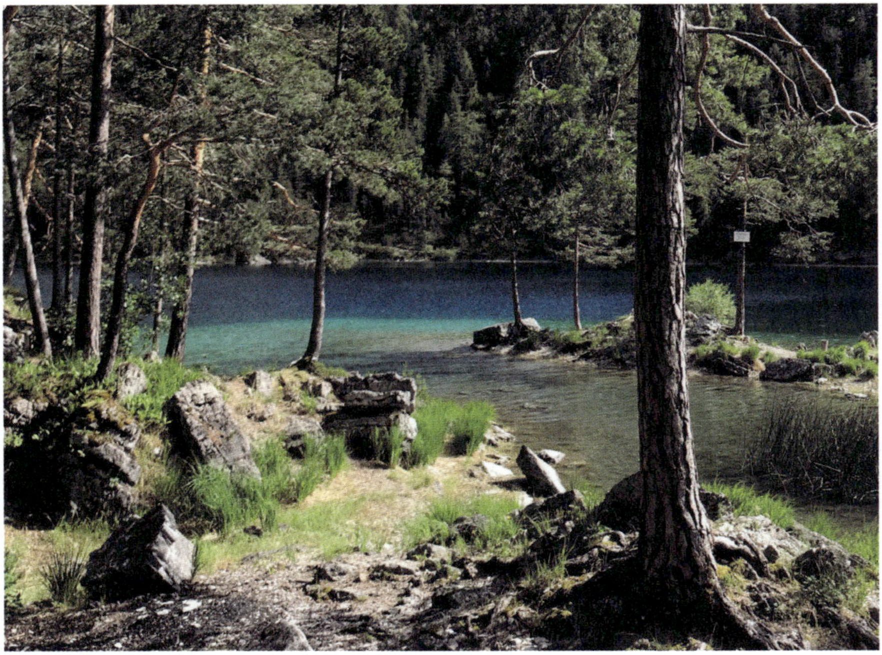

Jeder ist wichtig

Bei dem Ökosystem Wald handelt es sich um eine verblüffende Teamleistung, in dem es keine nutzlosen Bäume gibt, sondern nur solche mit sehr unterschiedlichen Funktionen und Aufgaben. Und es ist unerlässlich, dass jeder Baum seine spezifische Rolle auch erfüllt. Das Bild vom Team, in dem jeder wichtig ist, finden wir schon in der Bibel: Paulus' Bild vom Körper und den Gliedern könnte genauso gut ein Waldbild sein: Im Gegensatz zum Leib sind Bäume zwar selbstständige Organismen, die durchaus ohne die Gemeinschaft auskommen könnten, aber auch sie schöpfen aus ihr einen erheblichen Vorteil.

> Nun besteht ein Körper aus vielen einzelnen Gliedern, nicht nur aus einem einzigen. Selbst wenn der Fuß behaupten würde: »Ich gehöre nicht zum Leib, weil ich keine Hand bin!«, er bliebe trotzdem ein Teil des Körpers. Und wenn das Ohr erklären würde: »Ich bin kein Auge, darum gehöre ich nicht zum Leib!«, es gehörte dennoch dazu. Angenommen, der ganze Körper bestünde nur aus Augen, wie könnten wir dann hören? Oder der ganze Leib bestünde nur aus Ohren, wie könnten wir dann riechen?
>
> 1. Korinther 12,14-17; HFA

Und wie sieht es bei uns Menschen aus? Wie gehen wir damit um, wenn wir das Gefühl haben, innerhalb der Gemeinschaft eine Rolle, eine Aufgabe zu haben, die wir gar nicht haben möchten? Wenn wir verstohlen zum Nachbarn schauen, der so viel glücklicher und erfolgreicher erscheint?

Jedem von uns fällt vermutlich sofort eine Person aus dem nahen Umfeld ein, die reicher, schöner, klüger und gesünder ist als wir selbst. Warum dieser eifersüchtige Blick? Damit sprechen wir uns nur selbst

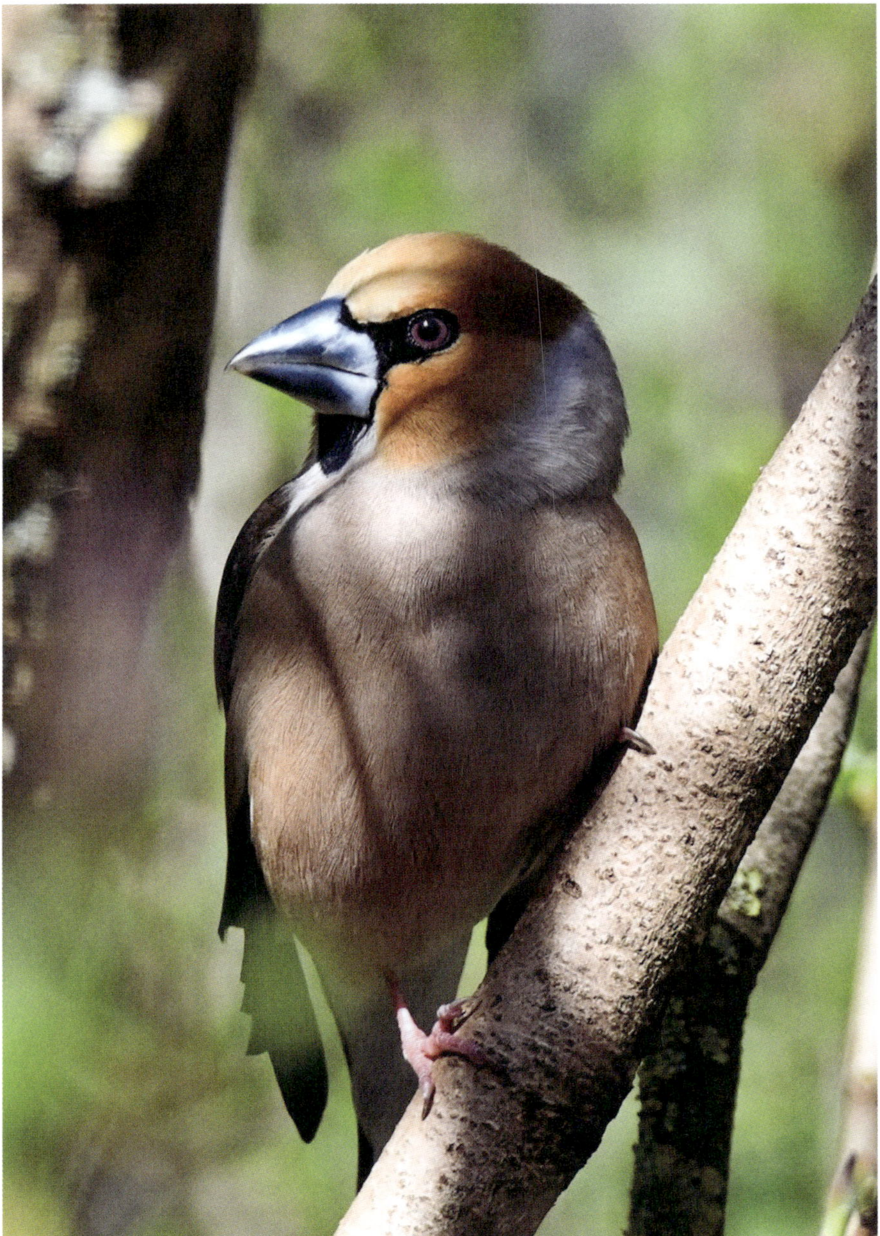

unseren Wert ab: Ich bringe es nicht. Andere sind besser. Ich bin nichts wert. Es würde uns ohne derartige Vergleiche deutlich besser gehen.

Wie gut, dass genauso wie im Wald bei Gott andere Maßstäbe gelten: Wir alle sind wertvolle Individuen: einzigartig, wichtig und mit Würde ausgestattet. Gott wollte jeden Einzelnen von uns. Er hat unsere bisherige Entwicklung zugelassen und ist keinesfalls überrascht oder enttäuscht darüber. Unser wahrer Wert als Person kann nicht kleiner oder größer werden, egal, was wir oder andere sagen. Er ist unabhängig von unserem Einkommen, unseren beruflichen oder familiären Erfolgen oder unserer Stellung in der Gesellschaft. Wir sind einfach als Menschen wertvoll und in diesem Menschsein hat jeder von uns seine von Gott zugesprochene Aufgabe, seine Bestimmung in der Gemeinschaft, in der er steht. Vielleicht müssen Sie sich erst auf die Suche begeben, ein wenig forschen, doch ich bin der festen Überzeugung, dass jeder für seine Gemeinschaft wichtig ist und sei die Aufgabe auf den ersten Blick auch noch so unbedeutend.

Ja, vielleicht bekommen wir nie die Chance, ganz hoch zu wachsen. Bleiben immer nur im Unterstand mit wenig Licht. Und besonders kräftig wird unser Stamm vielleicht auch nicht. Aber ist es dieser Erfolg, der zählt? Unsere menschliche Definition von Erfolg ist häufig sowieso eine falsche. Nur die geraden Bäume zählen, nur wer die richtigen Maße hat ist schön? Alles Unsinn. Auch die Förster haben aufgehört, so über ihre Bäume zu denken. Zu viel weiß man heute über die Bedeutung der – aus Nutzsicht des Menschen – nicht optimalen Teile des Ökosystems. Auch ein scheinbar wertloser Baum ist im System der Natur unverzichtbar, von größtem Nutzen und gewollt. Genauso ist unser Leben nie wertlos. Es ist Gottes größtes Geschenk an uns und eine einmalige Chance.

Und mit dieser Überzeugung dürfen wir es wie die Bäume machen: leben und wachsen!

Das Leben feiern

In meiner Jugend spielte ich leidenschaftlich gern Bridge. Bei diesem Kartenspiel muss man, nachdem die Karten gegeben sind, den Einsatz bestimmen. Zwei Paare spielen gegeneinander und verhandeln verschlüsselt, was und wie hoch gespielt wird. Aber man kann auch keine Vereinbarung treffen. Das geschieht in der Regel dann, wenn das Erreichen vom definiertem Mindesterfolg unrealistisch erscheint. Dann werden die Karten neu ausgeteilt. Je unerfahrener die Spieler sind, desto stärker ist die Tendenz, bei schwachen Karten gar kein Spiel zu machen und auf mehr Glück beim nächsten Durchgang zu hoffen. Ein schwaches Blatt erscheint nicht attraktiv genug, um mit ihm irgendetwas anfangen zu können. Es ist hingegen erstaunlich, was erfahrene Spieler auch mit so einem Blatt erreichen können. Die echten Profis machen so gut wie immer ein Spiel, auch wenn die Karten schwach erscheinen.

Ich mache Ihnen Mut: Feiern Sie das Leben und genießen Sie es, auch wenn andere es scheinbar leichter haben. Wir dürfen das Beste mit unserem Kartenblatt des Lebens machen. Versuchen Sie, es so zu leben, dass Sie sich immer verbessern und wachsen – aber unabhängig von den wertenden Vergleichen der Welt um Sie herum. Andere dürfen Sie getrost überholen, es ist in Ordnung, wenn die Nachbarbäume einen geraderen und dickeren Stamm haben. Das schmälert Ihren ganz persönlichen Wert nicht im Geringsten.

Am besten wachsen wir wie ein Baum, der im Bestand gelassen wurde – in bestmöglicher Qualität, ohne neidisch auf die anderen Bäume zu schauen. Gott wünscht sich sogar, dass wir unser Leben gestalten und das Beste aus dem machen, was er uns geschenkt hat (siehe Matthäus 25,14-30). Wagen Sie es! Wir dürfen uns an unserer eigenen Leistung und Schönheit erfreuen, das Leben in vollen Zügen genießen und uns selbst ohne schlechtes Gewissen lieben und glücklich sein.

Zugegeben: Manchmal fällt uns das Glücklichsein nicht leicht. Aber wir können einiges in diese Richtung lernen. In diesem Zusammenhang hat mich die besondere Geschichte von Nick Vujicic tief beeindruckt. Er ist ohne Arme und Beine zur Welt gekommen, und ohne fremde Hilfe kann er nur in einer hochtechnisierten, auf ihn abgestimmten Umgebung klarkommen. Durch die Hilfe seiner Eltern und Geschwister akzeptierte er seine starke Behinderung und das damit verbundene Wissen, eine gewisse Last für seine Umgebung zu sein. Ohne das von ihm ersehnte Wunder, durch welches er sich Arme und Beine erhoffte, hatte er zu seinem Glück gefunden. Aber auch er ging durch die Phase, in der er die scheinbar unbedingten Voraussetzungen für Glück suchte, die in seinem Fall mehr als nachvollziehbar sind: »Als Kind hatte ich folgende Vorstellung: Wenn Gott mir Arme und Beine schenken würde, dann wäre ich für den Rest meines Lebens glücklich.«[23] Heute ist Nick Vujicic verheiratet, bereist als Motivationstrainer die ganze Welt und hat Glück und Sinn nicht nur in seinem eigenen Leben gefunden, sondern auch in das von Tausenden anderer Menschen gebracht. Aber zuvor musste er durch die Phasen der Verzweiflung gehen, mühsam nach Weisheit suchen und diese dann auch leben.

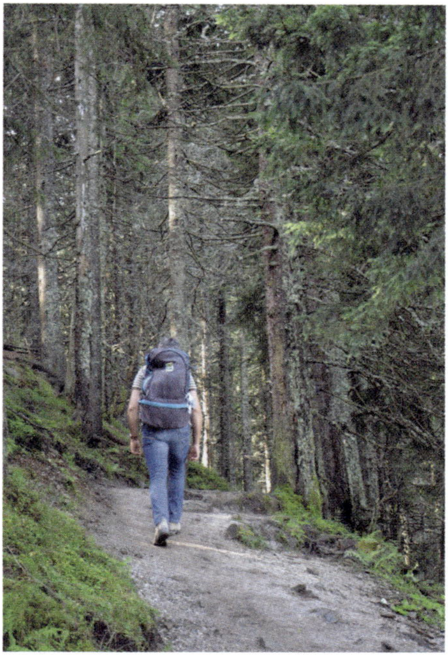

Wir dürfen uns von der Illusion lösen, irgendwelche bestimmten Voraussetzungen zu benötigen, um glücklich zu sein und einen Sinn im Leben zu finden, sondern das Blatt, welches wir von Gott ausgeteilt be-

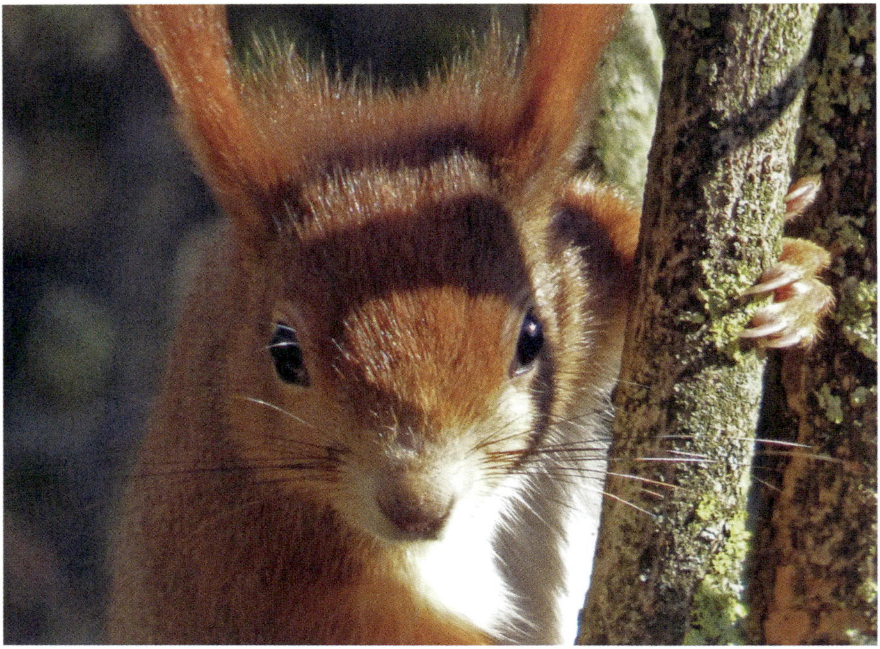

kommen haben, einsetzen und unser Spiel machen. Neue Karten werden in unserem Leben extrem selten verteilt, aber wer die Spielregeln gut beherrscht, kann auch mit auf den ersten Blick schwachen Karten ein gutes Spiel machen. Und die allererste Regel ist, zu bedenken, dass wir ein Baum im Bestand sind, mit einem uns von Gott zugesprochenen Wert, einer uns zugedachten Aufgabe in dieser Welt. Das Leben muss nicht leicht oder einfach sein, es ist an sich kostbar und wir dürfen es aus vollem Herzen leben unabhängig von unseren sogenannten Erfolgen.

WALDERLEBEN

- Achten Sie bei Ihrem nächsten Waldspaziergang einmal bewusst auf den Moment, wenn Sie den Wald betreten: Spüren Sie, wie sich das Klima ändert? Sind Sie ein Teil einer Gemeinschaft, die unsere Welt ein Stück besser macht? Beruflich und privat?

- Betrachten Sie die unterschiedlichen Bäume im Wald: die großen und starken genauso wie die kleinen und schmächtigen. Mit welchem Baum würden Sie sich zurzeit identifizieren? Bedenken Sie, dass Sie unabhängig von der Zuordnung wertvoll und wichtig sind.

- Fragen Sie sich, inmitten der Gemeinschaft der Bäume: Wo haben Sie in letzter Zeit Ihrer Gemeinschaft (Familie, Nachbarschaft, Gemeinde) einen »Nutzen« erwiesen? Wo hat Gemeinschaft Ihnen selbst gutgetan? Welchen Nutzen werden Sie als Nächstes stiften?

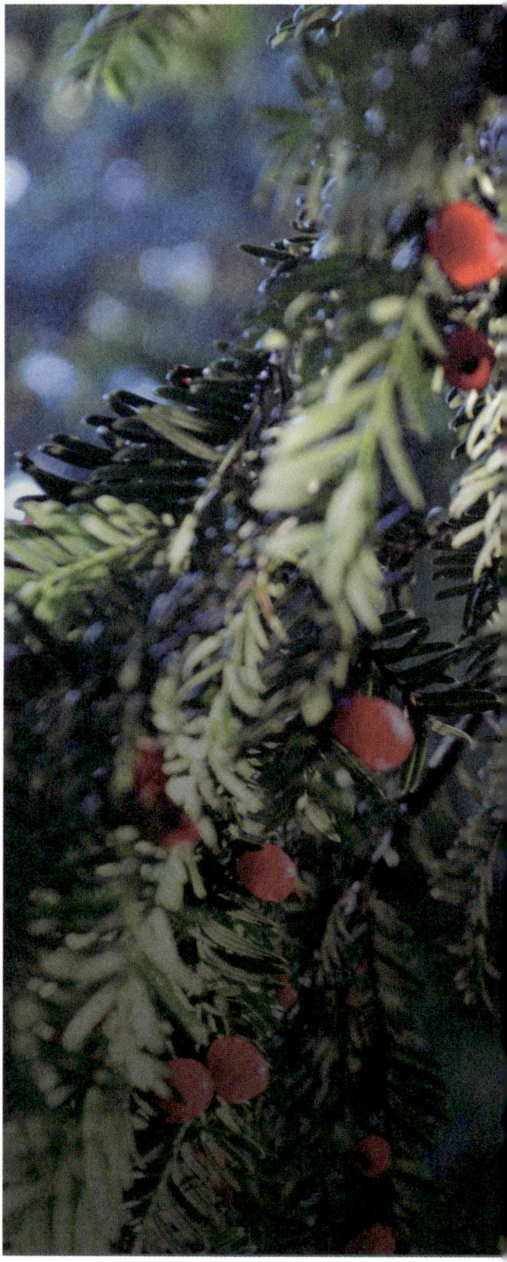

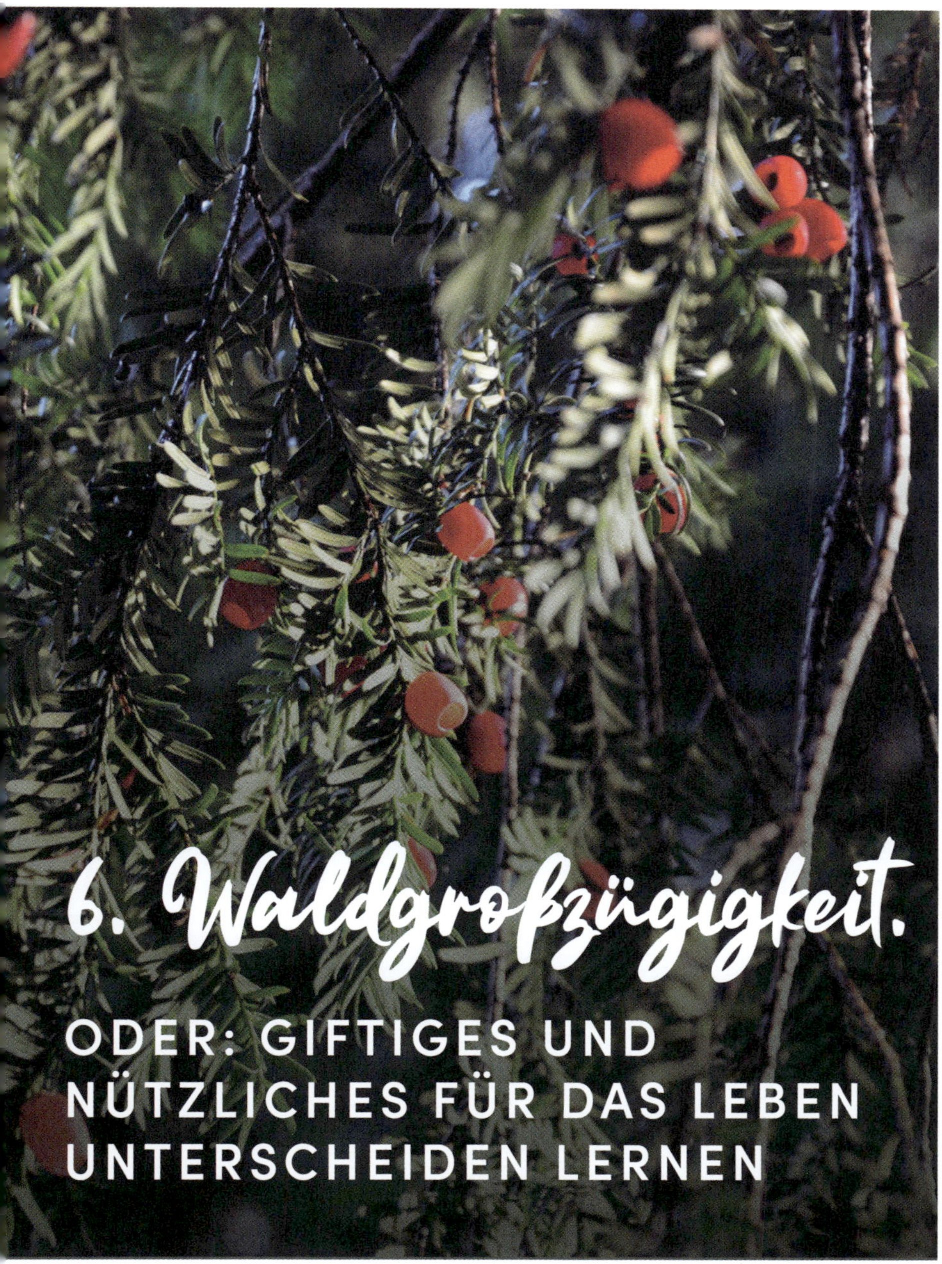

6. Waldgroßzügigkeit.

ODER: GIFTIGES UND NÜTZLICHES FÜR DAS LEBEN UNTERSCHEIDEN LERNEN

Mein Sohn, iss Honig, denn das ist gut!
So süß wie Honig für deinen Gaumen,
so wertvoll ist Weisheit für dein Leben.
Suche sie, dann hast du eine sichere Zukunft,
und deine Hoffnung wird nicht enttäuscht!

König Salomo in Sprüche 24,13-14; HFA

Gift. Gift für die Beziehungen, Gift für die Liebe, Gift für die Seele … So oft habe ich schon Artikel zu diesem Thema gelesen oder Beiträge gehört: in Ratgebern, im Radio, im Internet. Vieles in unserem Leben kann zerstört werden, wenn wir falsche oder gar giftige Zutaten verwenden. Ich selbst bin ein leidenschaftlicher Koch und weiß aus Erfahrung: Verwende ich gute Zutaten, wird das Essen fast schon von alleine gut. Habe ich dagegen Lebensmittel geringerer Qualität eingekauft, habe ich beim Kochen auch deutlich mehr zu tun, damit das Essen am Ende schmeckt. Und bei einem richtigen Fehlgriff (leider alles schon erlebt) kann ich letztendlich alles wegwerfen und von vorne beginnen. Eine falsche Zutat beim Kochen zu erwischen, ist selten tödlich, meistens aber ärgerlich, weil man sich auf ein leckeres Essen gefreut hat. Eine falsche Zutat im Leben zu verwenden, kann qualvoll sein und das Leben über einen langen Zeitraum belasten oder gar vergiften. Vermutlich wissen Sie aus eigener Erfahrung, was ich meine …

Der Wald …

Giftig oder nicht giftig – das ist hier die Frage

Als ich mit dem Schreiben dieses Kapitels begann, habe ich überlegt, ein Fliegenpilzfoto als Einstieg zu nehmen. Aber den kennt und fürchtet fast jedes Kind. Sein unverwechselbares Äußeres und das Wissen über seine Toxizität machen ihn also letztlich ungefährlich. Jeder weiß: Den darf man nicht essen. Darüber hinaus ist er gar nicht so giftig, wie viele denken: Er ist nicht tödlich, nur eben sehr giftig.[24] Also kein Fliegenpilzfoto …

Dann kam mir der Gedanke, dieses Kapitel mit einer Giftschlange zu beginnen. Eine schwarze Kreuzotter, auch Höllenotter genannt, würde bei so manchem für Schaudern sorgen. Aber auch hier liegen wir mit unserer Annahme falsch. Giftig ja, aber die Begegnung mit dieser Schlange endet in der Regel nicht tödlich. Als meine Frau und ich mit einem Schlangenbissverdacht unsere Tochter zitternd dem Arzt vorgestellt hatten, hat dieser nur milde gelächelt und uns nach Hause geschickt. Erstaunlich, aber selbst giftige Schlangen sind in Deutschland für den Menschen abgesehen von Allergien und Überempfindlichkeit nicht wirklich gefährlich. Der Biss ist zwar sehr schmerzhaft, das Gift wirkt nämlich stärker als das der Hornisse und zur Sicherheit soll man einen Arzt aufsuchen, aber anders als es in Afrika der Fall sein kann, wird hierzulande kein gesunder Mensch mit Schaum vorm Mund sofort tot umfallen. Das Gift der Kreuzotter ist zwar stärker als das der Klapperschlange, aber die verfügbare Menge ist mit 11 bis 18 Milligramm sehr gering. Dabei dosiert die Kreuzotter noch weit unter dieser Menge und gerade bei Verteidigungsbissen wird oft gar kein Gift eingesetzt. Damit es gefährlich für einen gesunden Erwachsenen werden könnte, müsste der Biss von mehreren Schlangen gleichzeitig und direkt in ein Blutgefäß erfolgen.[25]

Die Eibe – Genuss mit Lebensrisiko

Kein Fliegenpilz. Keine Schlange. Ich habe auch in Richtung Seidelbast gedacht. So verführerisch mit roten tödlichen Früchten. Letztlich habe ich als Einstieg in das Thema das Bild einer Eibe gewählt. Kennt anders als Seidelbast fast jeder. Sie ist im Herbst wunderschön mit ihren kleinen, knallroten Früchten, die schon von Weitem leuchten. Aber sie ist auch eine der giftigsten Pflanzen unserer Breiten – das weiß nur leider nicht jeder. Dazu ist sie in den Parks und Gärten stark verbreitet. Viele Pferde sind schon am Verzehr von Eiben-Nadeln gestorben, die auf der Wiese zwischen den Gräsern lagen. Die Menschen essen zwar selten Nadeln, aber Kinder greifen gerne nach den hübschen roten Früchten, sehen sie doch fast so ähnlich aus wie Johannisbeeren. Und haben meistens Glück, denn der rote, fleischige Samenmantel der Frucht ist frei von Gift und schmeckt angenehm süßlich. Ich habe ihn schon oft gegessen. Aber der Samen darf auf keinen Fall zerbissen werden! In ihm befindet sich das tödliche Gift. Zwar sollte man ihn auch im Ganzen nicht verschlucken, aber hier droht uns, genauso wie den Vögeln, an sich keine Gefahr. Unsere Magensäfte können lediglich den schmackhaften Samen-

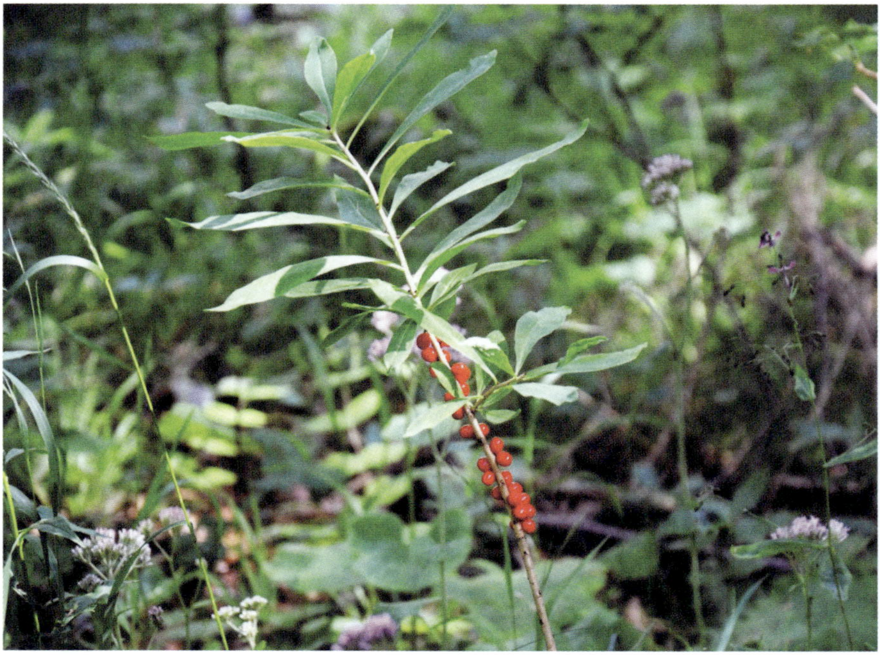

mantel verdauen, die Samen mit dem Gift werden auf natürlichem Wege wieder ausgeschieden. Die Vögel wissen das und verspeisen die Früchte gerne im Ganzen und mit großem Genuss. Die süßen Inhalte des Samenmantels liefern jede Menge Energie und die Samen werden mit verbesserter Keimfähigkeit wieder ausgeschieden.

Ein Förster wollte sich genau diese Tatsache zunutze machen: Er hatte die Früchte der Eibe seinen Hühnern zum Fressen gegeben und wollte später den Kot der Tiere aussäen und so die Natur nachahmen. Leider hat er dabei nicht berücksichtigt, dass die Hühner, anders als die Waldvögel, in ihrem Magen Steinchen zur Unterstützung der Verdauung haben. Am nächsten Tag waren alle Hühner tot, da die besagten Steinchen im Magen die Samen beschädigt hatten, woraufhin die Toxine aus den Samen im Verdauungstrakt aufgenommen werden konnten. Die Kadaver der armen Tiere waren jetzt sogar Sondermüll geworden und die Entsorgungskosten hatten den Schaden noch zusätzlich erhöht.

Einem Studienkollegen von mir erging es da zum Glück besser: Im Studium der Forstwissenschaft mussten wir viele Objekte (Pflanzen, Blätter, Zweige, Holzstücke, Insekten, Mineralien …) sammeln und für Unterrichtszwecke abgeben. Im achten Semester waren die Samen an der Reihe. Mein Mitbewohner im Wohnheim musste die Samen der Eibe liefern. Das Sammeln war kein Problem, denn in den Parks um unser Wohnheim herum wuchsen viele prächtige Exemplare mit reifen Früchten daran. Aber die Uni verlangte keimfähige Samen, an denen keine Reste vom Fruchtfleisch mehr vorhanden sein durften. So musste mein armer Zimmergenosse sehr vorsichtig ein Kilogramm der gesammelten Früchte von dem fleischigen Samenmantel befreien. Er hätte sie Stück für Stück abpulen können, was eine riesen Sauerei geworden wäre. Doch er hatte eine bessere Idee: Er nahm die Früchte in den Mund und lutschte sie in kleinen Gruppen. Dabei zählte er die Anzahl der Früchte, die in den Mund kamen, und die Anzahl der Samen, die er ausspuckte. Somit traf er das richtige Maß an Sicherheitsvorkehrungen und er blieb fit und gesund.

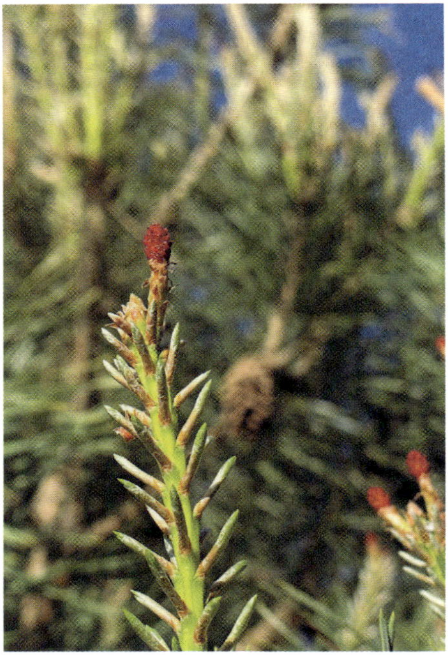

Großzügigkeit als Urprinzip des Waldes

Nicht alles im Wald stärkt unsere Gesundheit. Aber wenn man weiß, was man tut, kann man die große Vielfalt der Früchte des Waldes unglaublich genießen. Schmackhafte Pilze, wunderbare Beeren, wertvolle Grundstoffe für Medikamente, traumhafte Blumen und herrliche Früchte. Eine Wohltat für Leib und Seele, die wir der Großzügigkeit des Waldes zu verdanken haben. Und diese scheint grenzenlos zu sein. Bei der Vermehrung kennt er keine Bescheidenheit, nach dem Motto »Nicht kleckern, sondern klotzen« werden unglaubliche Mengen an Blüten, Pollen, Früchten und freien Samen erzeugt.

Eine einzige Birke kann im Frühjahr ca. sechs Milliarden Pollen freisetzen (pro Kätzchen sind es fünf Millionen Pollenkörner[26]). Für jeden Allergiker dürfte das ein Albtraum sein, aber für die Bäume ist es eine lohnende Investition. Nur so lässt sich die genetische Information sicher für kommende Baumgenerationen weitergeben. Oder die Kiefer. Haben Sie schon mal ihre Blüten bewundert? Sie blüht Anfang Mai und hat ihre Blüten im Baum aufgeteilt – die männlichen umrunden den Anfang der neuen Triebe, die kleinen weiblichen (aus denen später die Zapfen gebildet werden) wachsen seitlich am Ende der Triebe. Wenn die Blüten sich öffnen und die Pollen freigesetzt werden, wundert sich so mancher Autofahrer über den gelben Staub auf seinem Auto und denkt im ersten

Moment an Sahara-Sand. Doch es ist die Kiefer, die großzügig ihre Pollen verteilt. Selbst auf Seen und Pfützen schwimmt der gelbe Blütenstaub, als hätte jemand Schwefel verstreut.[27]

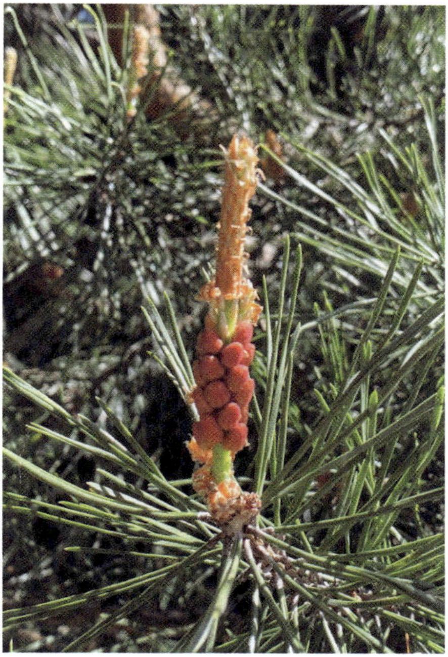

Diese Großzügigkeit gilt genauso für die Samen: Auch hier wird eine unglaubliche Menge ins Rennen geschickt. Eine Birke erzeugt ca. 10 Millionen Samen. Dabei sind sie so unfassbar winzig, dass 1000 Stück von ihnen nur etwa 0,15 Gramm wiegen und sie kilometerweit fliegen können.[28] Und aus jedem kann ein großer Baum werden. Nur als Bild: Pro Hektar könnten sehr eng ca. 2500 Birken stehen (Abstand 2 Meter). Das würde bedeuten, dass die Samenmenge einer einzigen Birke für die Bewaldung von 40 Quadratkilometern reichen würde. Das ist eine Menge Wald. Doch die meisten der Samen werden keine Chance haben, zu keimen. Sie verschwinden einfach im Kreislauf der Natur und sind für Tiere und Pflanzen von großem Nutzen.

Die Eicheln als Samen der Eiche sind wiederum sehr schwer und haben keine Chance, vom Wind weit fortgetragen zu werden. Allerdings sind sie besonders nährstoffreich und für viele Tiere ein beliebter Futterlieferant. Unter diesen Tieren sind zwei Arten, die auch den Baumnamen in ihrem Eigennamen haben: das Eichhörnchen und der Eichelhäher. Und genau diese beiden Tiere legen Wintervorräte an. Sie transportieren die nahrhaften Samen über eine Distanz von mehreren Kilometern und verstecken sie für schlechtere Zeiten an unterschiedlichen Orten.

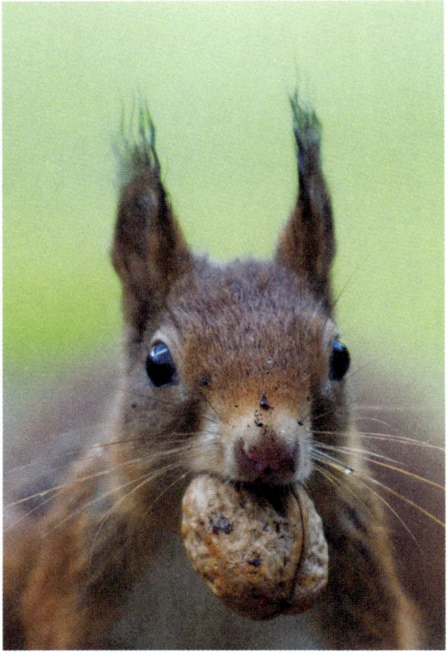

Eichhörnchen vergraben diese, ähnlich wie die Eichelhäher, an geeigneten Stellen in der Erde. Täglich kann ich beide Tierarten von meinem Fenster aus beobachten: Selten verspeisen sie die von mir ausgelegten Nüsse, die ich aus meinem Vorrat verteilt habe, direkt vor Ort. Täglich ergibt sich das gleiche Bild: Nuss finden, geeignetes Plätzchen suchen, in die Erde ein Loch scharren, Nuss hineinlegen, das Loch mit der Erde wieder zumachen. Von solchen Verstecken werden sehr viele angelegt und – darin unterscheiden sich die Tiere scheinbar wenig vom Menschen – zum Teil nicht wiedergefunden. Die vergessenen Eicheln haben damit beste Keimmöglichkeiten. Die Großzügigkeit der Bäume selbst, die einerseits den Tieren das Überleben im Winter ermöglicht, ist also auch dafür verantwortlich, dass neue Eichen und Nussbäume in großer Entfernung vom Mutterbaum entstehen können.

… und wir

Das Prinzip Großzügigkeit

Bäume sind großzügig bei der Saat und Vermehrung. Indem sie scheinbar nebenbei viele Lebewesen ernähren, erreichen sie auch ihre eigenen Ziele. Eine Tatsache, die wir uns vom Wald abgucken können: Wer großzügig ist, macht nicht nur viele Menschen in seiner Umgebung glücklich, sondern gleichzeitig auch sich selbst. Großzügigkeit stärkt das Leben – das der anderen und unser eigenes. Es ist aber nicht nur das bessere Gefühl, das die eigene Großzügigkeit auslöst, es scheint sogar auch ein Prinzip dahinterzustecken: Wer reichlich sät, der wird auch reichlich ernten.

> Denkt daran: Ein Bauer, der nur wenig Samen aussät, wird auch nur eine kleine Ernte einbringen. Wer aber viel sät, wird auch viel ernten. Jeder von euch muss selbst entscheiden, wie viel er geben möchte. Gebt jedoch nicht widerwillig oder unter Zwang, denn Gott liebt den Menschen, der gerne gibt. Er wird euch großzügig mit allem versorgen, was ihr braucht. Ihr werdet haben, was ihr braucht, und ihr werdet sogar noch etwas übrig behalten, das ihr mit anderen teilen könnt.
>
> 2. Korinther 9,6-8; NLB

Die wenigsten Menschen sind vermutlich von Natur aus großzügig – so wie es bei den Bäumen der Fall ist. Und doch begegne ich immer wieder Einzelnen, deren Großzügigkeit mich tief beeindruckt und bei denen sie scheinbar ein Teil ihres natürlichen Wesens ist: Zum allerersten Mal erlebte ich das Prinzip der Großzügigkeit bei meinen Schwiegereltern. Mein unvergessener und leider früh verstorbener Schwiegervater war

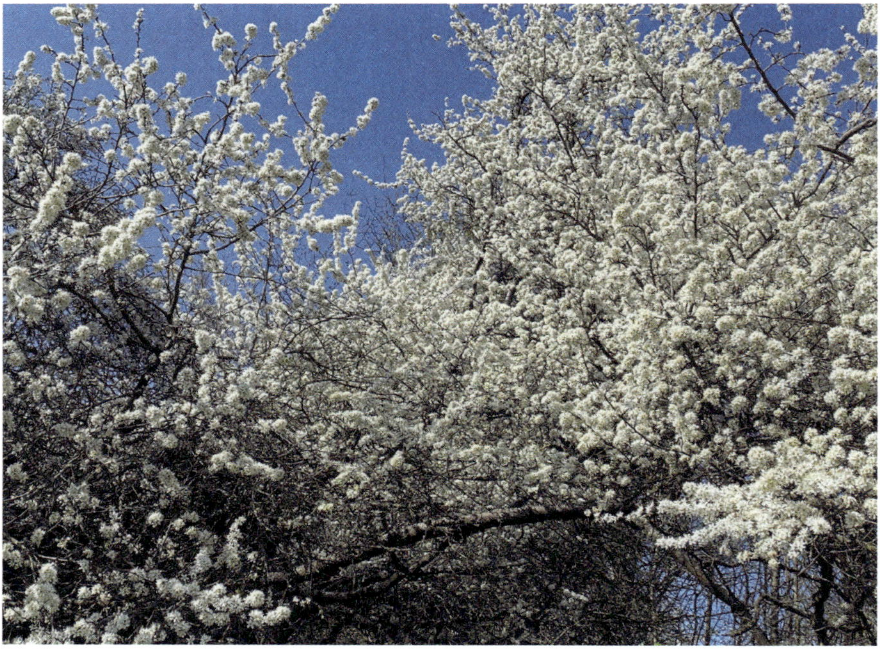

ein sehr erfolgreicher Arzt, der den Menschen mit ganzem Einsatz half, ohne an Gegenleistungen zu denken. Natürlich erwartete er für seine Hausbesuche ein Honorar in üblicher Höhe, aber Geld war nicht der Grund für sein Handeln. Er wollte ganzheitlich helfen und Gutes tun und so beschenkte er seine Patienten mit Freundlichkeit und ungeteilter Aufmerksamkeit. Stets war er darum bemüht, kostenlose Medikamente und kleine Geschenke dabeizuhaben. Diese kleinen Geschenke hatte er meistens selbst von anderen bekommen, hortete sie aber nicht, sondern gab sie gerne weiter. Die Medikamente sammelte er bei den Apothekern ein, die sich dadurch Entsorgungskosten sparten. Viele Abende war er mit dem Sortieren und Zuordnen der Wirkstoffe beschäftigt, und ich sah ihn danach müde, aber stets glücklich an seinem Schreibtisch sitzen.

Schenken als Prinzip

Mein Schwiegervater glaubte an einen Kreislauf der guten Gaben und schenkte aus Prinzip. All die kleinen und großen Gefälligkeiten, die er schenkte, führten dazu, dass auch andere ihn beschenkten. Dabei glich es keinesfalls einem Tauschgeschäft nach dem Motto »Du hast mir etwas gegeben, dann gebe ich dir jetzt auch etwas zurück«. All die Gefallen und Geschenke, die er empfing, standen oft in keinem Zusammenhang mit seinem Handeln und gingen auch von Menschen aus, die er selbst gar nicht beschenkt hatte. Mein Schwiegervater war fest von einer Gesetzmäßigkeit, die im Schenken verankert ist, überzeugt: Tue anderen etwas Gutes, so wirst auch du Gutes erleben. Er entschied sich bewusst gegen den berechnenden Handel, der uns Menschen so naheliegt, und lebte echte und tiefe Großzügigkeit, freute sich jedes Mal, wenn er anderen etwas Gutes tun konnte. Ich erinnere mich noch gut an sein Strahlen, als er mir erzählte, wie er einen Menschen mit einem Gegenstand aus seinem Besitz glücklich gemacht hatte, der ihm selbst überflüssig erschienen war. So waren die Dinge, die meinem Schwiegervater gehörten, immer der Gefahr ausgesetzt, einfach verschenkt zu werden. Was das Prinzip Großzügigkeit angeht, lernte ich unglaublich viel von ihm.

> Dabei sollen wir immer an die Worte denken, die unser Herr Jesus selbst gesagt hat: Geben macht glücklicher als Nehmen.
>
> Apostelgeschichte 20,35 b; HFA

Großzügigkeit als Lebensstil

Wahre Großzügigkeit ist ein Lebensstil, eine Haltung, die wir täglich praktizieren sollten. Es lohnt sich, sie nach dem Vorbild der Bäume zu leben, sich darin bewusst zu üben und ein wahrer Meister zu werden. Und dabei denke ich nicht nur an Materielles. Liebe und Annahme sind den meisten Menschen viel wertvoller als jeder Besitz. Und auf diesem Gebiet kann jeder von uns wie ein Millionär handeln. Wir alle können zum Beispiel ein Lächeln verschenken. Ich selbst habe mir irgendwann angewöhnt, auch fremde Menschen bei einer zufälligen Begegnung einfach anzulächeln. Sehr oft bekomme ich dann ein Lächeln zurück, und das freut wiederum mich.

Oder wir schenken dem anderen Aufmerksamkeit – im wahrsten Sinne des Wortes. Sind einfach da. Bieten unsere Hilfe an. Ich persönlich habe mir das Hilfeanbieten zu meiner persönlichen Regel gemacht, nachdem ich mich so manches Mal geärgert hatte, weil ich eine gute Gelegenheit hatte verstreichen lassen und einfach weitergegangen war. Heute versuche ich, den Menschen freundlich zu begegnen, und suche nach konkreten Gelegenheiten, ihnen dies auch zu zeigen. Und auch wenn die Gedanken in meinem Kopf mich davon überzeugen wollen, dass der Mensch, dem ich begegne, meine Hilfe gar nicht will, ich sowieso keine Zeit habe, es bestimmt ganz peinlich sein wird oder ich eh nichts ausrichten kann, so mache ich es trotzdem …

Auch im Loben können wir es ruhig wie die Bäume machen und verschwenderisch sein: die schöne Jacke, die duftenden Blumen im Garten, der leckere Erdbeerkuchen … Mir ist noch niemand begegnet, der sich nicht über ein nettes Lob gefreut hätte. Schulen wir unseren Blick dafür, verbannen wir eigene Interessen in den Hintergrund und seien wir mutig im Aussprechen von wohltuenden Worten. Eine Sache zum Loben findet man so gut wie immer.

Manchmal sind es auch die ganz kleinen Gesten oder Geschenke, die

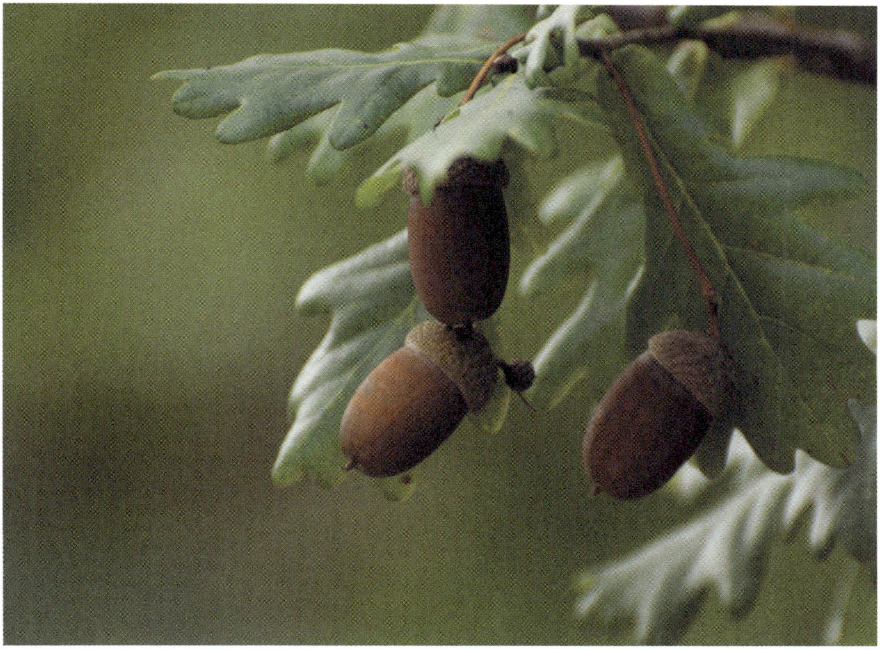

jemanden glücklich machen: Meine Tochter war zum Beispiel im Rahmen des »Girlsdays« in unserer Firma und wurde gefragt, ob sie einen Tee möchte. Jung und unerfahren wie sie war, äußerte sie ehrlich und spontan ihren Wunsch: der spezielle Kräutertee einer besonderen Firma, den wir nur leider gar nicht dahatten. Ich war etwas verlegen, aber mein Freund sah sofort seine Chance für eine gute Tat. Er versprach, ihr diese Teesorte zu besorgen, und verschwand augenblicklich. Nach einer gefühlten Ewigkeit, in der er von Mitarbeiter zu Mitarbeiter gegangen war und nach genau diesem Tee gefragt hatte, kehrte er zurück und überreichte meiner Tochter freudestrahlend zwei Kräuterteebeutel dieses Tees: einen für jetzt und den anderen zum Mitnehmen für später. Zwar hatte er schon beim ersten Mitarbeiter Kräutertee gefunden, aber es war eben nicht exakt die Sorte gewesen. Also hat er so lange weitergesucht, bis er am Ende meine Tochter glücklich machen konnte. Ein großzügiges

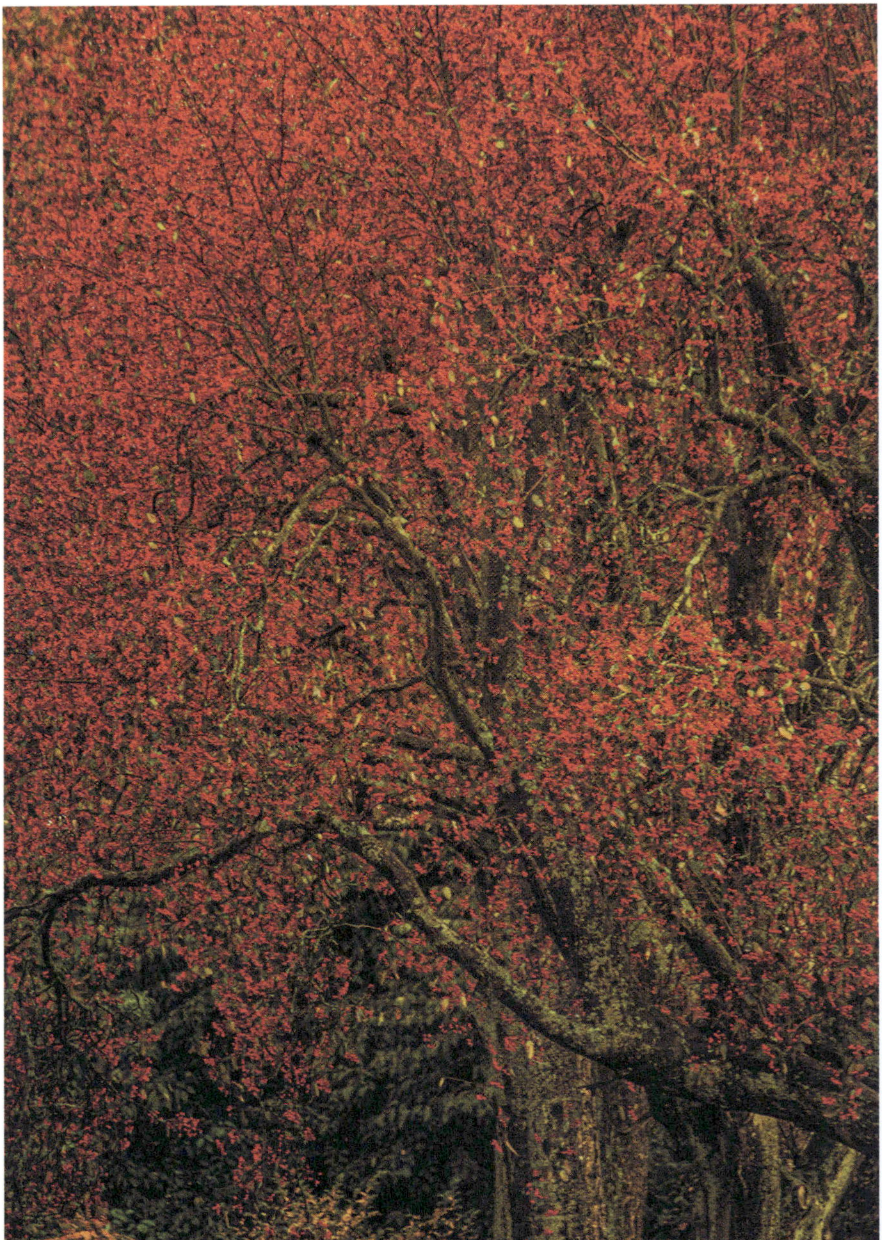

Leben wird nicht nur unsere Umgebung positiv verändern – auch wir werden glücklicher sein.

Nicht alles, was natürlich ist, ist auch wirklich gut für uns

Ich gebe es zu: Meine Persönlichkeit ist stark auf mich bezogen. Ich. Haben. Mehr. Diese natürliche Ich-Bezogenheit musste ich erst lernen, Stück für Stück zu überwinden; Großzügigkeit ist keine meiner natürlichen Wesensarten. Ich bemerkte: Erst wenn ich gegen meine Natur handle und großzügig statt geizig bin, kann ich auch die Freude ernten.

Großzügigkeit – etwas, das also gar nicht so natürlich zu unserer Wesensart gehört, ist doch so wohltuend und hilfreich. Bei natürlichen Stoffen und Mitteln denken wir dagegen schnell an Unschädlichkeit – etwas, das natürlich ist, kann uns ja nicht schaden, oder? Und was ist mit den natürlichen Giften? Ein Tee aus Eibe zum Frühstück? Dazu selbst gepflückte Knollenblätterpilze in Butter geschwenkt? Eine der wichtigsten Weisheiten in meinem Leben heißt: Man kann alle Pilze essen, einige aber nur ein Mal. Wer Gift zu sich nimmt, fügt seinem Körper Schaden zu. Natürlichkeit ist nicht identisch mit Unschädlichkeit. Dieses Prinzip ist aber nicht nur auf den Körper beschränkt. Wer falsche – und die natürlichen sind eben manchmal die falschen – Gedanken und Verhaltensmuster bei sich zulässt, schadet seiner Seele und seinen Beziehungen. Seelische Gesundheit und heilsame Beziehungen sind für ein gelungenes Leben aber genauso wichtig wie ein gesunder Körper. Wer sich selbst nicht unter Kontrolle hat und leicht gereizt, ungeduldig oder sogar jähzornig reagiert, fördert Konflikte, facht Streit an – und schadet damit sich selbst. Genauso wie bei den Giftstoffen, die nicht gegessen werden sollten, regen sich in uns Gedanken und Gefühle, die nicht in Handlungen enden dürfen – auch wenn diese Gedanken und Gefühle die natürlichste Sache der Welt sein sollten.

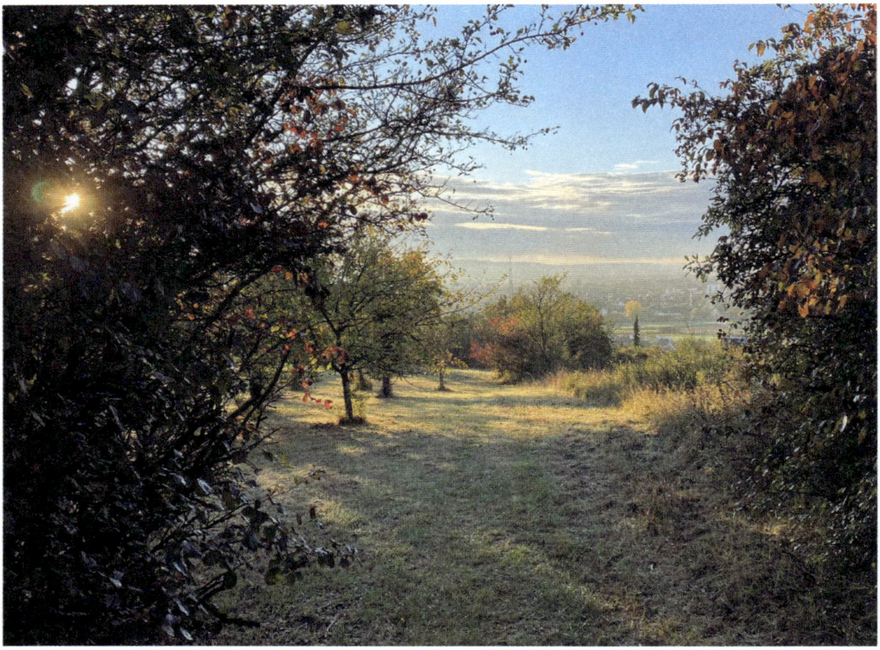

Gedanken sind frei, aber leider oft vergiftet

Wahrscheinlich geht es Ihnen genauso wie mir: In meinem Kopf tauchen Gedanken auf, für die ich mich schäme. Aber es tut mir gut zu wissen, dass ich mit diesem Problem nicht allein bin. Die Gedanken an sich sind gar nicht das eigentliche Übel. »Wie man nicht wehren kann, dass einem die Vögel über den Kopf herfliegen, aber wohl, dass sie auf dem Kopf nisten, so kann man auch bösen Gedanken nicht wehren, aber wohl, dass sie in uns einwurzeln«[29], soll Martin Luther einmal gesagt haben. Und auch wenn die Quelle dieser Aussage nicht wirklich sicher ist, ihr Inhalt ist es auf jeden Fall. Schlimme Folgen können uns drohen, wenn wir das Gedachte in die Tat umsetzen. Aber wie vermeiden wir das bloß? So schnell haben wir etwas gesagt oder getan und die Worte und Handlungen bescheren uns Verluste und gewaltige Schäden.

Ein Blick zum Wald und seinen Prinzipien kann uns hier helfen (siehe auch Kapitel: Waldstrategie. Oder: Was sind unsere Lebensziele und Werte): Am besten verhindern wir Unerwünschtes dadurch, dass wir es durch Erwünschtes ersetzen. Wir belegen die möglichen »Nistplätze« einfach selbst. Da, wo Wald wächst, hat Unkraut keine Chance. Die Bäume kontrollieren die Lage und es gibt einfach kein Licht für die unerwünschte Konkurrenz. Das Gute verhindert allein durch seine bloße Anwesenheit das Schlechte. Machen wir es also wie die Bäume: Geben wir den guten, erwünschten Gefühlen und Seelenzuständen Vorrang und verankern sie fest in uns, dann hat das Schlechte keinen Platz. Neben der Großzügigkeit, die mehr das Handeln betrifft, sind Sanftmut, Demut und Freundlichkeit biblisch gesehen die wirklichen Bringer. Wenn wir sie in unsere Persönlichkeit integrieren, werden Ärger, Ungeduld und Geiz keinen Platz finden. Jesus sagt dazu:

> Denn ich bin sanftmütig und von Herzen demütig,
> und »ihr werdet Ruhe finden für eure Seelen«.
>
> Matthäus 11,29; ELB

Ein bisschen mehr wie Jesus werden. Das ist ein längerer Weg und heißt lernen, üben, fallen und wieder aufstehen. Aber es lohnt sich. Es gibt kaum eine andere Eigenschaft als Sanftmut, die uns so sehr ein Umfeld sichert, in dem Leben und Arbeiten eine echte Freude ist. Sie ist ein Ausdruck unseres Respekts gegenüber anderen Menschen, ein Anerkennen ihrer Würde und hat nichts mit ihrem Verhalten oder ihren Worten zu tun. Ich sehe Sanftmut als eine Bringschuld an, die völlig losgelöst von dem Verhalten des anderen besteht. Es handelt sich hierbei um keinen Vertrag nach dem Motto »Du erfüllst deine Pflicht nicht, dann tue ich meine auch nicht«. Für mich kommt es einer einseitigen inneren Verpflichtung gleich. Auch wenn mein Gegenüber sich nicht zu benehmen weiß und mich beleidigt, ist dies noch lange kein Grund dafür, dass ich mich jetzt genauso verhalten darf. Und das gilt nicht nur für ein erwachsenes Gegenüber, sondern auch gegenüber unseren Kindern. Ja, das kann manchmal alles andere als einfach sein, aber es lohnt sich. Eine auf dieser Grundlage aufgebaute Beziehung trägt sichtbare Früchte, wenn unsere Kinder als Erwachsene zu unseren Partnern geworden sind.

Sanftmut ist keine Schwäche – sie ist vielmehr eine kontrollierte Stärke. Das deutsche Wort ist eine sehr schöne Zusammensetzung: Sanft-Mut, der sanfte Mut. Im klassischen Griechisch bezeichnet *praus* einen gezähmten Hengst, der zwar genauso kräftig und stark wie ein wilder Hengst, aber jetzt für seinen Besitzer nutzbringend ist. Auf den ersten Blick könnte die Eigenschaft Sanftmut als weich und nicht Erfolg versprechend in unserer harten Welt erscheinen. Das genaue Gegenteil ist aber der Fall. Sie ist auch dann, wenn sie belächelt wird, auf Dauer die wirksamste Art von Führung. Schon Salomo empfahl: »Durch Geduld wird ein Herrscher umgestimmt, und Sanftmut kann den stärksten Widerstand brechen.«

Ein Erlebnis in Paris hat mir den Wert von Sanftmut noch einmal ganz neu vor Augen geführt: Als Tourist muss man sich auf etwas sehr Nerviges einstellen: Wartezeiten in langen Schlangen. Besonders negativ sind mir diese Schlangen bei meinem Besuch der Sainte-Chapelle in Erinnerung geblieben. Vor dem Eingang dieses beeindruckenden Baus war eine Sicherheitskontrolle aufgebaut, die jeder Flughafen-Kontrolle alle Ehre gemacht hätte. Allerdings mit dem bedeutenden Unterschied, dass dieses Kontrollsystem nicht sehr effizient war: Es gab nur eine Schleuse für alle Wartenden. Nach 40 Minuten Wartezeit kamen auch wir endlich rein, stellten aber fest, dass es drinnen eine weitere Schlange gab. Dieses Mal, um die Eintrittskarten zu kaufen. Das hieß für mich, genug Zeit, um entweder zu verzweifeln oder die Welt um mich herum zu beobachten. Ich habe mich für die zweite Variante entschieden. Der junge Mann, den man schließlich nach dem endlosen Anstehen mit der ergatterten Eintrittskarte erreichte, faszinierte mich besonders. Es war nicht nur seine

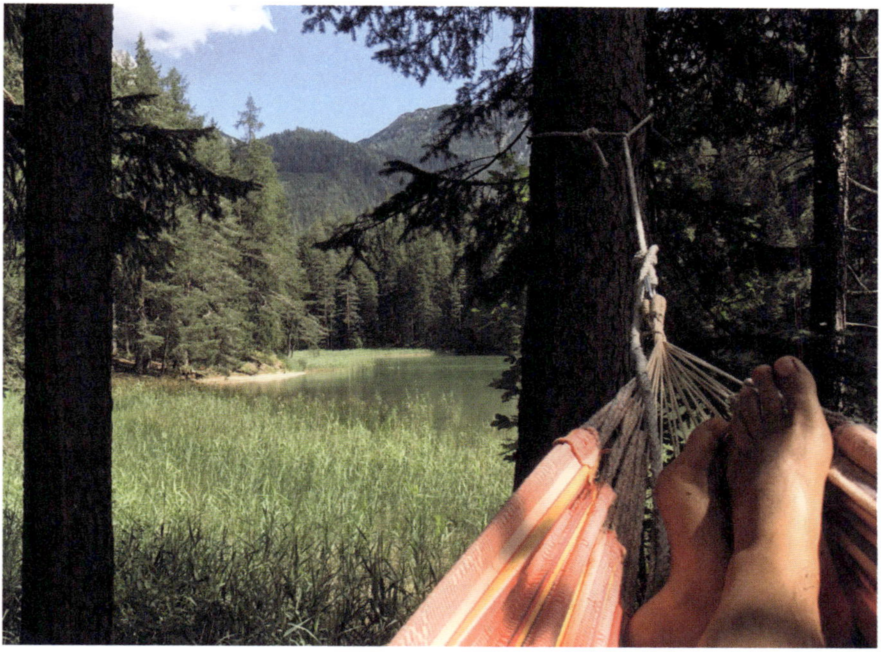

Freundlichkeit, die mir auffiel. Es war der ganze Umgang und die auffällige Fürsorge, mit der er seine Arbeit verrichtete: Er fragte interessiert nach, woher die Menschen kamen, bedauerte sie wegen der langen Wartezeit, suchte eine Broschüre in der richtigen Sprache für sie heraus und überreichte diese, als handele es sich dabei um eine Medaille. Dann lächelte er, gab Informationen weiter und wandte sich dem nächsten glücklichen Ticketbesitzer zu. Die Menschen hatten bis dahin bereits 90 Minuten lang gewartet und waren entnervt und gereizt. Man konnte förmlich sehen, wie ihre Anspannung nach dem Einlass augenblicklich nachließ. Als wir an der Reihe waren, wirkte auch auf mich die nette Behandlung wie Balsam für meine Seele. In der Anwesenheit dieses Mannes konnte man gar nicht mehr sauer sein. Er hatte meinen Tag gerettet und den von vielen anderen auch. Wieder zu Hause, erzählten wir unseren erwachsenen Kindern von dieser Begegnung und meine Tochter, die vor einigen Wochen dieselbe Kapelle besucht hatte, hatte das Gleiche zu berichten! Auch ihrer Gruppe war dieser junge Mann sofort aufgefallen, die Begegnung mit ihm hatte sie alle bereichert und war im Gedächtnis geblieben. Ist es nicht seltsam? Paris hat so viel zu bieten, so viele Sehenswürdigkeiten und Eindrücke und ein »normaler« und scheinbar so unbedeutender Mensch stand im Mittelpunkt unseres Gesprächs. Ich bin fest davon überzeugt, dass in jeder auch noch so unbedeutenden Aufgabe ein Riesenpotenzial steckt. Wenn wir uns nicht automatisch der negativen Stimmung der Situation oder der Umgebung hingeben und den natürlichen Gefühlen von Resignation oder Ärger gar nicht erst einen Platz anbieten, können wir die Welt ein Stückchen besser machen – auch mit kleinen Gesten und einfacher Freundlichkeit.

Eine tägliche Herausforderung

Manchmal ist hier auch ein ehrlicher Blick in den Spiegel angesagt. In unseren eigenen Augen empfinden wir uns selbst gerne als überdurchschnittlich freundlich. Aber ist es wirklich so? Bei der Kommunikation gilt eine klare Regel: Wahr ist, was bei dem anderen ankommt. Egal, was wir uns dabei gedacht haben und wie wir wirken wollen, entscheidend ist immer, wie die andere Seite es aufgenommen hat. Natürlich liegen die Fehler auch mal beim Empfänger, aber diese zu vermeiden, ist Teil unserer Aufgabe als Sender! Es ist wenig sinnvoll, sich auf das eigene Gefühl zu verlassen, darauf, dass wir sanftmütig und freundlich sind. Dieses Gefühl kann uns von Natur aus ein zu positives Bild zeigen. Lieber sollten wir unsere Umgebung im Blick behalten und uns fragen, wie wir auf die anderen wirken. Und sollte uns der Spiegel der anderen ein nicht ganz so freundliches Spiegelbild entgegenwerfen, dann tun wir gut daran, unser scheinbar freundliches Verhalten noch mal neu zu überprüfen. Vielleicht waren wir doch grober und ungeduldiger, als wir dachten.

Wie gut, dass wir nicht allein vor dieser Herausforderung stehen. Der Heilige Geist möchte uns dabei helfen, sodass wir Stück für Stück wachsen dürfen:

> Wenn dagegen der Heilige Geist unser Leben beherrscht, wird er ganz andere Frucht in uns wachsen lassen: Liebe, Freude, Frieden, Geduld, Freundlichkeit, Güte, Treue, Sanftmut und Selbstbeherrschung. Nichts davon steht im Widerspruch zum Gesetz.
>
> Galater 5,22-23; NLB

Am Anfang dieses vermutlich öfter mal holprigen Weges sollten wir besonders aufmerksam und gezielt gegen unsere »natürliche« unfreundliche Prägung ankämpfen. Das ist leichter gesagt, als getan, aber ich

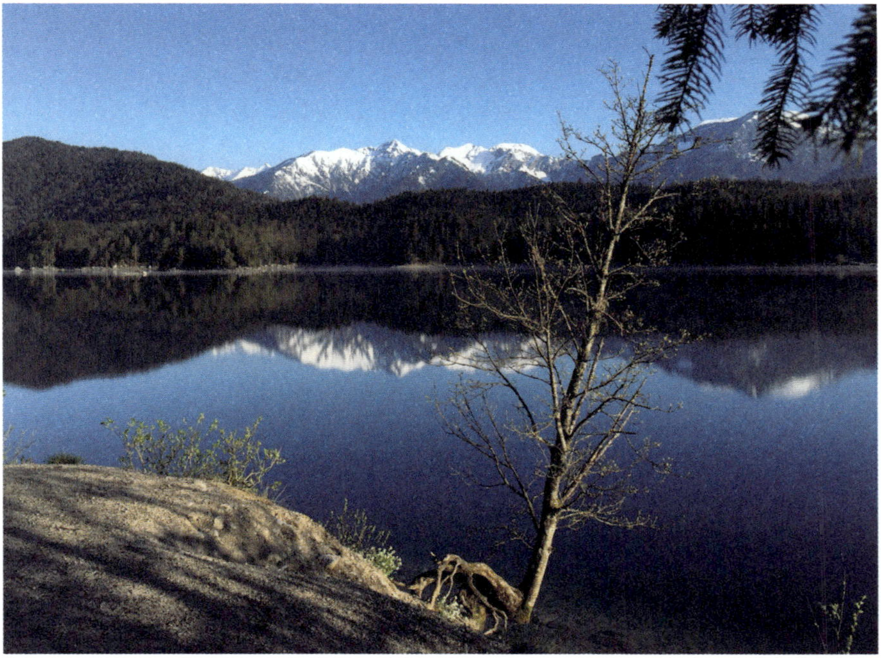

möchte Ihnen Mut machen: Bleiben Sie dran, es braucht Zeit, genauso wie körperliche Fitness nicht über Nacht kommt. Ich selbst bin in dieser Hinsicht kein Naturtalent, doch ich merke, wie Sanftmut und Freundlichkeit in meinem Leben immer normaler werden und jeden einzelnen Tag bereichern. Und auch wenn ich heute zwar ein ganzes Stück weiter bin als vor ein paar Jahren, so bin ich doch noch lange nicht am Ziel. Aber aufgeben, das werde ich nicht.

Vielleicht ist es mit der Sanftmut und der Freundlichkeit ein wenig wie bei meinem E-Bike. Diese sanfte, unterstützende Kraft fasziniert mich. Es ist ein gut konstruiertes und solides Rad und der gut versteckte Motor fällt gar nicht sofort auf. Schalte ich diese kaum hörbare Unterstützung aber ein, ist es ein großartiges Erlebnis. Dann kann ich hohe Berge entspannt hochradeln, ohne aus der Puste zu kommen. Natürlich ist mein Fahrrad auch ohne den Motor gut zu gebrauchen, aber mit Unterstützung ist das Fahren leichter. So ist es auch in unserem Leben: Sicherlich kommen wir ohne Freundlichkeit und Sanftmut aus, aber mit ihnen können wir den wahren Meisterschaftstitel erlangen. Lassen Sie uns diese Stärke einsetzen, in verschwenderischer Großzügigkeit.

> So zieht nun an als die Auserwählten Gottes, als die Heiligen und Geliebten, herzliches Erbarmen, Freundlichkeit, Demut, Sanftmut, Geduld; und ertrage einer den andern und vergebt euch untereinander, wenn jemand Klage hat gegen den andern; wie der Herr euch vergeben hat, so vergebt auch ihr!
>
> Galater 5,22-23; NLB

WALDERLEBEN

- Wenn Sie das nächste Mal eine Blüte im Wald sehen, gehen Sie etwas dichter heran: Ist es eine männliche mit Pollen oder eine weibliche, aus der später Frucht entsteht? Oder hat sie beide Elemente? Sehen Sie die Pollen? Was sollten Sie so reichlich, wie die Pflanzen die Samen, in Ihrem Leben säen?

- Haben Sie schon mal eine Eibe bewusst wahrgenommen? Im Wald gar nicht so einfach, aber im Park und Garten entdeckt man häufig welche. Würden Sie nach dem, was Sie nun wissen, die Früchte probieren? Welche Gifte gibt es in Ihrem Leben, ganz natürlich und doch so schädlich?

- Laufen Sie im Sommer durch einen Laubwald. Die angenehme Kühle wird Sie erfrischen. Aber schauen Sie auf den Waldboden. Sehen Sie Gräser wie auf der Wiese wuchern? Hat jemand gemäht? Welche guten Verhaltensmuster wollen Sie eintrainieren, damit die schlechten, natürlichen keine Chance haben?

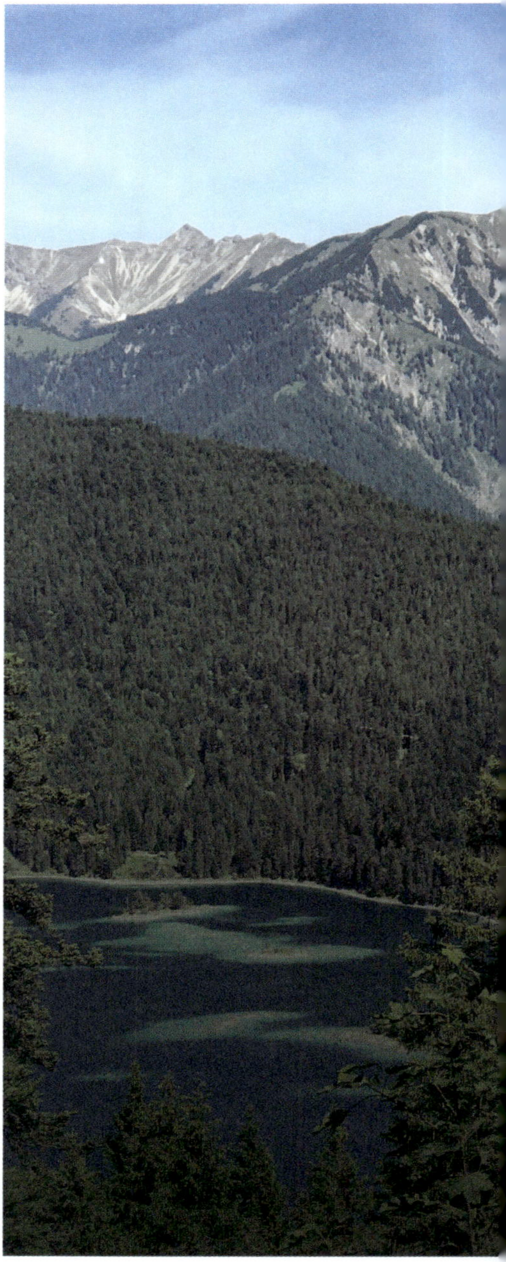

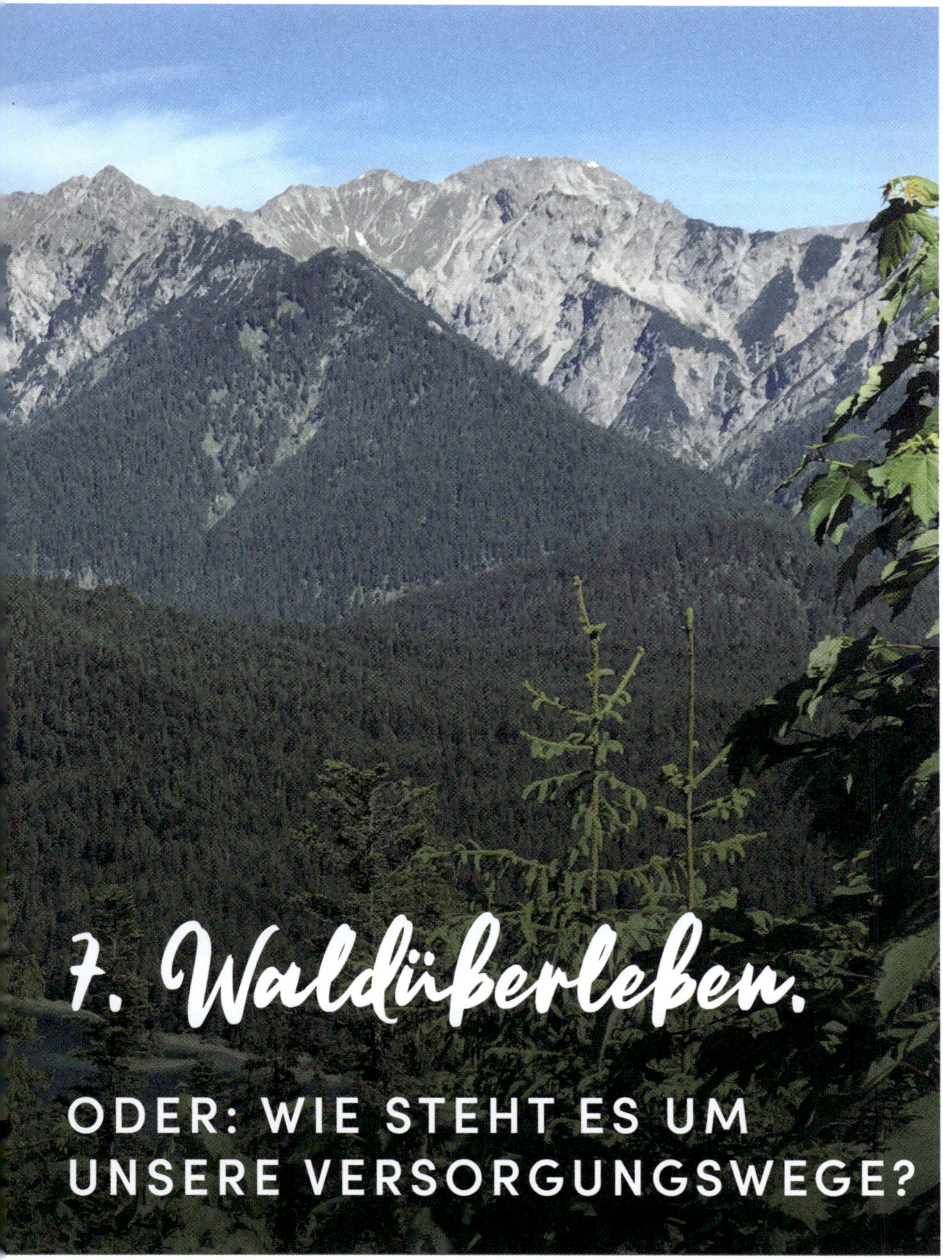

7. Waldüberleben.

ODER: WIE STEHT ES UM UNSERE VERSORGUNGSWEGE?

Ein lebendiger Hund ist besser dran als ein toter Löwe!

König Salomo in Prediger 9,4b; HFA

Sonnenstrahlen durchbrechen das dichte Blätterwerk, erreichen kaum den Waldboden. Man könnte fast meinen, irgendwo oberhalb des Blätterdaches würde jemand eine Diashow zeigen, so deutlich zeichnen sich die Lichtstrahlen ab. Ich laufe auf weichen Waldwegen, gehe meinen Gedanken nach, spreche mit meinem Schöpfer. Als ich eine Lichtung erreiche, springt plötzlich ein aufgeschrecktes Reh neben mir ins Gebüsch. Ich zucke zusammen. Ruckartig hat mich der Wald aus meiner Gedankenwelt zurück ins Hier und Jetzt geholt. Wo war ich gerade mit meinen Überlegungen gewesen?

Eine einsame Wanderung im Wald – das ist für mich so viel mehr als nur ein Genießen der Natur mit all ihrer Schönheit und ihren Düften. Wenn ich im Wald unterwegs bin, dann nutze ich die Ruhe und die Zeit für das Gebet, aber auch, um mit mir selbst ins Gespräch zu kommen. Unzählige Gedanken und Fragen kreisen mir dann durch den Kopf. Hier unter dem Blätterdach stelle ich mir die konkreten Fragen meines Lebens. Und irgendwann lande ich auch bei der Frage: Was ist in meinem Leben wirklich wichtig? Was ist das Wichtigste?

Der Wald …

Chlorophyll – das Grün des Lebens

Für einen Baum scheint diese Frage eine klare Sache zu sein: Das Wichtigste im Leben eines Baumes ist sein Wachstum. Unermüdlich wächst er und wächst und wächst. Für Wachstum steht auch die Farbe, die wir sofort mit dem Wald verknüpfen: Grün. In den Blättern befindet sich das Chlorophyll und das lässt diese grün erscheinen. Hier, in diesen zarten feingliedrigen Blättern geschieht etwas Wundersames: die Umwandlung von Sonnenenergie in Zuckerstoffe (*Assimilate*) und Sauerstoff. Ohne diesen Prozess gäbe es kein Leben auf diesem Planeten. Nicht nur Menschen und Tiere sind davon abhängig, auch die Bäume könnten nicht wachsen. Es ist ein geniales System, welches wir bei all unseren technischen Möglichkeiten nur in Ansätzen nachahmen können. Aber warum sind die Blätter grün? Die Erklärung ist einfach: Um Fotosynthese betreiben zu können, nutzen die Bäume, genauso wie die anderen Pflanzen, das blaue und rote Farbspektrum des Sonnenlichts. Im grünen Bereich hingegen findet keine Aufnahme *(Absorption)* der Sonnenstrahlen statt, sodass das Licht dieser Farbe gestreut wird – und das lässt die Blätter grün erscheinen. Diese Prozesse in den Blättern sind die Grundlage für das Wachstum und allen Lebens.

Bast – die Wege der Zuckerstoffe

Schnell könnte man meinen, dass die Frage nach dem Wichtigsten damit beantwortet wäre. Aber so einfach ist es dann doch nicht. Die mithilfe der Sonnenenergie produzierten Zuckerstoffe müssen die Blätter noch verlassen und zu den anderen Baumteilen transportiert werden. Ein Baum besteht nicht nur aus Blättern, auch die Wurzeln müssen versorgt werden. Und genau diese Transportleistung geschieht zwischen dem Holz und der Borke. Hier befindet sich bei den Bäumen eine Art Pulsader. Hinter der Rinde und vor den Zellen, die für das Wachstum verantwortlich sind (*Kambium*), und vor dem Holz liegen die dünnen, aber entsprechend der Höhe des Baumes langen Energie-Versorgungswege (*Bast*). Sie bestehen, wenn man sie im Querschnitt betrachtet, nur aus wenigen Zellschichten und transportieren die Zuckerstoffe von den

Blättern zu den Wurzeln. Würde jemand auf die Idee kommen, einmal den Baum rundherum einzuritzen, und wenn es nur eine sehr flache, durchgängige Rille ergeben würde, so würde es für ihn das Ende bedeuten. Die Versorgungswege wären unterbrochen und die Wurzeln blieben ohne Nahrung. Der ganze Baum müsste sterben. Mancher Förster macht sich dieses Wissen zunutze und entfernt so auch ohne Motorsäge unerwünschte Bäume mit einem einfachen Ritzwerkzeug aus dem Bestand. Ritzt dagegen ein Pärchen als Zeichen seiner Liebe nur ein Herz in den Baum, wird der Transport durch die anderen, noch intakten Wege weiter fortgeführt werden. Ein schmaler, übrig gelassener Streifen der Verbindung reicht für den Baum aus, um am Leben zu bleiben. Die Bäume wissen um die Bedeutung ihrer Versorgungswege und ihre Transportbahnen sind deswegen großzügig angelegt. Auch ein großer Schaden kann so gut weggesteckt werden.

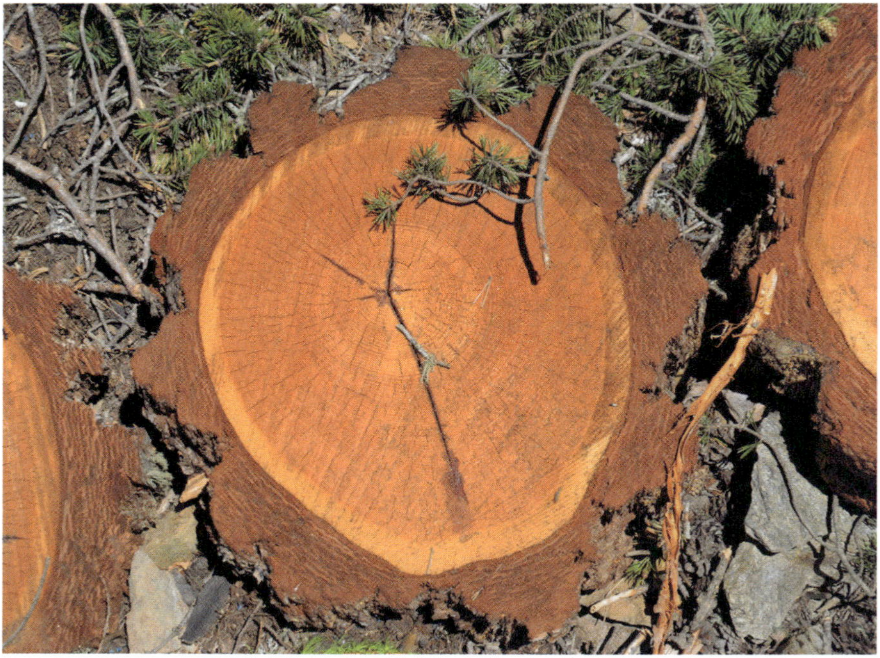

Holz – die Wege des Wassers

Wer einmal an einem heißen Sonnentag ohne Wasser unterwegs war, weiß aus eigener Erfahrung, wie wichtig dieses Element ist. Und auch für den Baum ist Wasser überlebenswichtig, ohne würde er sterben. Die Wege des Wassers im Baum sind deswegen regelrecht überdimensioniert: wahre Aquädukte. Die Transportrichtung verläuft dieses Mal von den Wurzeln zu den Blättern, also genau andersherum als bei den Zuckerstoffen. Die Leitungsfähigkeit von Wasser im Holz ist enorm, sodass auch große Wassermengen sehr zügig in die Zweige gelangen können. Wird das Holz verletzt, kann es sogar passieren, dass das Wasser aus dem Baum herausfließt. Der in Russland sehr gerne getrunkene Birkensaft ist nichts anderes als vom Baum aufgenommenes Wasser mit Mineralien. Eine ausgewachsene Birke liefert ca. 10 Liter Birkensaft pro Tag. Nach dem Ende des Bodenfrostes ist für ca. zwei Wochen die beste Zeit für dieses ausgefallene Erfrischungsgetränkes direkt aus dem Baum.

Borke – der Schutz der Wege

Sind die Transportwege also das Wichtigste für den Baum? Zumindest kümmert er sich um sie. Jede Baumart etwas anders. Und damit ist der Schutz auch unterschiedlich. Die Buche hält ihre Rinde lebenslang dünn. So bleibt sie allerdings gegenüber den Sonnenstrahlen sehr empfindlich, die zu Verletzungen führen können, falls der Baum ungeschützt im Park stehen sollte. Bei der Kiefer hingegen wächst die Borke von Jahr zu Jahr und wird so immer dicker – somit hat sie kein Problem mit der Sonne und kann sogar einen Brand aushalten. Auch Eiche oder Lärche bilden zum Schutz ihrer Leitungswege sowie des Holzes besonders im unteren Stammbereich eine dicke Borke. Diese schützt vor Sonne, Luft, Hitze und mechanischen Beschädigungen. Besonders gut ist dies bei der Korkeiche

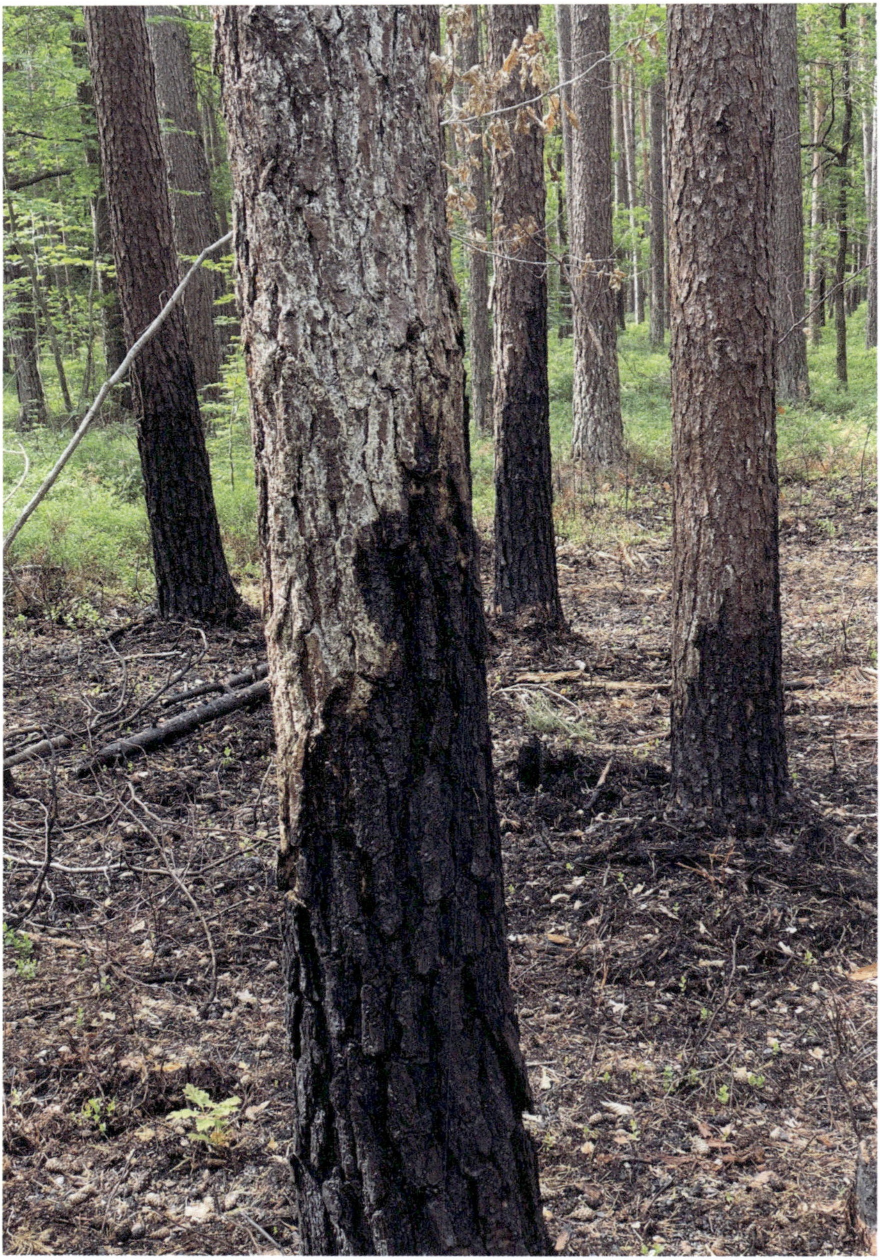

zu beobachten. Ihre Borke wird bis zu 15 Zentimeter dick. Alle 7 bis 12 Jahre werden die Eichen vorsichtig geschält. Ein einziger Baum dieser Art kann im Laufe seines Lebens bis zu 200 Kilogramm Kork liefern.

Die schlechte thermische Leitfähigkeit des Korks ist nicht nur für den Menschen von großem Nutzen, sondern stellt vor allem für den Baum selbst einen wichtigen Schutzfaktor dar – beispielsweise bei einem Bodenbrand. Solche Brände können verheerend sein und schreiten oft schnell voran, vernichten allerdings nur die trockenen Elemente im Unterholz, ohne auf die Kronen der Bäume übergreifen zu können. Die Korkschicht oder eine dicke Borke wie bei der Kiefer schützt in solchen Fällen Bast und Kambium vor der enormen Hitze und die Bäume bleiben am Leben. Auf dem Bild ist ein Kiefernwald nach einem Bodenbrand zu sehen. Alles schwarz. Und auch die Borke der Bäume ist zwar angebrannt, aber die Bäume selbst sind unverletzt und bei bester Gesundheit – die Investition der Bäume in den Schutzschirm Borke hat sich gelohnt.

Symbiose – der Wald vergrößert seine Möglichkeiten

Die Produktion ist wichtig, die Leitungswege und ihr Schutz auch. Aber da ist noch etwas. Der Baum lässt sich bei der Aufnahme der Elemente aus dem Boden gerne helfen. Neben Bakterien sind es vor allem Pilze, die ihn dabei unterstützen. Faszinierenderweise sind die einzelnen Pilzarten nicht nur auf bestimmte Partnerbaumarten spezialisiert, sondern sogar auf deren spezielle Entwicklungsstufen. So findet man den beliebten Pfifferling meistens in den jungen Kiefern- und Fichtenwäldern, während die Marone erst mit ausgewachsenen Bäumen zusammenarbeitet. Birkenpilze findet man, wie der Name schon vermuten lässt, gerne neben den Birken; ebenso verhält es sich mit dem Kiefernsteinpilz, der Kiefern bevorzugt. Der gemeine Steinpilz ist wesentlich flexibler und bildet mehrere Variationen, die neben der Fichte auch gerne mit Laubbäumen kooperieren.

Der eigentliche Pilz ist – ähnlich dem unsichtbaren Teil eines Eisberges – im Boden versteckt. Das feine, fadenförmige Geflecht aus Zellen kann sich zu größeren weißen Strängen verbinden und auf einer Fläche von mehreren Tausend Quadratmetern verteilt sein. Dieses Fadennetz kann zudem viel älter sein als ein Baum und durchdringt die Bodenschichten in einer Dichte, zu der das Wurzelwerk eines Baumes niemals fähig wäre. Bei dem genialen Konzept der Symbiose dringt ein Pilz als Partner eines Baumes bis in die obersten Schichten der Baumwurzeln ein und bildet mit diesen zusammen ein komplexes Netz und somit eine vergrößerte Grenzfläche zwischen Pflanze und Pilz. Auch wenn es zu keiner Verschmelzung der Partner kommt, funktioniert der gegenseitige Austausch der Stoffe mittels durchlässiger Membranen in beide Richtungen wunderbar. Diese Zusammenarbeit hat in der Wissenschaft sogar einen Spezialnamen bekommen – man spricht von *Mykorrhiza*.

Win-win-Situation, beide Seiten profitieren: Auf der einen Seite verbessert der Pilz die Wasser-, Stickstoff- und Phosphat-Versorgung des Baumes, bietet durch das gemeinsam gebildete Netz im Wurzelbereich einen gewissen Schutz vor schädigenden Mikroorganismen und Viren (*Wurzelpathogenen*) und erhöht allgemein die Trockenresistenz. Auf der anderen Seite liefert der Partnerbaum dem Pilz seine eigenen energiereichen organischen Stoffe, die er durch Fotosynthese in den Blättern produziert hat. Diese Gegenleistung erfolgt in einer durchaus ansehnlichen Größenordnung, so kann sie bis zu einem Viertel der Produktion betragen.

… und wir

Das Leben gestalten und darin wachsen

Der Wald ist ständig mit der Produktion beschäftigt und schnell könnte man auf den Gedanken kommen, sie sei das Wichtigste. Die Medien tragen ihr Übriges dazu bei und berichten ausgiebig von den positiven Wirkungen des Waldes: CO_2-Bindung, Artenvielfalt, Erholung für die Menschen, Erosionsschutz oder Holzlieferant. Wirkung und Produktion. Aber ist diese Fokussierung wirklich richtig?

Kurz bevor ich auf die Lichtung trete und vom aufgeschreckten Reh aus meinen Gedanken gerissen werde, habe ich den Eindruck, definieren zu können, was das Wichtigste für mein Leben ist. Es ist so greifbar nah, so offensichtlich. Aber dann realisiere ich, dass ich zu kurz gedacht habe. Es gibt keine einfache Antwort auf diese Frage. Das Leben ist zu komplex. Vermutlich würde sie auch jeder etwas anders beantworten, aber ein paar Grundsätze können wir mit Blick in den Wald trotz allem erkennen. Und so taste ich mich an eine Antwort heran, Stück für Stück und schaue auf die Bäume, für die das Produzieren und ihre Leitungswege unglaublich wichtig sind. Und ich merke: Viel zu oft stehen wir in

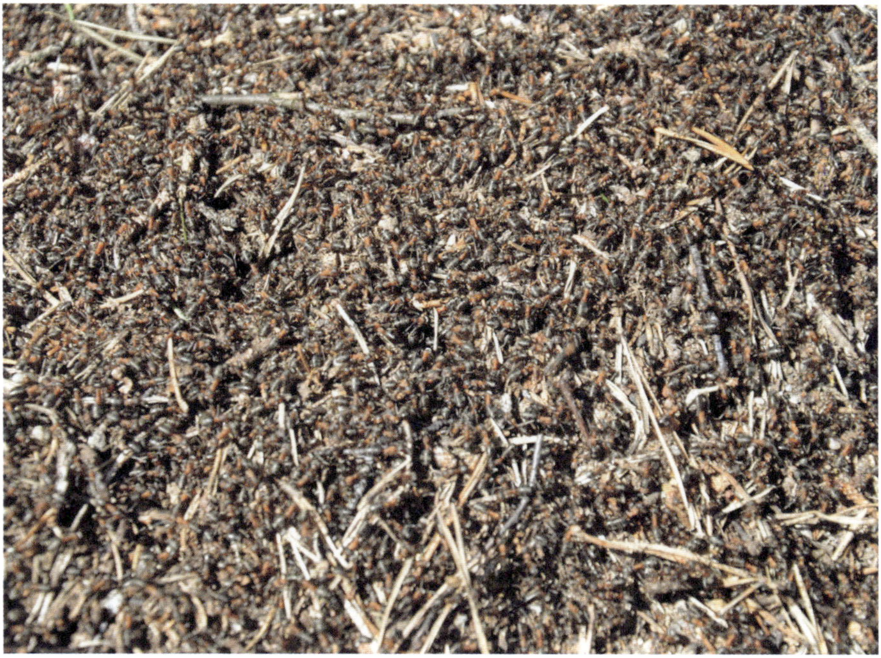

der Gefahr, die Erfüllung unserer Aufgaben – das Produzieren – überzubetonen, nur das Ergebnis zu sehen und unsere Leitungswege aus dem Blick zu verlieren. Doch ohne intakte Leitungswege werden wir keine Leistung bringen, werden auch nicht unserem Nächsten helfen und dienen können.

Sicher ist es wichtig, bei unseren Aufgaben eine hohe Leistung zu erbringen und fleißig zu sein. In der Hinsicht sollten wir es wie die Bäume machen und alles in unserer Kraft Stehende tun, um unser Bestmögliches zu geben. Schon Salomo hat den Fleiß der Ameise gelobt und Faulheit kritisiert: »Geh hin zur Ameise, du Fauler, sieh ihre Wege an und werde weise« (Sprüche 6,6).

Und auch wenn nicht jeder diese Meinung teilt, weil Fleiß auch immer Anstrengung bedeutet, so ist es doch ein gutes Prinzip. Mit Schonung kommen wir nicht weiter, werden nicht wachsen oder dazulernen. Und können auch unsere Umwelt nicht gestalten oder ihr dienen. Ein Baum, der sich schont, der keine Fotosynthese betreibt, stirbt. Und wenn alle Bäume sagen würden, dass sie es mal ruhiger angehen lassen wollen, wäre bald kein Wald mehr auf dieser Erde zu finden. Hat ein Baum die Möglichkeit, zu produzieren und zu wachsen, wird er sie ergreifen. Lediglich schlechte äußere Bedingungen können ihn daran hindern, aber selbst dann wird er nicht aufgeben.

Und wir Menschen? Wenn wir etwas wagen und das Leben in all seinen Dimensionen leben, gestalten und helfen, Anstrengung und Ruhepausen spüren, werden wir glücklicher sein, als wenn wir nur auf dem Sofa liegen, uns schonen und den Ball flachhalten: »Die Seele des Faulen gelüstet nach vielem und hat doch nichts, die Seele der Fleißigen aber wird reichlich gesättigt« (Sprüche 13,4).

Die Leitungswege schützen

Aber Leistung und Fleiß dürfen nicht für sich stehen. Ein Blick auf die Bäume zeigt: Die eigentliche »Arbeit« in den Blättern (Produktion) könnte nicht ohne die Versorgung durch die Leitungssysteme erfolgen. Ein unterbrochener Leitungsweg verhindert dann die Aufgabenerfüllung. Der Ressourcentransport von den Wurzeln bis in die Blätter und umgekehrt ist ohne intakte Transportwege nicht möglich.

Ich stehe immer noch auf der Lichtung und betrachte die Bäume um mich herum. Habe das Gefühl, mich der Antwort ein Stückchen genähert zu haben. Vorsichtig befühle ich die raue Borke einer großen Eiche. Der Baum schützt seine empfindlichen Systeme durch diese Borke. Aber wie sieht es mit unseren Leitungssystemen aus? Schützen wir unseren Ressourcentransport? Niemandem gelingt es, dauerhaft erfolgreich zu leben, wenn sein Körper oder seine Seele zerbrechen. Da, wo wir Leistung bringen, sind wir oft hellwach, strategisch unterwegs und denken an jedes Detail. Und vermutlich würden wir noch lange genau so weitermachen, würde uns nicht der streikende Körper oder eine kaputte Beziehung einen Strich durch die Rechnung machen und uns unerwartet und oftmals langfristig aus dem Verkehr ziehen. Sind wir mit dem Kopf – bildlich gesprochen – voll bei den Blättern, wo die Produktion stattfindet, stehen wir in der Gefahr, die Vorzeichen nicht zu bemerken. Und irgendwann wird uns klar: Viel zu selten haben wir auf die Versorgungswege geachtet. Dabei sind sie so wichtig. Verlieren wir unsere Bedürfnisse aus dem Blick, mag das eine Zeit lang noch gut gehen. Wir sind erstaunlich robust gebaut und auch unsere Regenerationsfähigkeit ist beeindruckend. Aber irgendwann macht entweder unser Körper oder unsere Seele nicht mehr mit. Wir gehen unter. Als Folge der Überarbeitung kann uns ein Burn-out oder gar ein Herzinfarkt treffen. Lassen Sie uns von den Bäumen lernen und unsere Versorgungswege mit einer dicken Borke aus Erholungsphasen und intakten Beziehungen schützen.

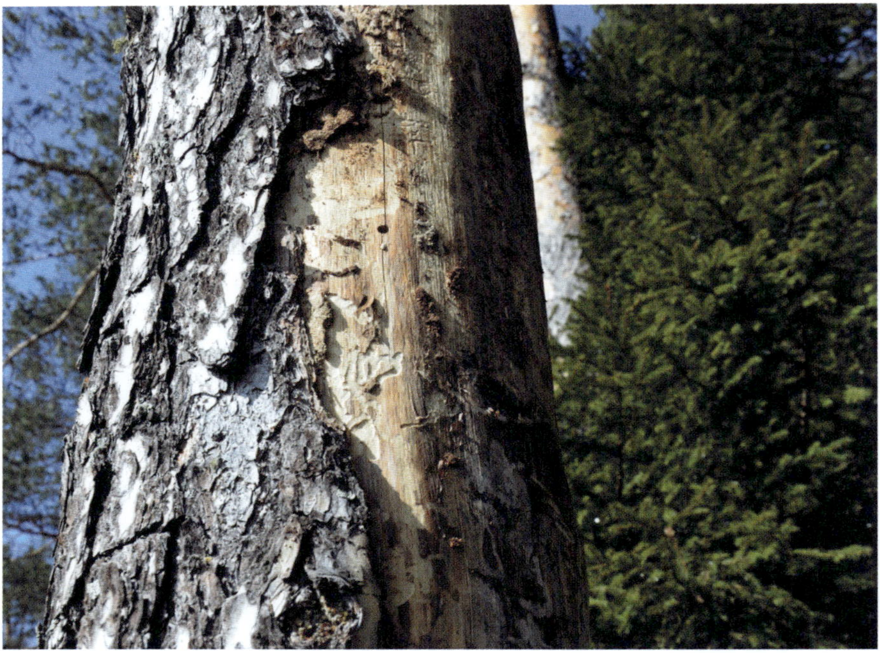

Gönnen wir auch unserem Körper eine rundum gute Versorgung und unserer Seele Ruhe und Entspannung. Planen wir entsprechend vorausschauend und investieren wir Zeit und Geld in Fitnesstraining, Urlaub und Beziehungen. Vielleicht bedeutet das, auch mal Nein zu sagen zu Anfragen und Angeboten. Wir müssen gar nicht zu den Erfolgreichen dieser Welt gehören. Erfolg ist schön, aber nur wenn der Preis stimmt, ist er auch vertretbar. Beziehungen oder gar Ehepartner und Kinder auf dem Altar des Erfolges zu opfern, sollte zu keinem Zeitpunkt eine Alternative sein. Jesus selbst gibt uns eine klare Warnung mit: »Denn was hilft es einem Menschen, wenn er die ganze Welt gewinnt, aber sich selbst verliert oder schädigt?«

Langsam wandert mein Blick an der großen Eiche empor und ich sehe ein Stückchen Himmel durch ihre Blätter scheinen. Erholung, Ruhepausen, Nein sagen: All das ist gut und wichtig, wirkt wie eine Borke für unsere Leitungswege. Und doch, da ist noch mehr: Ich habe einen Schöpfer, der meine wahre Quelle des Lebens ist. Im Gebet treffe ich den Gott, der die Welt mit Worten erschaffen hat. Gott spricht und es geschieht. Und er fordert mich auf, ihm zu vertrauen, und so oft ich will, um Hilfe zu bitten. Und er hilft gerne. So viele eindrucksvolle Gebetserhörungen habe ich erlebt, so oft Fisch und Brot vom Vater bekommen. Die ganze Bibel ist voll von Beispielen, unzählige Menschen haben davon berichtet: Gott antwortet auf Gebet. Das Beten ist nicht der Weg der Schwachen, sondern der Weisen. Meine Gedanken wandern zu meiner Großmutter. Sie war ein wichtiger Mensch in meinem Leben, immer für mich da. Ich erhielt von ihr unglaublich viel Zuwendung, Geschenke und Geld. Krank, am Ende ihres Lebens, hat sie mir mit Bedauern gesagt, dass das Gebet jetzt das Einzige sei, was sie noch für mich tun könne. Und ich habe sie jedes einzelne Mal korrigiert und mich mit großer Freude bedankt. Mehr als Gebet geht nicht.

Manchmal stelle ich mir die Sache mit dem Gebet wie eine Computersimulation vor, mit unendlich vielen Waldabzweigungen. Wie ein Windzug zieht mein Gebet dann von einer Wegkreuzung zur nächsten. Unterwegs wird es geprüft und zusammen mit anderen Faktoren, Ereignissen, Folgen und Begleiterscheinungen abgewogen. Passt es gut zu dem großen Puzzle da draußen, wird es aus dem Wald hinausgeleitet und ausgeführt. Passt es nicht, wird es manchmal für eine Weile zum Stehen gebracht, um dann zu einem späteren Zeitpunkt wieder weitergeleitet zu werden. Aber etliche meiner Gebete landen auch mitten in der Wildnis. Im Dickicht. Ausführung nicht vorgesehen. Und das ist gut so! Was für eine Gnade. Und was für eine Liebe, dass manche meiner Gebete nicht erhört werden. Gott ist gut, allezeit und er allein weiß, was für mein Leben das Richtige ist.

Gebet und Zeit mit meinem Schöpfer – das ist der wirksamste Schutz meiner Leitungswege. Wenn ich dies vernachlässige, wird meine Borke dünn und rissig, der Schutz immer weniger. An irgendeine Form von

Leistung oder Frucht ist dann nicht mehr zu denken. Zu erschöpft, zu angeschlagen bin ich dann.

Jesus sagt im Johannesevangelium:

> Bleibt fest mit mir verbunden, und ich werde ebenso mit euch verbunden bleiben! Denn eine Rebe kann nicht aus sich selbst heraus Früchte tragen, sondern nur, wenn sie am Weinstock hängt. Ebenso werdet auch ihr nur Frucht bringen, wenn ihr mit mir verbunden bleibt. Ich bin der Weinstock, und ihr seid die Reben. Wer mit mir verbunden bleibt, so wie ich mit ihm, der trägt viel Frucht. Denn ohne mich könnt ihr nichts ausrichten.
>
> Johannes 15,3-4; HFA

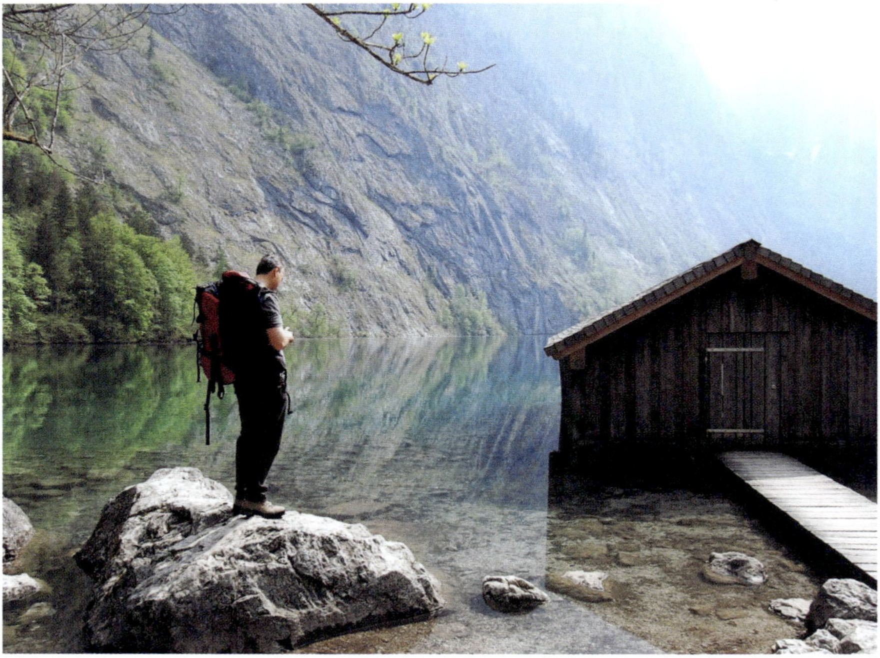

Den Blick nach oben richten und Zeit nur für Gott reservieren: Klagen, Danken, Ringen, Diskutieren, Loben … oder still sein. Überlebenswichtige Gemeinschaft. Sie ist schlicht die Voraussetzung für alles und nichts schützt meine Leitungswege wie diese Beziehung zu meinem Schöpfer. Somit bin ich klar für das »Arbeten«. Arbeiten und Beten vereint – »Arbeten« eben. Oder wie die Benediktiner es damals schon sagten: Ora et labora.

Gemeinsam ist mehr möglich

Die Bäume wären ohne Bakterien und Pilze als Partner weniger wirksam. Mehr noch: Sie wären auch nicht in der Lage, Stickstoff aufzunehmen. Über 70 Prozent der Luft besteht daraus und dennoch ist er in der molekularen Form vom Wald nicht aufzunehmen. Ohne Stickstoff aber auch kein Chlorophyll. Erst die Symbiose mit den Pilzen und die Zusammenarbeit mit den Bakterien machen Leben auf diesem Planeten möglich.

Genauso ist das menschliche Leben auf eine gegenseitige Bereicherung ausgerichtet. Oft sehen wir das vielleicht nicht so deutlich, aber ich glaube, auch wir sind voneinander abhängig, sind auf die Gemeinschaft angewiesen. Ein Musiker freut sich über den Applaus seines Publikums – das Publikum genießt die schöne Musik. Ein Bauer freut sich über das Geld für seine Erdbeeren – das Kind beißt glücklich in die saftigen Früchte. Eine Symbiose, die allen guttut.

Ich persönlich habe in meiner Jugend in Polen hautnah erlebt, was Gemeinschaft bewirken kann, was passiert, wenn Verbundenheit vorhanden ist. Und was passiert, wenn man sie zerschlägt. Ganze Systeme können sich dann verändern:

Als ich am Sonntag, dem 13.12.1981, gewohnt früh aufwache, ist mir die Weltgeschichte, die sich draußen abspielt, nicht sofort bewusst.

Sonntagmorgens sendet das sozialistische Fernsehen kurioserweise Programme für Landwirte, bevor die Sendungen für Jugend und Kinder beginnen. Ich bin ein Jugendlicher in der Oberstufe und nicht wählerisch (konnte man damals mit zwei Programmen sowieso nicht sein), und somit schaue ich auch die Ratgeber für Landwirte. Es ist auch immer was Wissenswertes dabei. Diesmal allerdings ist nichts wie sonst. Auf dem Bildschirm sehe ich den Staatschef Jaruzelski mit einer überdimensionierten Brille in seiner Generaluniform. Steif und ernst liest er seine Botschaft vor. Mit dieser Rede ist der Kriegszustand ausgerufen worden. Ich greife zum Telefon. Die Leitung war tot. Draußen vor unserem Haus steht ein Panzer. Der Schauer, der mir in diesem Moment den Rücken herunterläuft, wird mich in den nächsten Tagen nicht verlassen. Polizeistunde mit Ausgangsverbot, Reiseverbot, Polizei und Militär auf den Straßen. Das Telefon wird für einen Monat abgestellt, danach läuft im Hintergrund in Dauerschleife »Das Gespräch wird kontrolliert«, Post wird geöffnet und zensiert, alle Sender und Zeitungen werden durch Militär und Polizei besetzt, es folgt eine gewaltsame Auflösung der Proteste mit vielen Toten, ca. 10 000 Menschen werden verhaftet und interniert.

Was war geschehen? Mit Unterstützung der Kirche und des Papstes hatte die Widerstandsbewegung in Polen Aufwind bekommen. Der polnische Papst Johannes Paul II. begeisterte die Massen mit der gewaltfreien, brennenden Botschaft der Liebe. Im Jahre 1980 begannen die Massenstreiks in Polen und der Machtwechsel zu Lech Walensa und seinen Verbündeten schien im Jahre 1981 greifbar nah zu sein. Die Nervosität der Regierung konnte ich auch zu Hause spüren. Durch die hohe politische Stellung meines Vaters war er stark eingebunden und ich bekam einiges mit. Die Russen drohten mit einem Einmarsch und die Amerikaner drohten den Russen mit Vergeltung. Militärübungen an den Grenzen, auch die Armeen der DDR und der Tschechoslowakei wollten zusammen mit den Russen für Ordnung in Polen sorgen und den drohenden Zerfall der sozialistischen Welt verhindern. Nun war die Stille des Sonntags da –

und der Kriegszustand. Auch dank der katholischen Kirche, die sowohl die aufgebrachte Jugend als auch die wütende Arbeiterwelt beruhigte, ist es zu keinem Krieg gekommen. Das Blutvergießen war keine Option, der Preis eines solchen Erfolges war den Verantwortlichen des Widerstandes zu hoch. In den Aufruf zu Gewaltfreiheit schaltete sich auch der Papst ein. Und die Medien sendeten diese Nachrichten sehr gerne und zu jeder Zeit. Die Widerstandsbewegung war in Einzelteile zerschlagen und die Verbindungen waren unterbrochen. Jahre vergingen. Aber sie gaben nicht auf. Es gelang ihr, in den Untergrund abzutauchen, und die Verbindungen wurden durch Boten wiederhergestellt. Es wurden geheime Flugblätter gedruckt und deren Verfasser und Verteiler wurden verfolgt, doch die Verbindungen hielten, auch wenn sie dünn waren. Die Opposition lebte. Vieles lief im Untergrund ab. Wir sahen es nicht, und als meine Frau und ich uns 1988 entschieden, das Land zu verlassen, glaubten wir nicht an eine Wende. In den Jahren 1980 und 1981 war alles so greifbar nahe gewesen. So zwingend und unaufhaltsam schien der Sieg der Opposition zu sein. Und dann mit der Einführung des Kriegszustandes der gelungene Schlag der Partei: Es folgten noch acht weitere Jahre der Unterdrückung, Mangelwirtschaft und Repressalien.

Als wir den ersten Tag der deutschen Einheit im Jahr 1990 in Erwartung auf unseren ersten Sohn im Kreißsaal in Göttingen feierten, schien es immer noch unfassbar. Der Widerstand hatte gewonnen und die deutsche Wiedervereinigung möglich gemacht. Die Macht war jetzt wirklich beim Volk. Alles war so schnell gegangen. Völlig ohne Blutvergießen war der Machtwechsel nicht nur in Polen, sondern in großen Teilen Europas gelungen. Und ich habe gelernt, wie wichtig Verbindungen und ein Geben und Nehmen sind, wie nötig die Zusammenarbeit aller Teilnehmer innerhalb eines Systems ist. Ich habe gelernt, was gemeinsam alles möglich ist, wenn man zusammenhält – Symbiose eben.

Auch die christliche Gemeinde ist letztlich ein gigantisches Netzwerk. Vor zweitausend Jahren war diese Gemeinschaft noch kleiner, aber unterstützte sich mit voller Hingabe und wuchs zu einer globalen Organisation. Wenn ich von Gemeinde spreche, dann meine ich hier eine Gemeinde, so wie Jesus sie gemeint und gewollt hat. Ein System, welches die Teilnehmer (und hier sogar Außenstehende) ohne gegenseitige Verpflichtung unterstützt. Selbstlos, aber zum Nutzen aller. Jeder hilft und jedem wird geholfen. Jeder gibt und jeder empfängt. Was für eine Kraft! So funktioniert der Wald und so sollte die Kirche leben.

> Und wenn ein Glied leidet, so leiden alle Glieder mit, und wenn ein Glied geehrt wird, so freuen sich alle Glieder mit. Ihr aber seid der Leib Christi und jeder Einzelne ein Glied.
>
> 1. Korinther 12,26-27

Ein Individuum wäre ohne Partner viel schwächer, ich behaupte sogar, wenn ich in den Wald hineinschaue, nicht lebensfähig. 1937 hat man an der Harvard-Universität eine Studie angefangen, um dem Geheimnis eines gelungenen Lebens auf die Spur zu kommen. Der amerikanische Wissenschaftler und Psychoanalytiker Dr. George Vaillant, der über 40 Jahre diese Studie begleitete, wurde gefragt, was er für sich aus dieser langen Beobachtung persönlich mitgenommen habe. Seine Aussage: »Das Einzige, was im Leben wirklich zählt, sind deine Beziehungen zu anderen Menschen.«[30]

Als Christ gehe ich hier noch einen Schritt weiter: Das Einzige, was im Leben wirklich zählt, ist unsere Beziehung zu Gott und zu anderen Menschen. Alleine gehen wir ein, wir brauchen andere um uns herum, die uns unterstützen, andere, die wir unterstützen können. Beziehungen sind so viel wichtiger im Leben als Geld und Erfolg. Hier gibt es noch einiges zu lernen und vielleicht könnte die Kirche dazu etwas beitragen, denn es lohnt sich, in diesem Bereich zu wachsen und weiser zu werden.

Ich bin so froh und dankbar für all die Menschen um mich herum, für mein Netzwerk. Wie gut tat mir die Unterstützung eines Freundes, als ich

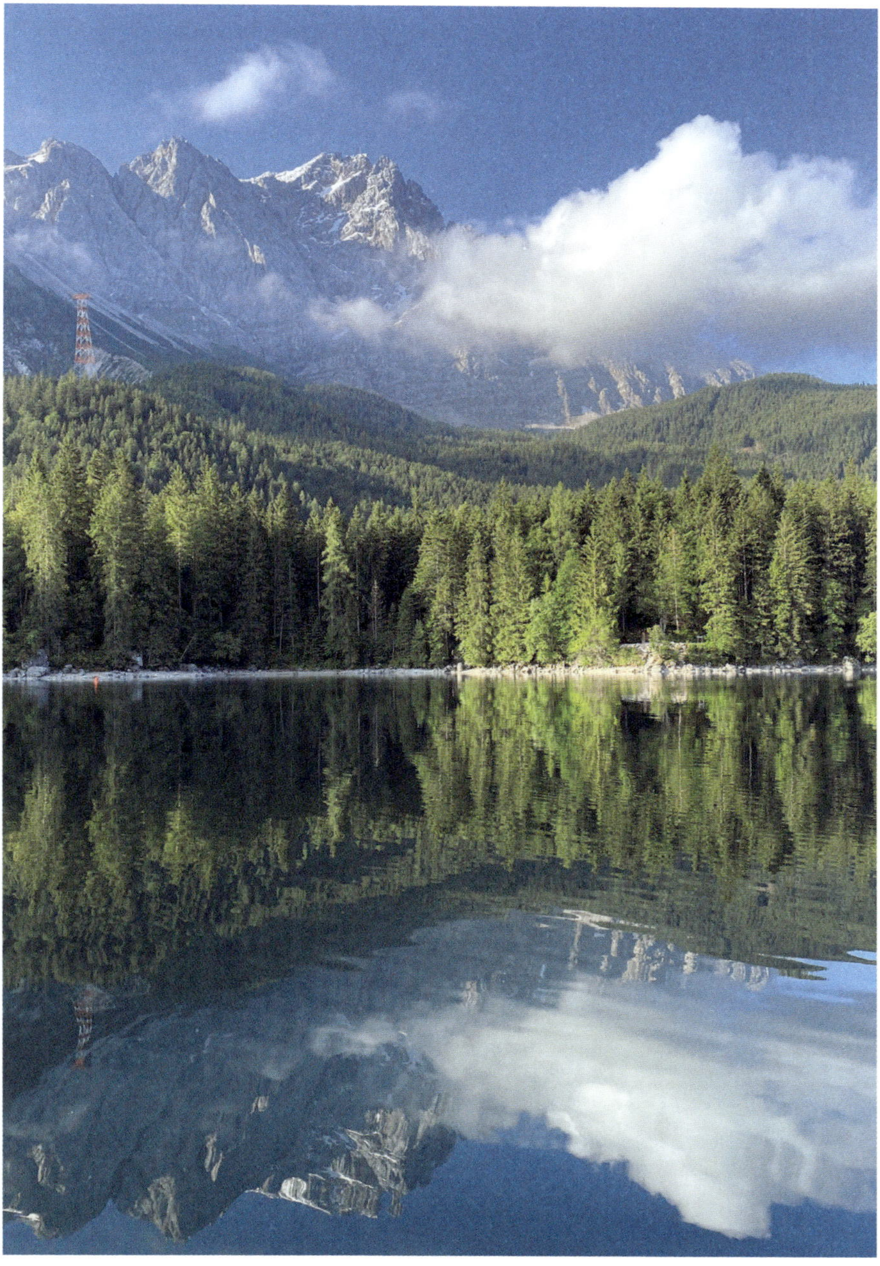

durch eine Krisenzeit in meinem Leben ging. Aber es war nur deswegen möglich, weil ich mich Jahre zuvor auf Anraten eines weisen Mannes auf die Suche nach Freunden gemacht hatte. Wer im Angesicht einer Krise feststellen muss, dass er keine Freunde hat, weiß, wie bitter es ist, diesen Bereich des Lebens vernachlässigt zu haben. Wer daraus nichts lernt und nicht in den oft mühsamen Aufbau von Freundschaften investiert, ist ein Narr. Denn eines ist sicher: Für gute Beziehungen muss man Zeit investieren. Ein Netzwerk muss gepflegt werden. Jeder von uns hat 24 Stunden pro Tag, da ist große Gerechtigkeit vorhanden. Lassen Sie uns also weise mit unserer Zeit umgehen und in die Beziehungen unseres Lebens investieren. Gemeinschaft – das ist Verpflichtung und Vorrecht zugleich. Das Wichtigste im Leben? Wenn Sie mich fragen, ist es die Gemeinschaft mit meinem Schöpfer und meinen Mitmenschen. Jesus bringt es auf den Punkt, als er auf die Frage nach dem wichtigsten Gebot antwortet:

> Jesus antwortete: »›Du sollst den Herrn, deinen Gott, lieben, von ganzem Herzen, mit ganzer Seele und mit all deinen Gedanken!‹ Das ist das erste und wichtigste Gebot. Ein weiteres ist genauso wichtig: ›Liebe deinen Nächsten wie dich selbst.‹«
>
> Matthäus 22,37-39; NLB

Aber Jesus geht hier noch einen entscheidenden Schritt weiter: »Liebe deinen Nächsten wie dich selbst.« Mich selbst lieben – das macht dieses Gebot zu einem Dreifachgebot der Liebe. Nur wenn ich mich liebe, auf mich achte, ist es mir auch möglich, andere zu lieben, ihnen zu helfen, für sie da zu sein. Und so ergänze ich meinen Satz: Das Wichtigste in meinem Leben ist sowohl die Gemeinschaft mit meinem Schöpfer und meinen Mitmenschen als auch das Lieben und Wertschätzen von mir als Person, als von meinem Vater im Himmel geliebtes Individuum.

WALDERLEBEN

- Wenn Sie einen frischen Baumstumpf im Wald entdecken, betrachten Sie die Schnittfläche genauer. Sehen Sie die Rinde und die darunter liegende dünne Bastschicht? Wie weit ist das Holz nass, gibt es auch trockene Bereiche? Wie sieht es bei Ihnen aus? Achten Sie auf Ihre Leitungswege, indem Sie auf Erholungsphasen in Ihrem Leben achten? Haben Sie ein Hobby? Sind Sie körperlich fit?

- Schauen Sie die Wurzeln der Bäume an. Wie tief und entschlossen gehen sie in die Erde, um lebensspendendes Wasser durch die Leitungswege in die Blätter zu transportieren. Pflegen Sie die Gemeinschaft mit Ihrem himmlischen Vater? Sind Sie im Gebet mit ihm verbunden und achten Sie so auf Ihre Leitungswege?

- Wenn Sie im Wald einen Pilz sehen, denken Sie an das verborgene Netzwerk, das Geben und Nehmen. Investieren Sie genug in Ihre Beziehungen zu den Mitmenschen? Haben Sie Freunde? Was könnten die nächsten Schritte sein, um mehr Zeit für Ihre Beziehungen zu haben?

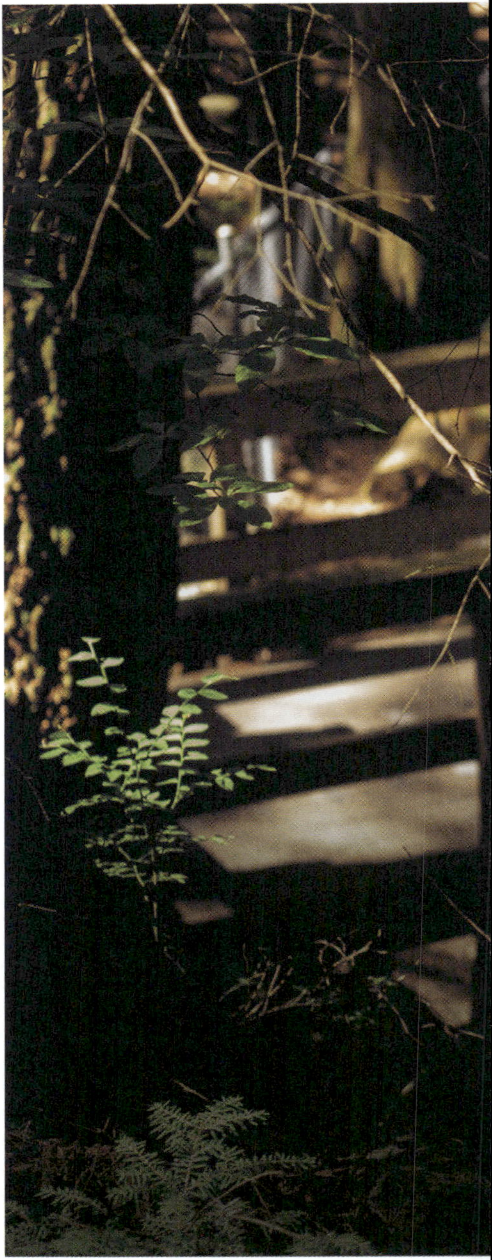

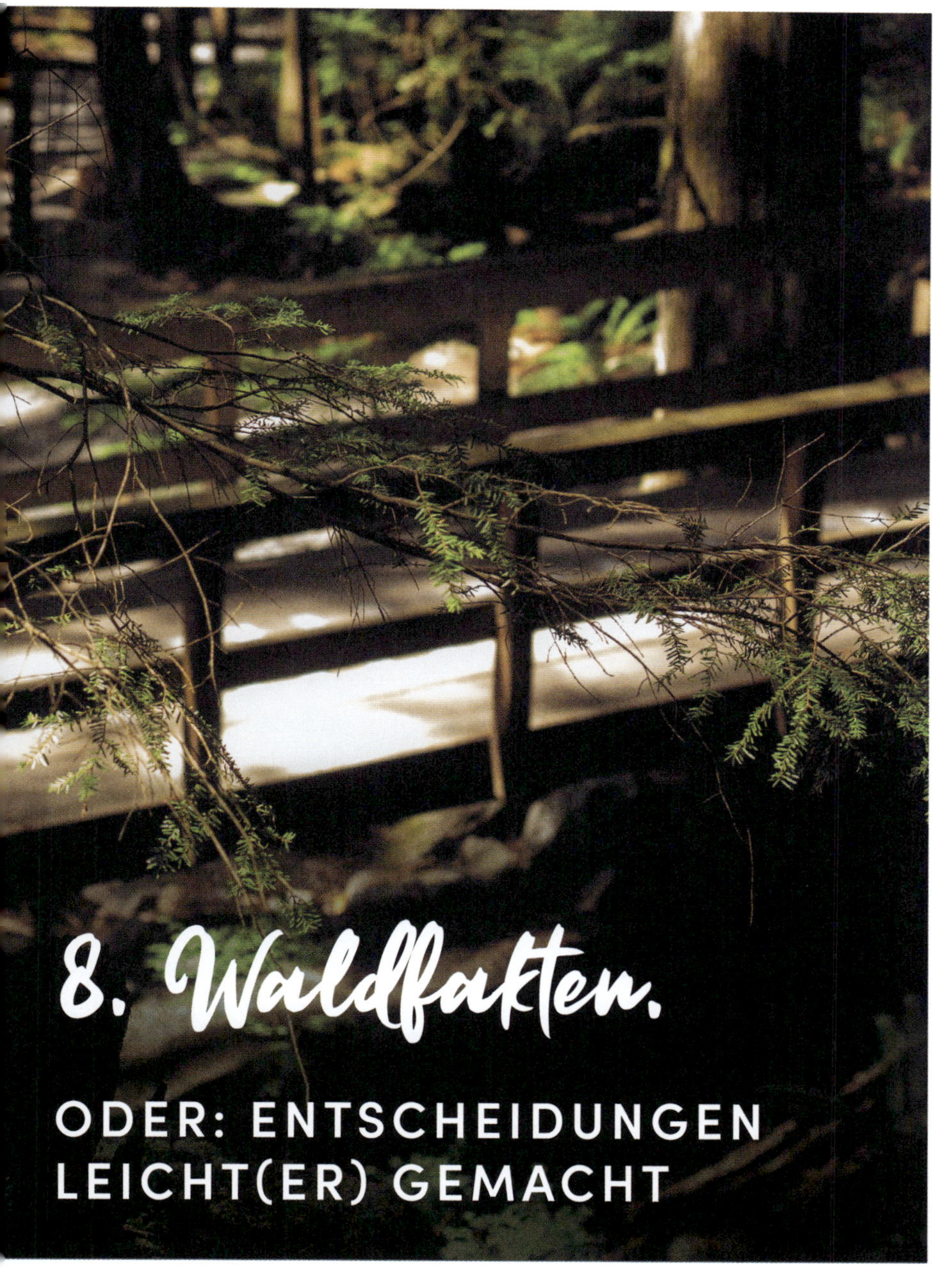

8. Waldfakten.

ODER: ENTSCHEIDUNGEN LEICHT(ER) GEMACHT

Der Kluge sieht das Unglück und verbirgt sich,
aber die Unverständigen tappen hinein
und müssen es büßen.

König Salomo in Sprüche 22,3; SCHL

Ich stehe direkt vor dem Wald und kann ihn doch nicht sehen. Lediglich eine dunkle Wand ist im schwachen Licht der Nacht zu erkennen, aber kein Baum, kein Strauch hebt sich aus der dunklen Masse ab. Die Lichter des Dorfes, das ich eben noch durchquert habe, waren im Vergleich zu dem, was ich nun sehe, taghell. Hier aber, am Rande des Waldes, sehe ich so gut wie gar nichts. Dazu kommt, dass ich mich nicht gut auskenne, und das, obwohl ich schon sechs Wochen lang diesen Wald durchquere, vermesse, durchforste und bepflanze. Er ist einfach zu riesig.

Ich befinde mich auf dem Rückweg zum Forschungszentrum der Uni, in dem ich zurzeit wohne. Heute war ich in Posen, um meine Frau zu besuchen, und jetzt habe ich endlich den Eingang des Waldes erreicht. Es ist 23 Uhr, ich bin müde nach dem langen Tag und ich weiß, dass noch 5 Kilometer Fußmarsch vor mir liegen. Doch trotz allem bin ich glücklich. Warum? Das werde ich noch erzählen.

Den Weg, den ich jetzt laufen muss, habe ich heute Nachmittag schon einmal geschafft. Doch da war ich in der entgegengesetzten Richtung unterwegs und es war helllichter Tag. Nun stehe ich im Stockdunkeln, ohne jegliche Hilfsmittel. Handys sind noch nicht erfunden, eine Karte ist genauso wie eine Batterie für die Taschenlampe in der sozialistischen Realität der polnischen Wirtschaft absolute Mangelware. Es muss heute ohne gehen. Ich wage mich in den Wald hinein und setze vorsichtig einen Fuß vor den anderen. Schon nach dem ersten Kilometer werde ich sicherer, sehe deutlich mehr, weil meine Augen sich langsam an die Finsternis gewöhnen. Stück für Stück komme ich voran – alles scheint glatt zu gehen. Vor mit taucht eine Weggabelung auf. Ich zögere, bin mir nicht mehr sicher, aus welcher Richtung ich heute Nachmittag gekommen bin. Nur, hier stehen zu bleiben, ist keine Option. Ich muss mich entscheiden. Liege ich richtig, kann ich mich nach einer 4-Kilometer-Wanderung schlafen legen. Entscheide ich mich falsch, sind es ungefähr 20 Kilometer bis zur nächsten Siedlung. Ich bete. Und vertraue meiner Intuition. So mache ich es an jeder noch folgenden Kreuzung: Ich vertraue auf Gottes Hilfe und meinen Orientierungssinn. Eine Stunde später sehe ich die Lichter des Forschungszentrums durch die Bäume blitzen. Gott sei Dank. Ich bin angekommen!

Der Wald …

Waldentscheidungen

Damals im dunklen Wald hatte ich keine andere Wahl. Ich musste mich auf meinen Orientierungssinn verlassen und eine Entscheidung treffen. Ich habe gebetet, ja, und auf Gottes Hilfe vertraut, aber ich hätte mich im Vorfeld auch besser vorbereiten können. Denn auch wenn Landkarten im damaligen Polen Mangelware waren, so gab es sie doch. Genauso wie Batterien. Es war zwar aufwendig, sie zu bekommen, aber auch nicht unmöglich.

Im Nachhinein habe ich mich nicht ausreichend auf die vor mir liegenden Entscheidungen vorbereitet. Und so hatte ich in der Nacht keine andere Wahl, als ein erhöhtes Risiko einzugehen. In meinem Fall ist es damals gut gegangen, aber aus meiner Lebenserfahrung weiß ich: Wer sich nur auf sein Bauchgefühl verlässt, ist auch mal verlassen. Und das kann dann sehr schmerzhaft enden.

Doch wir haben Möglichkeiten, das Risiko einer Fehlentscheidung zu minimieren: Neben Beten sollten wir immer die notwendigen Grundlagen richtig ermitteln. Und das heißt: Fakten sammeln – und zwar

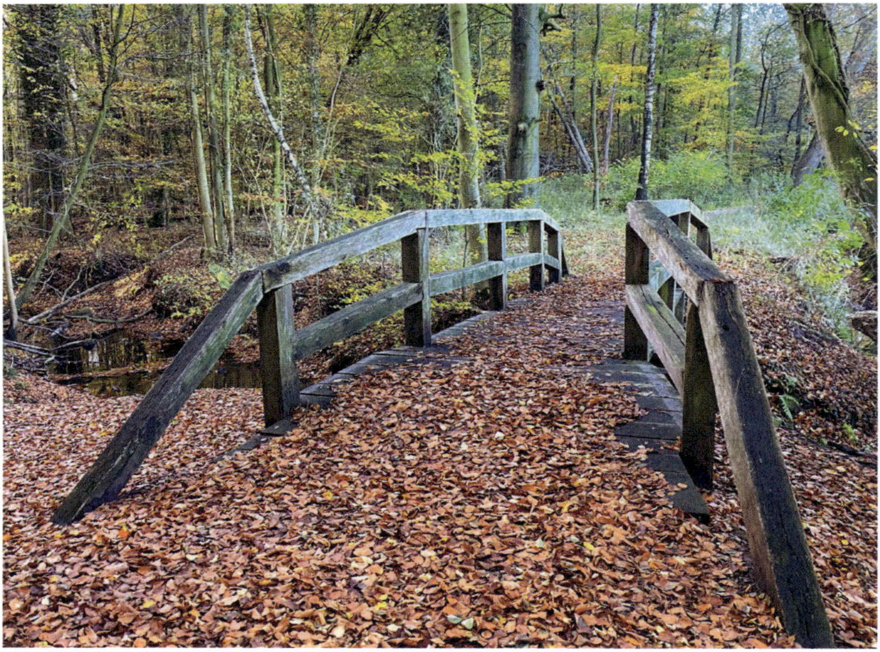

richtige. Denn oft ist das, was wir zu wissen glauben, gar kein Fakt, sondern einfach nur ein Irrtum. Generationen (auch ich) wurden zum Beispiel mit Spinat gequält, nur weil ein Irrtum bezüglich seines Eisengehalts sich hartnäckig in der Ernährungsempfehlung gehalten hat. In den 1930er-Jahren wurde ein zehnfach höherer Eisengehalt gemessen, als er tatsächlich in Spinat enthalten ist.[31] Komisch, dass ein Fehler so lange unentdeckt bleiben konnte. Natürlich ist Spinat dennoch gesund und es wurde ja auch kein großer Schaden angerichtet, aber es gibt weit mehr Irrtümer, die für Fakten gehalten werden. Und wenn auf so einer Grundlage eine Entscheidung getroffen wird, kann es schon mal böse enden. Auch bezüglich des Waldes gibt es vieles, was für wahre Fakten gehalten wird. Die Frage ist nur: Sind es wirklich Fakten?

Der nächste Tannenwald ist gleich um die Ecke. Wahr oder falsch?

Was denken Sie: Fakt oder Irrtum? Das hängt davon ab, wo sie wohnen. Nur für sehr wenige Menschen wird diese Behauptung ein Fakt sein. Für die meisten von uns ist es ein Irrtum. So oft haben mir schon Bekannte vom herrlichen Tannenwald berichtet, in dem sie gewesen waren. Wenn es nach den Erzählungen meiner Gesprächspartner ginge, dann sind in unseren Wäldern sehr viele Tannen zu finden. Komisch nur, dass ich sie so selten zu sehen bekomme. Und das liegt an einer alten Sprachungenauigkeit: Das frühere Wort *tanna* aus dem Althochdeutschen bezeichnete allgemein den Wald. Die Tanne war früher auch die herrschende Nadelbaumart unserer Breiten. So kommt es, dass der Volksmund heute gerne das Wort Tanne als Synonym für mehrere Baumarten benutzt. Ohne sich der botanischen Konsequenzen bewusst zu sein, wird alles, was Nadeln hat und keine Kiefer ist, Tanne genannt.

Dabei hat die einzige heimische Tannenart in Deutschland, die Weißtanne (*Abies alba*), einen Anteil von lediglich 2 Prozent an der gesamten Waldfläche. Zudem ist sie größtenteils im Süden der Republik zu finden, sodass ein durchschnittlicher Deutscher eine echte Tanne nur in Form eines Weihnachtsbaumes zu sehen bekommt. Die Waldbäume, die Tanne genannt werden, gehören fast immer der botanisch völlig unterschiedlichen Gattung der Fichten (*Picea*) an. Die Gemeine Fichte (*Picea abies*) ist die häufigste Baumart in unseren Wäldern und nimmt fast 30 Prozent der gesamten Waldfläche ein. Die Tanne kann mit mehr als 500 Jahren etwa doppelt so alt wie die Fichte werden, mit 60 Metern Höhe den Höhenrekord halten und einen Stammumfang von mehr als 12 Metern erreichen! Eine Fichte ist dagegen ein Leichtgewicht.

Die Tanne hat ähnlich ökologisch wertvolle Eigenschaften wie die Laubbäume und die meisten Förster wären glücklich, wenn sie es mit echten Tannen, statt mit Fichten zu tun hätten. Denn die Fichte ist eine für die meisten unserer Standorte fremde Baumart und anfällig für Schädlinge und Windwurf. Ihre Pflanzungen werden oft schon nach 60 Jahren sehr jung geerntet und ähneln mehr einer Plantage als dem Wald.

Dass der Wunsch der Förster nach der Tanne im Wald oft eine Utopie bleibt und sie in unseren Wäldern weitgehend fehlt, liegt nicht an ihren Holzeigenschaften. Diese sind sehr gut und mit der Fichte vergleichbar. Ökologisch läge die Tanne ganz klar vorne. Dass sie keine Chance hat, liegt an den Rehen, Rotwild und dem Damwild. Die sehr hohen Populationen dieser Tiere haben die Tanne wegen ihrer weichen und schmackhaften Nadeln zum Fressen gern. Ich habe mal einen Hirsch am Waldrand beim Fressen beobachtet. Er hat tief am Zweig angesetzt und dann sein geschlossenes Maul ruckartig am Ast entlanggezogen. Mit dieser Bewegung hatte er auf einen Schlag alle Blätter des Zweiges zusammen, die er dann gemütlich verspeiste. Dann machte er sich auch schon an den nächsten Zweig. Ganz flott wurde so ein ganzes junges Bäumchen von Blättern befreit. Es bestand keine Überlebenschance aufseiten dieses Bäumchens. Mit einer Tanne hätte er es ganz genauso gemacht. Die Waldbesitzer, die vom Hunger der Überpopulationen des Schalenwildes stark frustriert waren, sorgten deshalb für den Siegeszug der Fichte, die normalerweise nur in der Taiga und den Bergen ab 1000 Meter Höhe beheimatet ist. Deren Nadeln sind für das Wild aber nur als junge Sprossen eine geschmackliche Alternative auf dem Menüplan – und daher für die Waldbesitzer eine sicherere und bequeme Wahl.

Immerhin sind die meisten Weihnachtsbäume echte Tannen. Meistens aber handelt es sich auch hierbei nicht um die heimische Art, sondern mehrheitlich um die Nordmanntanne – eine Tannenart, die auf Plantagen extra für die Festtage gezüchtet wird. Ganze 22 Millionen der ca. 30 Millionen im Jahr 2019 verkauften Weihnachtsbäume in Deutschland gehören dieser Art an.[32]

Eigentlich ist es seltsam, dass die Tanne und die Fichte meist verwechselt werden, denn sie unterscheiden sich doch erheblich:

- Tannenzapfen kann man am Waldboden nur von der Fichte finden, die Zapfen der Tanne dagegen zerfallen bereits am Baum.
- Die Nadeln der Tanne bleiben auch im abgestorbenen Zustand an den Zweigen, die Nadeln der Fichte hingegen fallen ab. Somit machen die Tannen als Weihnachtsbäume tatsächlich viel weniger Dreck.
- Die Nadeln der Tanne stechen nicht, die der Fichte schon – auch hier klarer Vorteil als Weihnachtsbaum.
- Wenn man die Nadeln der Tanne abreißt, bleibt am Zweig eine Narbe zurück, bei der Fichte entsteht nach gleicher Behandlung eine Erhöhung.
- Die Zapfen der Tanne stehen am Baum, die der Fichte hängen herunter.
- Der erwachsene Tannenbaum hat anders als die Fichte keine eindeutige Spitze. Typisch für sie ist die als Storchennest bezeichnete Verflachung der obersten Triebe des Baumes.

Nur die Laubbäume werfen die Blätter ab. Wahr oder falsch?

Wahrscheinlich haben Sie gerade etwas gestutzt: Natürlich werfen nur die Laubbäume Blätter ab, denken Sie vielleicht, die Nadelbäume haben überhaupt keine Blätter und folglich können nur die Laubbäume Blätter abwerfen. Leider falsch. Ein mieser Trick meinerseits bei der Formulierung. Alle Bäume haben Blätter. Auch die Nadelbäume – es sind ihre Nadeln. Etwas anders gebaut als bei den Laubbäumen, aber botanisch eindeutig als Blätter anzusehen. Daher würde ein Botaniker lieber von »Nadelblättern« sprechen als nur von »Nadeln«. Na gut, sagen Sie jetzt, aber die Nadelbäume sind doch auch im Winter grün. Damit ist doch bewiesen, dass die Nadeln an den Bäumen bleiben? Auch diese Aussage ist ein Irrtum, denn die Lärche ist eine klare Ausnahme bei den Nadelbäumen und wirft ihre Nadeln genauso wie die Laubbäume im Herbst ab, um dann im nächsten Jahr alle komplett neu auszutreiben.

Abgesehen von dieser Ausnahme sind die grünen Bäume im Winter kein Beweis für eine besondere Haltbarkeit der Nadeln. Auch alle anderen Nadelbäume werfen die Nadeln ab. Aber nicht jedes Jahr und nicht alle auf einmal. Die Kiefer behält ihre in der Regel 4 bis 8 Jahre. Je schlechter die Umweltbedingungen im Sinne von Luftverschmutzung und Stress sind, desto schneller werden die Nadeln abgeworfen. Eine gestresste Kiefer kann schon nach zwei Jahren ihre Nadeln abwerfen. Eine erwachsene Fichte produziert pro Jahr ca. 1,5 Millionen neue Nadeln. Je höher in den Bergen, desto länger bleiben die Nadeln dran. Bei einigen Baumarten in hohen Bergen geht man sogar von 45 Jahren aus. Sie sehen, diese Behauptung war kein Fakt.

Es gibt Jahr für Jahr immer weniger Wald in Deutschland. Wahr oder falsch?

Logisch wäre es. Und ein Fakt ist, dass unsere Gesellschaft sehr hungrig nach Fläche ist. Sie versucht sich zu mäßigen und der Verbrauch hat sich seit der 1990er-Jahre etwa halbiert, aber im Schnitt lag er in den Jahren von 2015 bis 2018 immer noch bei unfassbaren 56 Hektar täglich – oder einem Einfamilienhaus (388 Quadratmeter) pro Minute![33] Bedeutet das, dass die Waldfläche zwangsläufig abnimmt? Nein, sie hat tatsächlich zugenommen! Von 104 536 Quadratkilometern und 29,3 Prozent der Landesfläche im Jahr 1992 auf 106 488 Quadratkilometer und 29,8 Prozent der Fläche im Jahre 2004.[34] Die Waldfläche in Deutschland wächst heute zwar nicht mehr, aber durch sehr nachhaltigen Umgang wachsen dennoch die Holzmengen in den Beständen. Wie kann das sein?

Um das zu verstehen, müssen wir in das Jahr 1713 zurück. Bergbau und die hohe Abhängigkeit der Menschen vom Werkstoff Holz führten zu einem erheblichen Holzmangel. Der Wald war fast weg. So kam es, dass Hans Carl von Carlowitz sich mit dieser Problematik beschäftigte und sein Werk »Sylvicultura oeconomica« verfasste. Dort beschreibt er den »nachhaltenden« Umgang mit dem Wald. Die Nachhaltigkeit war geboren! Und umgesetzt. Die darauf folgenden sehr strengen Waldgesetze in Deutschland und Europa führten zu einem erstaunlich vernünftigen Umgang der Menschheit mit den begrenzten Ressourcen Wald und Holz. Die Nutzung durfte den Zuwachs nun nicht mehr übersteigen und die Waldflächen durften nicht in andere Nutzungsarten umgewandelt werden. Genial einfach und das Beste: Es hat funktioniert. Zuerst teilte man die Flächen in 100 Teile und nutzte jedes Jahr nur ein Hundertstel per Kahlschlag – alle Bäume auf der Fläche wurden geschlagen und dann neue gepflanzt. Eine ökologisch sehr fragwürdige Technik und heute sehr unbeliebt. In der Regel misst man die Menge des Holzes auf der Fläche genau, macht langfristige Einschlagspläne und erntet lediglich einzelne Bäume, und zwar etwa in der Größenordnung dessen, was nachgewachsen ist. Die verbliebenen Bäume sorgen dann für die Naturverjüngung. Wird irgendwo ein Wald gerodet, muss an einer anderen Stelle aufgeforstet werden. Persönlich gibt mir diese Entwicklung Hoffnung für die Klimakrise. Wir werden es schaffen. Aber wir brauchen leider auch strengere Gesetze nach dem Vorbild der Waldgesetze. Die Jahrhunderte der Nachhaltigkeitstradition haben die Waldbesitzer geprägt. Man hat in der Vergangenheit und wird auch in der Zukunft dementsprechend wirtschaften. Jetzt müssen andere Bereiche der Wirtschaft nachziehen. Auch für die Abfallwirtschaft kann der Wald direkt als Vorbild dienen: Die Wiederverwertbarkeit liegt hier bei 100 Prozent.

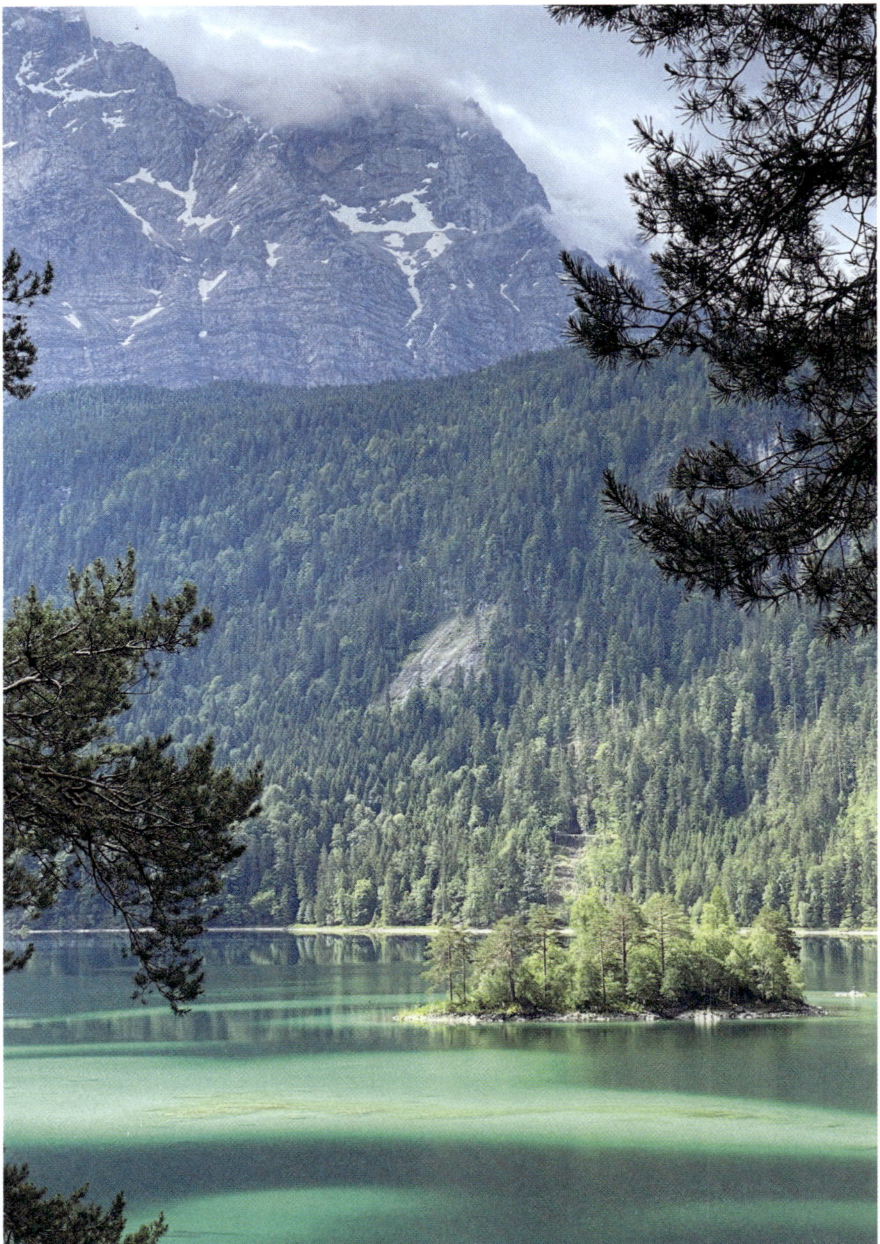

Ein Tannenbaum ist ein Tannenbaum. Wahr oder falsch?

Na, endlich ein Fakt. Glauben Sie. Und grundsätzlich haben Sie auch recht. Aber das deutsche Steuerrecht sieht es anders. Ein Weihnachtsbaum bricht hier alle Rekorde! Will ein Waldbesitzer einen Weihnachtsbaum verkaufen, bieten sich ganze fünf Optionen für die Mehrwertsteuer an:

- 0 % MwSt., wenn der Waldbesitzer als Kleinunternehmer verkauft
- 5,5 % MwSt., wenn der Baum als Naturverjüngung gewachsen ist und ab Hof verkauft wird
- 7 % MwSt., wenn der Waldbesitzer auf einem Markt verkauft
- 10,7 % MwSt., wenn der Baum gepflanzt war und ab Hof verkauft wird
- 19 % MwSt., wenn der Baum geschmückt ist

Da sieht man die sonst so belächelte Regelung bei der Grillwurst, die beim Außer-Haus-Verkauf mit 7 Prozent MwSt. und bei vorhandenen Sitzgelegenheiten mit 19 Prozent MwSt. besteuert wird, gleich mit anderen Augen. Im Vergleich zum Weihnachtsbaumverkauf erscheint der Grillwurstverkauf gleich deutlich entspannter, logischer und nachvollziehbarer.

Und wir ...

Die optimale Entscheidung

Entscheidungen müssen wir alle immer wieder treffen. Und es gibt dafür sogar einen optimalen Weg. Eine Nonplusultra-Lösung. Einwandfrei, erfolgreich – und genial noch dazu. Doch bevor ich verrate, was ich meine, ein kurzer gedanklicher Ausflug:

Sie stehen vor einem wunderschönen tiefblauen Waldsee. Auf der anderen Seite können Sie ein Blumenmeer erahnen und Sie wollen unbedingt diese Blumen am anderen Ufer aus der Nähe bewundern. Nur – wie kommen Sie dahin? Auch hier gibt es eine ultimative Lösung. Die Nummer-eins-Lösung: Sie gehen einfach übers Wasser dahin. Blödsinn? Wieso? Petrus hat es genauso gemacht. Er sah Jesus, der über das Wasser auf die Jünger zulief, und wollte es auch tun. Jesus rief ihn zu sich, Petrus stieg aus dem Boot – und das Wasser hat ihn getragen. Leider nicht lange. Petrus hat sich schnell von der tragenden Kraft Gottes abgeschnitten – und Jesus musste ihn vor dem Ertrinken retten (vgl. Matthäus 14,22-33).

Genauso ist es bei unseren Entscheidungen. Der immer richtige Weg ist es, Gottes Ruf zu folgen. Nicht immer einfach, aber immer richtig. Ich habe schon einige Male in meinem Leben Gott klar und deutlich vernommen. Eine wunderbare Erfahrung und befreiende Klarheit, die über alle Schwierigkeiten hinwegträgt. Wandern auf dem Wasser vom Heiligen Geist geführt – besser geht es nicht. Aber nicht mal die Apostel schafften es täglich, Gottes Wegweisung hundertprozentig eindeutig zu vernehmen. Auch sie mussten entscheiden, als der Weg des Herren nicht klar war. Wir alle haben oft keine andere Wahl, als den zweitbesten Weg zu gehen. Die meiste Zeit in meinem Leben muss ich nach Brücken suchen oder um den See herumwandern, um an das andere Ufer zu gelangen. Gott wird uns meistens leider keinen Engel senden, der uns erzählt, was nun zu tun ist. Aber er gibt uns seine Weisheit mitten im Chaos dieser Welt:

> Wenn es jemandem von euch an Weisheit mangelt zu entscheiden, was in einer bestimmten Angelegenheit zu tun ist, soll er Gott darum bitten, und Gott wird sie ihm geben. Ihr wisst doch, dass er niemandem sein Unvermögen vorwirft und dass er jeden reich beschenkt.
>
> Jakobus 1,5; HFA

Gott gibt uns einen Verstand, der in der Lage ist, Fakten zu sammeln und abzuwägen. Und dieses Faktensammeln ist es, was uns bei unseren Entscheidungen helfen kann.

Fakten sammeln als Grundlage guter Entscheidung

Egal, ob sich ein Förster im Wald bewegt oder ein Familienvater auf der Suche nach einem guten Weihnachtsbaum unterwegs ist – für beide ist es im Hinblick auf die unterschiedlichen Eigenschaften der beiden Baumarten Tanne und Fichte von großer Bedeutung, die Fakten zu kennen. Hier lohnt es sich, Zeit zu investieren. Wie oft werden wir durch das Unwissen oder Irrtümer, die wir für Fakten halten, geleitet.

So erging es mir als Jugendlicher in Polen. Ich hielt Polen für die bestmögliche Option für mich und die Versuche des Westens, mich aufzuklären, für reine Propaganda. Die damalige Kohl-Regierung hat neben den Gastarbeitern auch auf die Aussiedler gesetzt und sie zur Einreise nach Deutschland eingeladen. Die brummende Wirtschaft brauchte Arbeitskräfte und politisch stärkte die Auswanderung den Westen. Gute Gründe, um die Werbemaschinerie hochzufahren und sich um die Aussiedler zu bemühen. Viele der Deutschstämmigen im Osten haben sich aufgemacht und sind nach Deutschland ausgewandert. Selbstverständlich war es der polnischen Regierung nicht recht und man versuchte, es zu unterbinden. Unter anderem durch Falschinformationen. Das Bild vom Kapitalismus und seinen ausbeuterischen, menschenunwürdigen Machenschaften begleitete mich ständig. Meine ganze Schulzeit war voll davon. Das Fernsehen, Radio und die Zeitungen berichteten täglich von neuen Grausamkeiten. Eine sehr beliebte Methode war es, Aussagen zu nehmen, diese aus dem Kontext zu reißen und generalisierend auf den gesamten Westen zu beziehen. Zum Beispiel glaubte ich fest daran, dass die Gesundheitsversorgung im Westen an den persönlichen Reichtum gekoppelt war: Für medizinische Leistungen muss man zahlen, im Sozialismus sind sie dagegen frei für jeden. Das gleiche Vorgehen gab es beim Thema Schule und Studium. Ich war fest davon überzeugt, dass eine gute Ausbildung im Westen sehr viel Geld kostet. Die Botschaft, die bei mir als Fakt gespeichert war: Im Kapitalismus können sich nur die Reichen eine Ausbildung leisten, im Sozialismus jeder. Die deutsche Regierung versuchte, dagegen einzuwirken. Es gab Radiosender, die auch in Polen ausgestrahlt wurden, und viele Printerzeugnisse mit Informationen. Und genau solche fielen mir in die Hände, als ich die internationale Messe in Posen besuchte. Die wunderbare bunte Welt des Westens mitten in Polen. Und relativ frei zugänglich. Es gab dort einen Stand der Bundesrepublik Deutschland, wo jeder Besucher eine prall gefüllte Plastiktüte überreicht bekam. Man musste etwas warten, aber dann hatte man die westliche Pracht in den Händen. Und unglaubliche Inhalte. Selbstverständlich auf Polnisch. Mit detaillierten Informationen über das Leben der Bürger, einer klaren Einladung und Einreiseformalitäten. Die Irrtümer, die mich vor der Entscheidung, in das Land meiner Vorfahren – nach Deutschland – auszuwandern, abhielten, wurden auf dieser Messe alle widerlegt. Ich konnte es kaum fassen und habe die Informationen über die Netzwerke der Ausgereisten überprüft. Unglaublich, wie sehr ich mit meinem Wissen, meinen geglaubten Fakten danebenlag. Es waren einfach Irrtümer. Meine Frau und ich sind, um sicher zu sein, noch mal zusammen nach Westberlin gefahren. Wir haben mit eigenen Augen gesehen, dass alles wahr war. Nun waren wir fest entschlossen, der Einladung nach Deutschland zu folgen. Auszuwandern war mühsam und oft schmerzhaft, aber die Entscheidung haben wir bis heute nicht bereut. Genauso wie das lange Warten auf unser neues Haus …

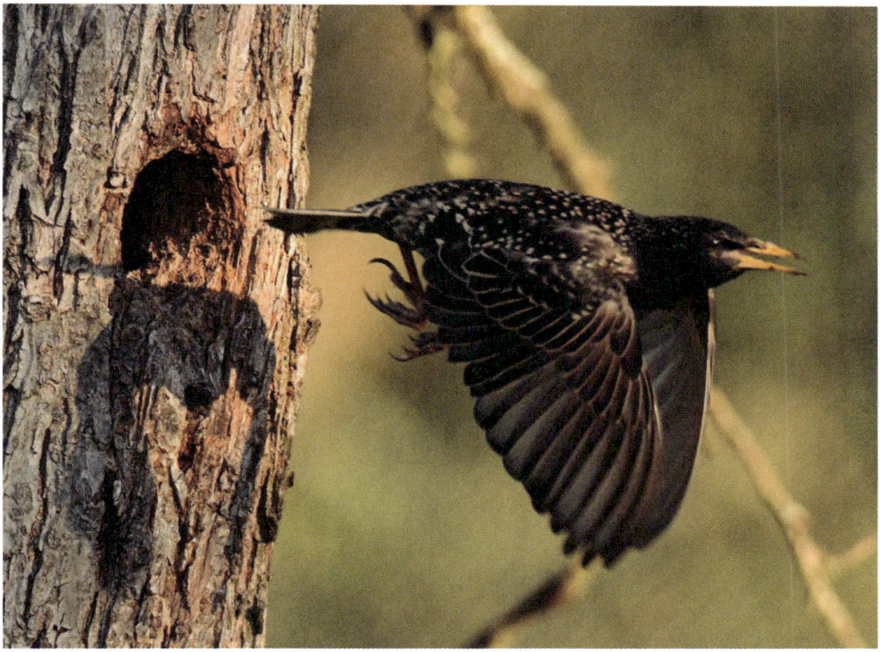

Mathematik als Hilfe guter Entscheidungen

Gewappnet mit genug Fakten fällt ein Urteil oder eine Entscheidung leichter, wird oft sogar richtig einfach. Mathematische Klarheit ist ein wunderbar entspannter Weg auf der Suche nach der richtigen Entscheidung. Man addiert und multipliziert und wenn man keinen Berechnungsfehler gemacht hat, ist die Sache oft ganz schnell klar. Ganze Wissenschaften sind so aufgebaut. Dazu kommt das Prinzip der Überprüfung: So oft schon habe ich sowohl im Berufsleben als auch privat nach einer alternativen Berechnung gesucht und sie zu meinem Prinzip gemacht. Ich stellte mir die Frage: Komme ich durch eine andere Betrachtungsweise zum gleichen Ergebnis? Bei Zahlen ist eine solche alternative Betrachtungsweise so gut wie immer zu finden. Zeigt meine zweite Alternativberechnung das gleiche Ergebnis, weiß ich, dass ich nichts übersehen habe und meine Berechnung richtig war. Ist das Ergebnis ein anderes, analysiere ich die Rechenwege. Auf diese Weise konnte ich schon oft meine erste scheinbar richtige Lösung als falsch entlarven.

Manchmal hilft es auch, in einer Tabelle die großen Zusammenhänge in kleinere, leichter zu beurteilende Aspekte aufzusplitten, die für eine Entscheidung wichtig sein können. Für jeden Aspekt vergibt man Punkte zwischen 1 (trifft gar nicht zu) bis 10 (trifft voll zu). So hat man schon eine erste Tendenz. Zusätzlich kann man noch bewerten, wie wichtig einem die einzelnen Aspekte sind (mit Zahlen zwischen 1 und 5). Nun multipliziert man jeden Aspektwert mit dem Bedeutungsfaktor, um ein noch ausgewogeneres Bild für den Gesamtzusammenhang zu erhalten. Je mehr Punkte man vergibt, desto positiver bewertet man auch die Eigenschaft. So entsteht eine Gewichtung.

Aspekt:	Bedeutung:	Punkte:		Punkte mal Bedeutung:	
		Haus 1	Haus 2	Haus 1	Haus 2
Kaufpreis	5	5	2	25	10
Zustand	4	2	5	8	20
Grundstück	4	3	4	12	16
Entfernung zur Arbeit	3	5	4	15	12
Entfernung zur Schule	3	5	3	15	9
Ästhetik	3	5	3	15	9
Wohlfühlfaktor	5	4	4	20	20
	Summe:	29	25	110	96

Wir haben zum Beispiel intensiv und lange nach einem schönen Haus für unsere Familie gesucht. Wir wünschten uns Platz für die Kinder und einen schönen Garten. Warum haben wir fast 10 Jahre gesucht? Weil wir immer die Tabelle angewandt und das neue Haus mit unserem bisherigen verglichen haben. Einmal trennte uns nur ein Punkt von einem Umzug. Der Engel des Herrn erschien nicht. Aber Gott schenkte Weisheit und so folgten wir dem Resultat der Tabelle und zogen nicht um.[35]

Das Schöne an diesem Modell ist, dass man es individuell anpassen kann. Uns hat dieses Vorgehen damals sehr geholfen. Wir haben enorm viele Häuser abgelehnt und nach 10 Jahren endlich unser Traumhaus gekauft. Jetzt haben sogar schon die Enkel etwas von diesem Geschenk Gottes. Das Warten, Prüfen und Ablehnen war der richtige Weg.

Bevor wir also eine neue Richtung einschlagen oder eine Entscheidung treffen, sollten wir so viele Zahlen, Daten und Fakten wie möglich sammeln und diese so weit verdichten, bis sich daraus ein klares Bild vor unseren Augen ergibt. Es wird sich lohnen!

Entscheiden bedeutet immer, ein Risiko einzugehen

Das Leben wäre so schön einfach, wenn dieser streng mathematische Weg immer funktionieren würde. Leider lassen sich selten genug Fakten sammeln, damit wir uns wirklich sicher sein können. Viele, sehr viele Entscheidungen bleiben Wagnisse, die dennoch getroffen werden müssen.

So lag mir und meiner Frau unsere Tochter lange in den Ohren, weil sie unbedingt reiten wollte. Natürlich hätte sie am liebsten ein eigenes Pferd gehabt, aber sie war auch mit einem Pflegepferd fürs Erste zufrieden. Nach den ersten Versuchen war klar: Ihre Begeisterung flachte nicht ab, sie wollte wirklich reiten. Für uns als Eltern hatte sich aber schon im Vorfeld die Frage gestellt, ob wir diese aus unserer Sicht sehr

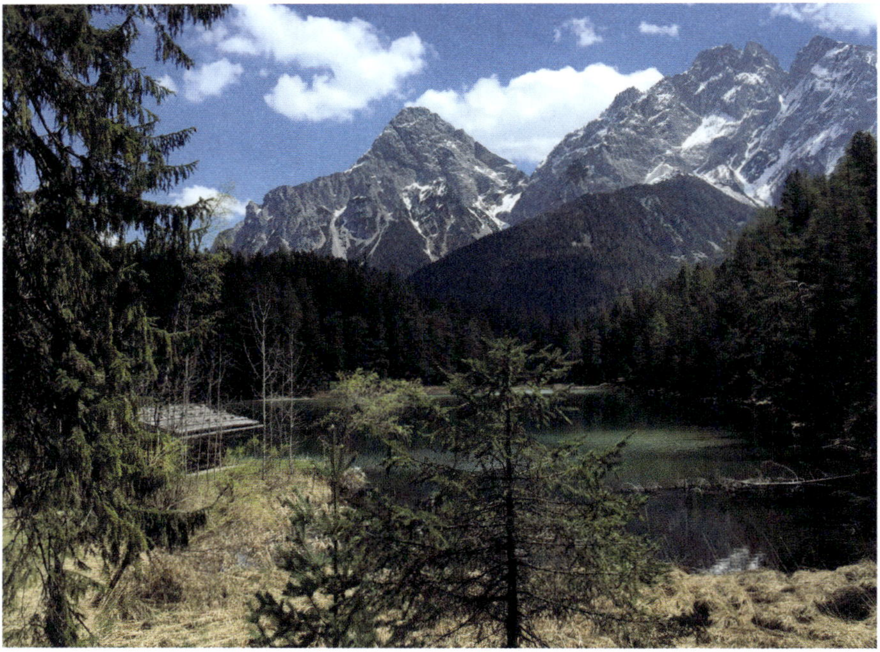

gefährliche Sportart wirklich unterstützen wollten. Keine leichte Sache. Zu Hilfe kam meiner Tochter, ohne dass sie etwas davon ahnte, ein Buch über Management. Verschiedene Menschen berichteten darin aus ihrem Leben, u. a. auch der Bergsteiger Reinhold Messner, der alle Achttausender dieser Welt erklommen hat und über die Zeit als Leiter und Gründer seines Museums in den Italienischen Alpen berichtet. Seine schwerste Verletzung, die ihn für Jahre zum Invaliden gemacht hat, geschah, als er auf seinem Grundstück eine Mauer überqueren wollte. Was für eine Ironie! Da setzt man sich den so hohen Risiken des Alpinismus aus und wird bei der prosaischen Tätigkeit des fast täglichen Lebens aus dem Verkehr gezogen. Nicht das Eis des Himalajas, sondern eine Mauer seiner Burg Juval kostete ihn die Gesundheit: »Wir Menschen stolpern nicht über Berge, sondern über Maulwurfshügel.«[36] Diese Geschichte überzeugte mich, das Risiko für meine Tochter zuzulassen. Sie reitet bis heute mit

Begeisterung und hat sich sogar ein eigenes Pferd gekauft. So viel Freude ist durch das Zulassen eines Risikos entstanden.

Bitte verstehen Sie mich nicht falsch. Es geht mir hier nicht um Leichtsinn. Wovon ich spreche, ist ein bewusstes Eingehen von kalkulierbaren Risiken, ohne die das Leben nicht wirklich Spaß macht. Und keine Entscheidung zu treffen aus Angst vor einer falschen Entscheidung, ist auch eine Entscheidung. Sehr oft schieben wir eine Sache auf die lange Bank und verpassen damit eine Chance. König Salomo war mir auch in dieser Hinsicht ein guter Ratgeber: »›Ich kann unmöglich aus dem Haus gehen‹, sagt der Faulpelz, ›auf der Straße könnte ja ein Löwe sein, der mich anfällt und tötet!‹«

Unsere Entscheidung sollte mit Gottes Gesetz übereinstimmen

Eigentlich selbstverständlich. Schwierig wird es aber, wenn die Gesetze des eigenen Landes und Gottes Gesetze nicht übereinstimmen. Da kann man schnell in Versuchung geraten.

So konnte ich als bekehrter Christ nicht vernünftig mit den Anforderungen des sozialistischen Staates an mich leben. Vieles passte mit meinem christlichen Glauben nicht überein. Im damaligen Polen war man oft versucht, Lüge oder Diebstahl einzusetzen, und musste so manches Mal sogar das Bekenntnis zu Gott verbergen. Als wir zum Beispiel mit unseren Freunden anlässlich unserer Hochzeit eine große christliche Feier machen wollten, hat es mein Vater verboten – aus Angst vor Konsequenzen für seine Karriere. Wir wollten unsere vielen Freunde einladen und in einer großen Kirche einen wunderschönen Gottesdienst auch als Bekenntnis zu unserem guten Gott feiern. Es gab viele Helfer, jemanden für die Musik – es hätte so wunderbar sein können. Doch wir haben den Wunsch meines Vaters respektiert. Am Ende haben wir im Schutz der Dunkelheit auf

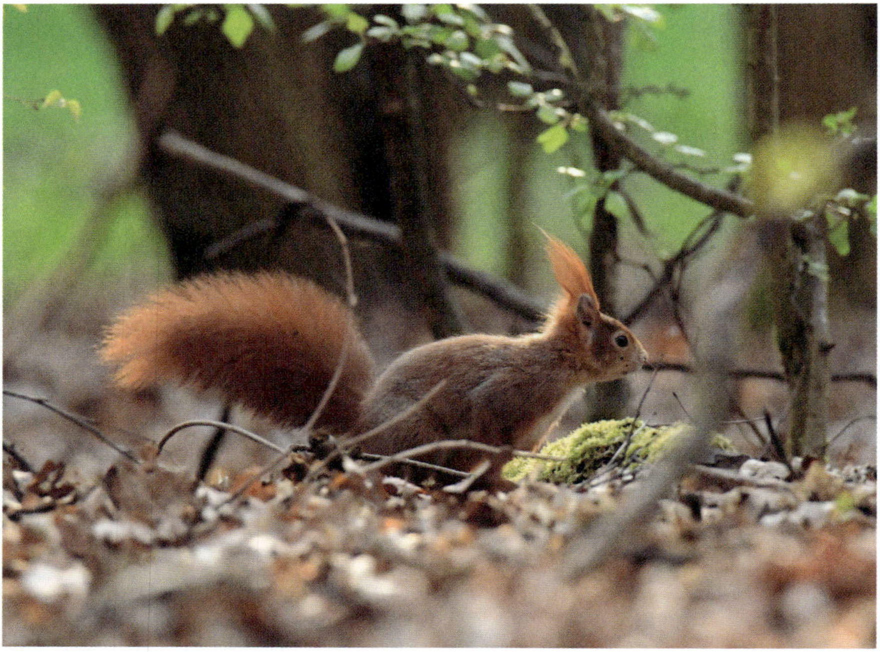

einem Dorf mit engsten Freunden in einer leeren Kirche geheiratet. Wir sind immer noch etwas traurig, wenn wir daran denken. Aber es war aus meiner Sicht richtig. Sowohl der Respekt gegenüber meinen Eltern als auch das Gebot der Liebe sprachen gegen die Rebellion an dieser Stelle.

Damals wie heute glaube ich fest an die Aussage von Petrus und der anderen Apostel: »Man muss Gott mehr gehorchen als den Menschen!«

Extrem gefährlich wird es, wenn wir eine Entscheidung aus Unzufriedenheit, Ärger, Frust, Hunger oder aus einer Versuchung heraus treffen. Hier habe ich für mich beschlossen: Ich zwinge mich mit der Entscheidung zu warten, bis der Reiz nicht mehr akut ist. Je besser ich verstehe, warum ich mich so entscheiden will, desto ausgewogener kann ich die Entscheidung treffen. Was will ich? Warum will ich es? Diese beiden Fragen sind für mich neben der Frage nach Gottes Willen zentral. Ich kläre diese beiden Fragen, ich bete, ich sammle Fakten, entscheide – und stelle einen guten Plan für die Realisierung auf. Und schon kann die nächste Hürde genommen werden.

Gut gelaunt im dunklen Wald

Und nun der versprochene Grund, warum ich damals so gut gelaunt durch einen stockfinsteren Wald wanderte. Ich hatte den ganzen Tag hart im Wald gearbeitet. Wir pflanzten Kiefern per Hand. Ich fühlte mich schwach, weil ich schon mehrere Tage fastete. Doch statt mich nach getaner Arbeit mit meinen Kommilitonen zu erholen und den Feierabend zu genießen, bin ich zu meiner Frau nach Posen aufgebrochen. Zuerst 5 Kilometer zu Fuß ins Dorf, dann mit dem Bus weiter, in der großen Stadt dann mit der Straßenbahn. Mit meiner Frau bin ich zu einem Vortrag in die Kirche gegangen und als wir zum Busbahnhof zurückkamen, war es schon nach 22 Uhr. Mein letzter Bus war weg. Es gab aber noch die Möglichkeit, mit einem anderen Bus in den Nachbarort zu fahren. Traurig verabschiedete ich mich von meiner Frau und setzte mich erschöpft in den Bus. Wie sollte ich das jetzt noch schaffen? Die 5 Kilometer durch den Wald und nun zusätzliche 5 Kilometer an der Straße entlang zu dem Waldrand. Ich bat verzweifelt Gott um Hilfe und schlief ein. Als ich aufwachte, dachte ich an ein Wunder: Gott hat den Bus weiterfahren lassen. Leider nein. Endstation wie geplant. Der Busfahrer schaute mich etwas nervös an, ich stieg aus dem leeren Bus. Es war schon fast 23 Uhr, mir war kalt und ich war etwas verzweifelt. Ich sammelte meine letzten Kräfte, betete kurz und machte mich auf den Weg. Plötzlich sah ich ein Licht, das mir entgegenkam. Ein Motorrad. Das wurde immer langsamer – und hielt schließlich bei mir an. Ich sah mich schon verprügelt und ausgeraubt im Straßengraben liegen, doch der Fahrer hatte keine bösen Absichten und fragte mich: »Bist du der Darius?« Verdutzt habe ich seine Frage bejaht. Daraufhin wendete er sein Motorrad und forderte mich auf, aufzusteigen. Ich weiß bis heute nicht, warum, aber ich tat es, und eine rasante Fahrt durch die Nacht folgte. Wir erreichten die Stelle, wo ich in den Wald abbiegen sollte, aber die Geschwindigkeit blieb konstant. Ich klopfte dem Fahrer energisch auf die Schulter. Er stoppte Gott sei Dank, schaut mich aber verdutzt an: »Was ist los?« – »Ich muss hier in den Wald.« Er verstand die Welt nicht mehr. »Dann bist du nicht der Darius?« Ich war wie benebelt, aber ich wusste, was ich wollte: »Doch, der bin ich, aber ich muss dennoch in den Wald.« Es zeigte sich, dass er einen Partygast mit dem gleichen Vornamen, der mit dem gleichen Bus kommen sollte, hatte abholen wollen. Der Gast kam nicht. Aber ich nutzte die Situation. Oder hatte Gott direkt einen Engel mit einem Motorrad geschickt? Wie auch immer. Ich war Gott so dankbar für dieses Wunder, dass ich lobend und preisend den dunklen Wald durchquerte. Noch nie war ich 5 Kilometer so schnell gelaufen. Es fühlte sich an wie gehen auf Wasser.

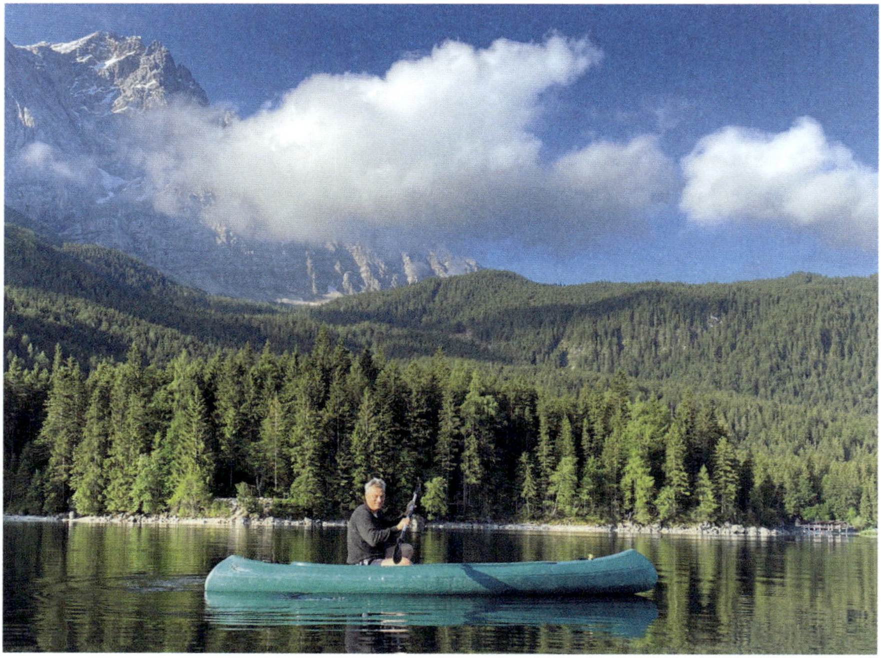

WALDERLEBEN

- Schauen Sie sich einen Baum im Wald an. Sie haben nun die Aufgabe zu entscheiden, ob er bleiben oder gefällt werden soll. Was tun Sie, um eine gute Entscheidung treffen zu können? Welche Fakten brauchen Sie? Wären vielleicht Fachleute als Ratgeber hilfreich? Versuchen Sie, die Kriterien zu nennen, und treffen Sie nun eine Entscheidung. Und Sie? Welche Entscheidung haben Sie gerade zu treffen? Lassen sich Kriterien finden? Hat Gott Ihnen Klarheit oder Frieden in eine Richtung geschenkt? Haben Sie alle Fakten beisammen? Haben Sie gebetet? Wen könnten Sie um Rat fragen?

- Sie haben bezüglich des Baumes eine Entscheidung getroffen. Schauen Sie jetzt in die Zukunft. Werden die nächsten Generationen mit Ihrer Entscheidung glücklich sein? Beim Baum können Sie das vermutlich schwer entscheiden, aber wie steht es mit Ihren persönlichen Entscheidungen? Haben Sie einen guten Plan für die Realisierung? Sind Sie bereit, den Preis zu zahlen? Wie wird die Zukunft danach aussehen? Ist das Risiko kalkulierbar? Sind Sie im Einklang mit Gottes Wort und haben Sie Frieden im Herzen?

- Suchen Sie sich im Wald einen gefällten Baum. Die Entscheidung hier ist bereits gefallen. Gab es in Ihrem Leben Entscheidungen, die Sie heute bereuen? Warum? Hätten Sie sich damals Hilfen suchen können, sodass Sie anders entschieden hätten?

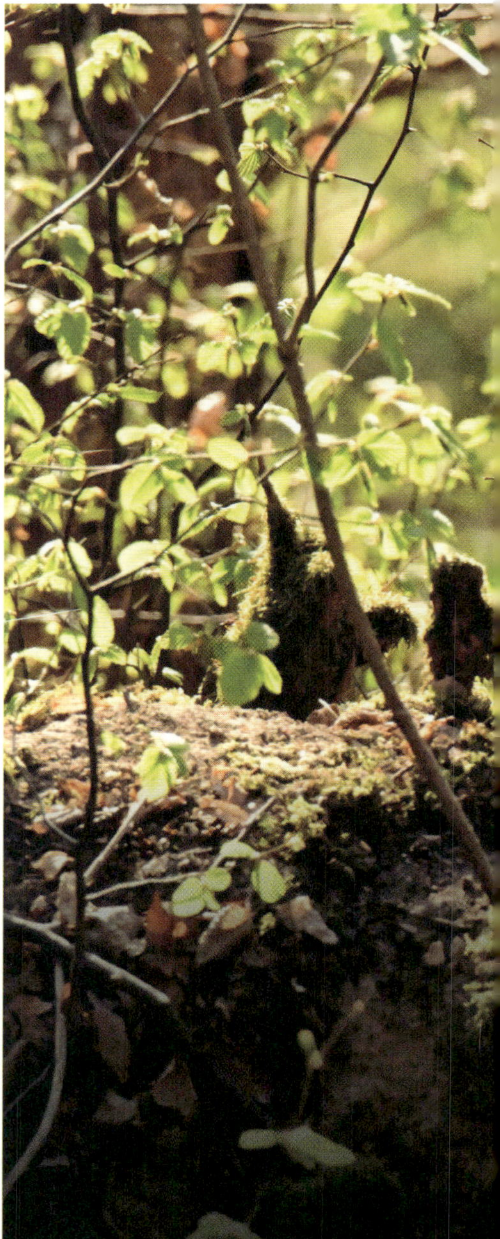

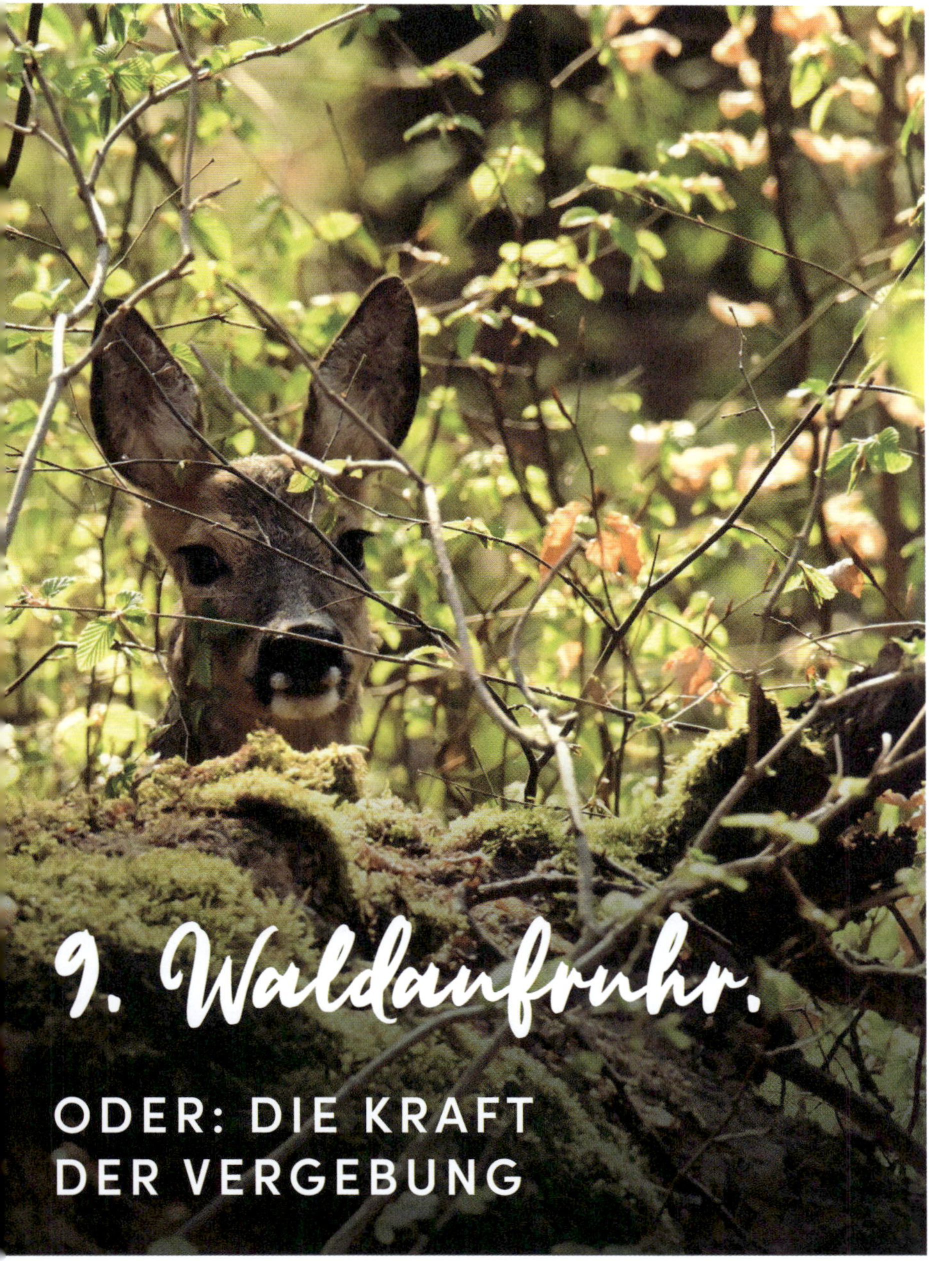

9. Waldaufruhr.

ODER: DIE KRAFT DER VERGEBUNG

Sprich nicht: Wie er mir getan hat, so will ich ihm tun, will dem Mann nach seinem Werk vergelten.

König Salomo in Sprüche 24,29; ELB

Heute ist es gar nicht ruhig im Wald. Als ich auf die Lichtung direkt vor der urigen Waldhütte trete, erwartet mich dort bereits ein wahres Gewusel. Wo sich normalerweise Fuchs und Hase gute Nacht sagen, tummeln sich jetzt aufgeregte Hunde und in Naturfarben gekleidete Menschen mit bunten Warnwesten. Es ist Spätherbst und die Jäger sammeln sich für eine gemeinsame Drückjagd.[37] Auch ich habe meine Waffe umgehängt. Mit einer dampfenden Tasse Kaffee in der Hand beginne ich an einem der bereits brennenden Feuer die erste Unterhaltung des Tages mit einem netten Jäger aus Norddeutschland. Wie sich später noch zeigen wird, wird er ein Zeuge meiner peinlichen Panne werden. Aber dazu später mehr …

Um uns herum sind nicht nur viele aufgeregte Hunde, sondern auch viele Treiber. Sie werden die großen Waldgebiete mit den Hunden durchlaufen und das Wild in Bewegung setzen. Die Hunde freuen sich allerdings am meisten von uns allen und sind kaum noch zu bremsen. Es ist ihr Tag. Es ist der Tag. Endlich dürfen sie mit den anderen Hunden nach Herzenslust durch den Wald sausen und dem Wild nachstellen. Dafür sind sie geboren und dies spüren sie mit jeder Zelle ihres Körpers. Auch wir Jäger sind erwartungsvoll, die Spannung ist regelrecht greifbar. Wir bekommen unsere Hochsitze zugeteilt und wenig später sieht man viele kleine Kolonnen in alle Himmelsrichtungen durch den Wald fahren. Wer an seinem Hochsitz angekommen ist, macht es sich bequem und lädt seine Waffe. Aus Sicherheitsgründen dürfen wir die uns zugewiesenen Positionen nun die nächsten drei Stunden nicht mehr verlassen. An sich viel Zeit, um über das Leben nachzudenken. Doch dazu wird es nicht kommen, denn angespannt und schussbereit analysieren wir jedes Geräusch und jede Bewegung um uns herum. Einen Jagdhund statt eines Wildschweins zu erwischen, wäre alles andere als großartig.

Der Wald …

Tiere im Wald: Helfer und Plage

Der Wald wäre ohne seine Tiere irgendwie fremd. Und auch trostloser. Kein Knacken, kein Zwitschern, kein Rascheln. Ungewohnte Stille. Vermutlich könnte er auch ohne seine vielen tierischen Mitbewohner existieren. Er würde ohne sie weiterwachsen und sich ausbreiten. Aber wie lange würde das gut gehen? Was wäre er ohne die Ameisen? Und die Vögel, die ihm bei der Ausbringung der Samen helfen? Oder die Wildschweine, die bei ihrer Nahrungssuche die Erde auflockern? So viele der Tiere nützen dem Wald.

Und doch: Es gibt auch welche, die es dem Wald schwer machen. Die Rehe zum Beispiel sind eine wahre Plage und fressen die besten, frischesten Triebe und Blätter, die der Wald mühevoll produziert hat. Oder die Mäuse, diese gefräßigen kleinen Plagegeister, die für den Wald wirklich furchtbar sein können, wenn es zu viele werden. Wie gut, dass Fuchs, Marder oder Greifvogel ihm hier helfen und die Bestände vertretbar halten. Aber die Rehe und das Rotwild? Hier braucht der Wald die Unterstützung des Menschen. Denn dieser hat die großen Waldjäger wie Bär, Wolf, Adler und Luchs schon vor Jahren vertrieben und so ist es dem Wald nur recht, wenn nun der Mensch die Rolle des Jagenden übernimmt. Hauptsache, die Rehe kommen weg.

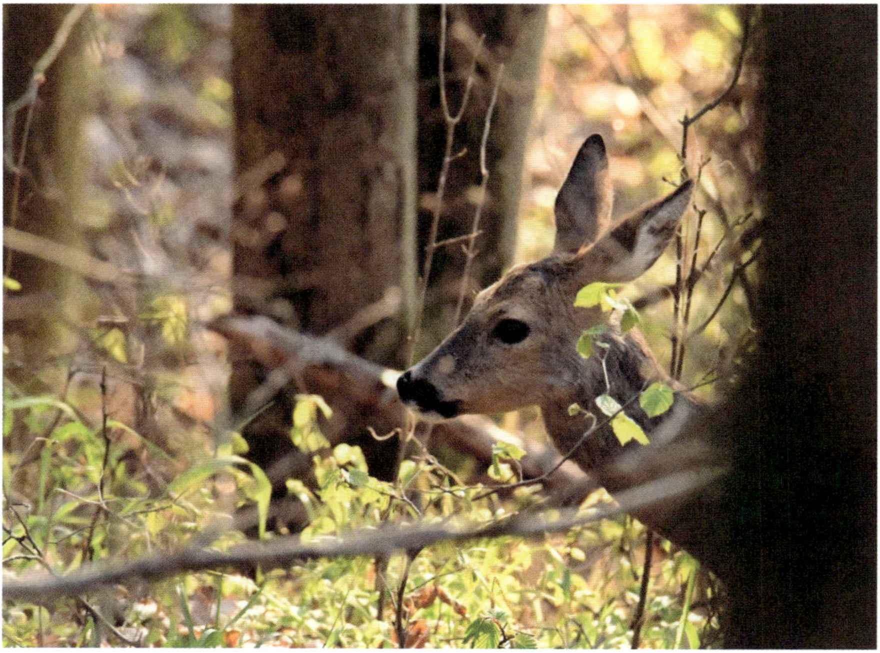

Rehe – die Gefahr verharmlosen

Und die Rehe? Die wissen sehr genau, dass sie auf der Wunschliste der Jäger stehen. Das sagt ihnen ihre Programmierung. Ihr Instinkt. Immer wieder unterbrechen sie ihr Tun, um die Umgebung zu prüfen. Sind ständig auf der Hut – auch ohne entsprechende Signale.

Nehmen Rehe aber ein Geräusch wahr oder erfassen sie einen verdächtigen Geruch, schalten sie sofort auf Alarm um. Ihr ganzer Körper spannt sich an. Ohren, Augen und Nase werden augenblicklich in Richtung der vermuteten Gefahr gerichtet. Und diese drei Sinnesorgane sind beim Reh perfekt für diese Aufgabe ausgelegt. Die großen und schönen braunen Augen befinden sich etwas seitlich am Kopf, sodass das Reh eine gute Rundumsicht hat – auch ohne den Kopf drehen zu müssen. Und erst die Ohren: Sie lassen sich ganz anders als bei uns Menschen steuern und werden blitzartig in Richtung der Gefahrenquelle gerichtet, um den besten Empfang zu haben. Aber das Beste ist und bleibt die Nase, denn die kann selbst beim Hauch eines Geruches noch extrem viel wahrnehmen. Die winzigen Geruchsteilchen der anderen Tiere, die vom Wind ständig fortgetragen werden, erreichen die Nase des Rehs und verraten ihm einfach alles. Schwierig wird es nur, wenn der Wind schlecht steht, denn dann hat das Reh kaum eine Chance. Dazu kommt seine Neugier, die es des Öfteren in brenzlige Situationen bringt. Selbst wenn ein Reh eine Gefahr erfasst hat, will es in der Regel mehr wissen. Nähert man sich einem Reh, so passiert es häufig, dass es den Menschen neugierig anschaut und erst spät die Flucht ergreift. Aber auch diese Flucht ist keine echte. Schon nach wenigen Metern bleibt es stehen und schaut zurück. Was ist denn da los? Ich muss doch noch mal gucken … Da hat der Jäger ein leichtes Spiel.

Wildschweine – nichts wie weg von der Gefahr

Die Wildschweine sind in diesem Punkt rigoros: Haben sie eine Gefahr erkannt, ergreifen sie entschlossen die Flucht. Mit Blick nach vorne suchen sie ein sicheres Versteck, weit weg von der Gefahrenquelle. Anders als die Rehe sind Wildschweine Herdentiere und leben in einer engen Gemeinschaft, in Fachsprache *Rotte* genannt. Bei ihnen gibt es keinen Chef. Aber eine Chefin (*Leitbache*). Sie ist sehr erfahren und für das Wohl der Gemeinschaft verantwortlich. Die Chefin hat viel erlebt und gesehen, hat Strategien vorrätig und entscheidet alles. Sie ist sogar so wichtig für die anderen Tiere, dass die Jäger sie immer schonen werden. Auf die leitende Bache schießt man nicht. Aber woran erkennt man sie? Ganz einfach: Sie rennt als Erste. Voll entschlossen, die anderen aus der Gefahr zu bringen. Und die anderen folgen. Eine Verfolgung ist da meistens zwecklos. Die Rotte wird unter dieser hervorragenden Leitung schnell und weit laufen und ein gutes, sicheres Versteck finden. Ein normaler Spaziergänger bekommt diese klugen und scheuen Tiere, genauso wie Rotwild, sehr selten zu sehen.

Der Hase – Meister der Tarnung

Umso größer ist die Wahrscheinlichkeit, dass einem auf einer Wiese ein Hase über den Weg läuft. Diese Tiere, auf ihre Schnelligkeit vertrauend, kauern sich bei entdeckter naher Gefahr flach auf den Boden und legen die langen Ohren eng an den Körper an. So versuchen sie, unsichtbar zu bleiben, was ihnen durch ihre Fellfarbe auch gelingt. Die ganze Zeit über bleiben sie in voller Anspannung, wittern aufmerksam und verfolgen die Erschütterungen der Erde mit ihrem ganzen Körper. Erst, wenn die Gefahrenquelle deutlich zu nahe kommt und die Tarnung aufzufliegen droht, wird die Taktik geändert und der Hase ergreift blitzschnell im Zickzackkurs die Flucht. Glaubt der Hase, die Gefahr hinter sich gelassen zu haben, macht er noch einen mächtigen Sprung zur Seite und verharrt in einem neuen Versteck, bereit für eine weitere Flucht. Der eventuelle Verfolger hat nun aber ein Problem, denn die Spur endet unverhofft und schlagartig. Der Hase scheint sich in Luft aufgelöst zu haben. Eine raffinierte Taktik, die schon vielen Hasen das Leben gerettet hat.

Hier sind sie den Rehen ganz klar voraus, denn deren Neugier und Zaghaftigkeit bei der Flucht machen sie zu einer leichten Beute. Der Jäger kann sich immer wieder von Neuem an sie heranpirschen und ohne große Anstrengung zu einer geeigneten Schussposition kommen. Armes Reh!

Und wir …

Der Blick zurück

Wir Menschen verhalten uns nur allzu oft wie die Rehe. Lieber schauen wir gebannt zurück in die Vergangenheit, anstatt diese aufzuarbeiten, aus ihr richtige Schlüsse zu ziehen und uns auf die Zukunft zu fokussieren. Dann stecken wir in dem fest, was geschehen ist, was uns jemand angetan hat, und haben kaum einen Blick für die Menschen um uns herum, für unsere täglichen Aufgaben, unsere Zukunft, all das Schöne. Die Vergangenheit hat uns voll im Griff.

Umso größer die Verletzung ist, die jemand anderes uns zugefügt hat, desto mehr besteht die Gefahr, dass wir im Schmerz stecken bleiben und nicht bereit sind, zu vergeben. Und das oft weit über die notwendige Trauer- bzw. Verarbeitungsphase hinaus. Alles dreht sich dann nur noch um das Erlebte. In Gedanken gehen wir es immer wieder durch. Machen es ständig zum Thema. Wut und Rachegedanken können unser Denken und Handeln sogar dermaßen dominieren, dass etwas anderes kaum noch Platz hat. Wir bleiben stehen und blicken zurück – wie das Reh.

Sicher: Es ist normal, dass es in unserer Seele zu heftigen Reaktionen kommt, wenn uns jemand betrogen oder angelogen hat oder wir gar physische Gewalt erleben mussten. Unsere erste Reaktion ist dann natürlicherweise eine Art Schockzustand. Und auch Gefühle wie Wut und Hass sind normal. Es ist sogar wichtig, dass die Seele Zeit hat, diese Gefühls-Stadien zu durchleben. Allerdings sollten wir an diesem Punkt nicht stehen bleiben, sondern weitergehen – in Richtung Heilung. Sonst brennen sich Hass und Wut so fest in unsere Seele ein, dass wir uns letztlich nur noch mehr schaden. Wer sich in so einem Fall auf die Rache konzentriert, erinnert mich an einen Menschen, der von einer Giftschlange gebissen worden ist und ihr dann hinterherjagte, um sie zur Strecke zu

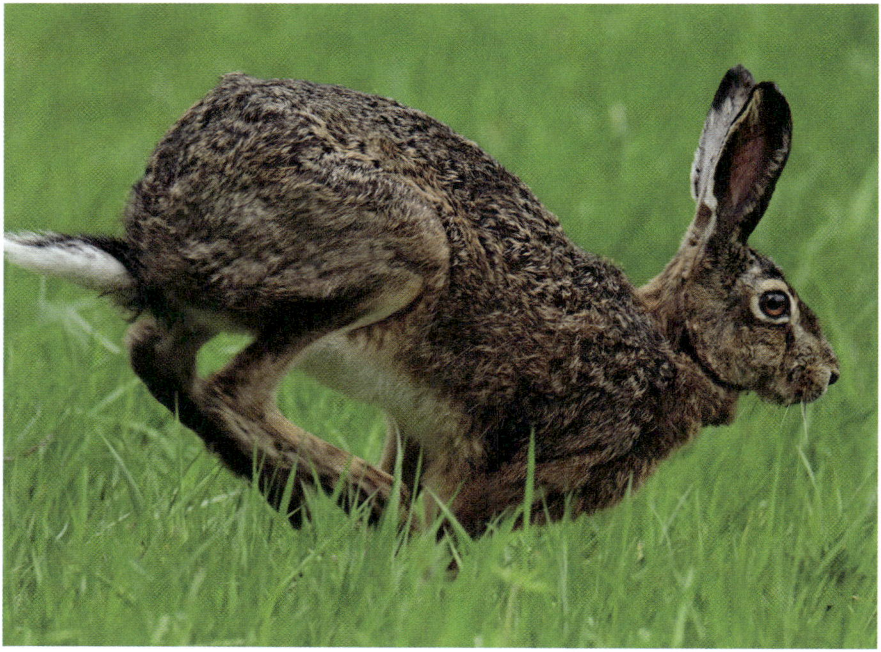

bringen. Das ist eine sehr nachvollziehbare und natürliche Reaktion, aber leider beschleunigt die Bewegung und Aufregung der Schlangenjagd die Verteilung der Gifte im Körper. Man schadet sich also nur selbst. Richtig wäre es, sich um die Wunde zu kümmern, Ruhe zu bewahren und bei Bedarf einen Arzt aufzusuchen.

Um innerlich wieder heil zu werden, müssen wir vergeben. Das bedeutet nicht, dass wir auf unser Recht verzichten oder die schrecklichen Taten der anderen gutheißen sollten. Aber wir müssen den Hass in uns ablegen. Ich weiß, wie schwer das ist, denn auch mir wurde Unrecht zugefügt. Und mir ist auch bewusst, dass dies ein längerer Prozess sein kann, der nicht über Nacht geschieht. Aber es ist absolut notwendig, diesen Schritt zu gehen. Nicht vergebene Schuld wird uns ansonsten noch nach Jahren und Jahrzehnten einholen. Die Zeit allein heilt hier keine Wunden. Zwar braucht es Zeit, um innerlich wieder heil zu werden, aber ohne Medizin – im Fall der seelischen Verletzung ohne Vergebung – wird keine Genesung erfolgen können. Die Verletzung und mit ihr die folgende Wut und Verbitterung werden dann lediglich zugedeckt, unter den Teppich gekehrt und beginnen irgendwann zu stinken. Vielleicht bleiben diese Dinge immer verborgen, aber eines ist sicher: Sie mindern, ohne dass wir es merken, unsere Lebensqualität. Man kann ins Wasser schauen und beim Dreck der Oberfläche verbleiben oder auch den Himmel, der sich darinnen spiegelt, fokussieren.

Heilung für unser Innerstes

Aktives Vergeben heilt. Das habe ich selbst erfahren dürfen, als ich einmal zu einem für mich ungewöhnlichen Vortrag eingeladen wurde. Ich sollte über mein Leben reden. Über viele Themen habe ich schon referiert, aber dieses sollte sich als das bisher schwierigste erweisen. Meine Reise in die Vergangenheit brachte unerwartet viel Schmerzhaftes zum Vorschein, und weil ich meine Vorträge immer sehr sorgfältig plane, wühlte ich über Wochen hinweg in meiner Vergangenheit herum. Neben den vielen schönen Dingen kamen auch unangenehme wieder in mir hoch: ungerechte Lehrer, Streit mit meinen Eltern, Probleme mit meinem Bruder, Freunde, die mich enttäuscht hatten … Die Liste wurde immer länger und länger und so einiges schmerzte zum zweiten Mal. Gleichzeitig merkte ich: Vielen dieser Menschen aus meiner Vergangenheit hatte ich – selbst nach all den Jahren – nicht vergeben. Es wurde höchste Zeit, wenn ich nicht wollte, dass sich Wut und Schmerz in mir einnisteten. Und während ich den anderen bewusst vergab, wurde mir wieder ganz neu bewusst: Auch meine eigene Schuld ist mir dank Jesus längst vergeben. Kurz vor meinem Vortrag hatte ich Stoff für mindestens vier solcher Veranstaltungen und eine ungeheure Leichtigkeit in meinem Herzen. Die Bitterkeit war weg. Ich hatte vergeben.

Selbst wenn wir ganz ohne Emotionen und mit Logik und Moral an das Thema herangehen: Hass und Rache sind keine zulässigen Antworten auf eine Verletzung, die man uns zugefügt hat. Denn was auch immer ein anderer uns antut, es gibt uns nicht das Recht, das Gleiche zu tun. Viktor Frankl, ein österreichischer Neurologe und Psychiater, hat in den Jahren 1944 und 1945 die Konzentrationslager Theresienstadt, Auschwitz und Dachau mit seinen unglaublichen Grausamkeiten erlebt. Ihm war sehr wohl bewusst, wie gering die Wahrscheinlichkeit war, diese Hölle zu überleben. Und dennoch stellte er sich dieser grausamen Situation und blickte zuversichtlich in die Zukunft.

Er beobachtete, wie augenscheinlich normale Menschen anderen unglaubliches Leid, Unrecht und Schmerz zufügen konnten. Doch als leidenschaftlicher Psychologe half er seinen Mitgefangenen in der Bewältigung ihrer großen seelischen Probleme. In seinem überragenden Buch »… trotzdem Ja zum Leben sagen« schreibt er: »Nur langsam kann man diese Menschen zurückfinden lassen zu der sonst doch so trivialen Wahrheit, dass niemand das Recht hat, Unrecht zu tun, auch der nicht, der Unrecht erlitten hat.«[38] Für diese Häftlinge war es von ungeheurer Wichtigkeit, ihre Peiniger gedanklich ziehen zu lassen. Auch bei diesem gigantischen Ausmaß von Verletzung hat ein Häftling nicht das Recht, anderen Menschen das Gleiche oder überhaupt etwas Böses anzutun. Es wäre genauso wenig richtig wie die erste Handlung. Schon David dichtete in Psalm 37:

> Warte still und geduldig darauf, dass der Herr eingreift! Entrüste dich nicht, wenn Menschen böse Pläne schmieden und sie dabei auch noch Erfolg haben! Lass dich nicht von Zorn und Wut überwältigen, denn wenn du dich ereiferst, gerätst du schnell ins Unrecht.
>
> Psalm 37,7-8; HFA

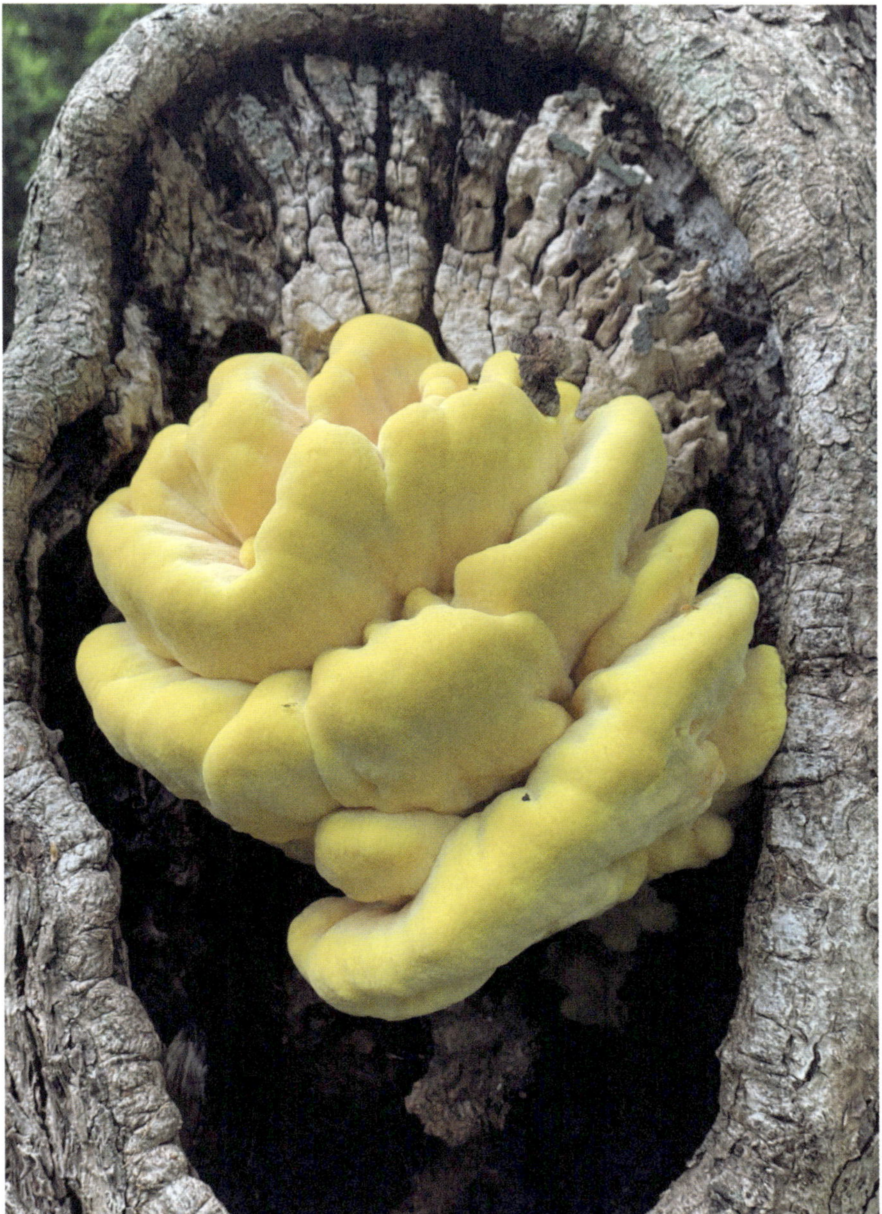

Gedanken des Hasses vergiften die eigene Seele. Vergebung bedeutet weder zu vergessen, noch es für richtig zu halten. Wir dürfen die Verbrecher weiterhin Verbrecher nennen – die Sachlage ist klar, aber unsere innere Haltung zu dem Täter sollte in unserem eigenen Interesse von Gnade geprägt sein. Nicht zu vergeben oder dem anderen Böses zu wünschen, ist wie das Trinken von Gift – in der Hoffnung, dass der andere daran stirbt. Oder wenn man sich an der Schönheit und dem hervorragenden Geschmack des Schwefelporlings erfreut und den Baumschaden, den er verursacht, übersieht.

Vergebung kennt keine Grenzen

> Dann trat Petrus zu ihm und sprach: Herr, wie oft soll ich meinem Bruder, der gegen mich sündigt, vergeben? Bis siebenmal? Jesus spricht zu ihm: Ich sage dir: Nicht bis siebenmal, sondern bis siebzigmal siebenmal.
>
> Matthäus 18,21-22; ELB

Jesus ist beim Thema Vergebung unmissverständlich. Leider. Es wäre viel einfacher, wenn er in die Diskussion mit Petrus eingestiegen wäre. So etwa: »Ja, du hast recht, so eine pauschale Verpflichtung, alles zu vergeben, kann man nicht stehen lassen. Es kommt auf die Umstände und selbstverständlich auf den guten Willen des anderen an, so etwas nicht wieder zu tun. Unglaublich, wie großzügig du schon geworden bist unter meinem Einfluss, Petrus! Du möchtest sogar siebenmal vergeben? Ich bin so stolz auf dich! Aber nein, mein Lieber, so weit muss kein Mensch gehen. Dreimal ist gut, aber dann darfst du schon auch richtig böse werden.« Stattdessen kommt aus seinem Mund der Hammer, denn wenn man 70 x 7 ausrechnet, kommt man auf 490-mal. Und auch diese Zahl ist nicht wörtlich zu nehmen. Wahrscheinlicher ist, dass Jesus gemeint hat: Vergebung hat keine Grenzen.

Was Jesus damals zu Petrus sagte, gilt genauso für uns heute. In unseren individuellen Lebensgeschichten und Lebensproblemen müssen wir einen Weg finden, den Menschen, die uns Leid angetan haben, zu vergeben und ihnen ihre Schuld nicht nachzutragen. Das bedeutet, keine Rache zu planen oder, wie der Graf von Monte Christo, gar für diese zu leben. Grenzenlose Vergebung ist die richtige Antwort. Sie sollte immer das Ziel sein. Ich weiß, dass das nicht leicht ist. Dass es manchmal länger dauert, als uns lieb ist. Wie schnell schleichen sich wieder die negativen Gedanken des Hasses und der Rache von Neuem ein. Doch lassen Sie uns nicht aufgeben und diese immer wieder ablegen. Denn dann, eines Tages, wird auch unsere Seele ein Ja dazu finden. Wir werden es spüren, dieses Gefühl der Befreiung. Als ob eine schwere Last von uns abgefallen ist. Wie oft versagen wir uns diese Befreiung, nur weil wir den anderen für schuldig halten und versuchen, uns aus seinem von uns erhofften Unglück Medizin für die eigene Seele zu brauen. Das Problem dabei ist nur, dass diese scheinbare Medizin wie eine Droge die Kontrolle über uns übernimmt und zerstörerisch wirkt. Wie viel besser ist es, zu vergeben …

Die Zukunft im Fokus

Vergebung ist eng mit Gnade verknüpft. Als ich Polen nach der Wende in den 1990er-Jahren besuchte, stellte ich fest, dass die Gewinner dort nicht nach Rache gesucht hatten. Die neue Regierung konzentrierte sich auf die Zukunft, auf die Privatisierung des Landes und neue Chancen. Ich war so dankbar, als ich sah, wie man dort mit meinem Vater umgegangen war. Er und die ganze damalige sozialistische Führung in Polen wurden nicht an die Mauer gestellt und erschossen, sondern lediglich sanft von der Macht abgesetzt. Viele der Funktionäre hatten Geld und konnten nun, dadurch privilegiert, in dem neuen System durchstarten und kapitalistisch reich werden. Mein Vater setzte sich zur Ruhe und bekam ein an die frühere Position laufend angepasstes Ruhegeld, von dem er gut leben konnte. Hier und dort bekam er auch noch Aufträge als Anwalt, Berater oder Dozent von den alten Weggefährten, die nun oft erstaunlich erfolgreich waren. Man hätte es auch für ungerecht halten können. Aber aus meiner Sicht ist eine solche Gnade richtig. Sie verändert den Fokus. In Polen war ein ganzes Volk nicht von Rache und Wut geblendet, sondern auf die Zukunft fokussiert. Hätte man sich damals auf Rache und Vergeltung konzentriert, wäre Polen nicht so erfolgreich beim Umbau des Landes gewesen.

> Liebe Freunde, verschafft euch nicht selbst Recht. Überlasst vielmehr Gott das Urteil, denn er hat ja in der Heiligen Schrift gesagt: »Es ist meine Sache, Rache zu üben. Ich, der Herr, werde ihnen alles vergelten.«
>
> Römer 12,19; HFA

Im Gegensatz zur Vergebung, die immer unser Ziel sein sollte, ist eine Versöhnung vielleicht nicht immer möglich, auch wenn wir es natürlich versuchen sollten. Doch die alten Machthaber in Polen hatten in der neuen Regierung keine politischen Funktionen bekommen. Vergebung: Ja. Versöhnung: schwierig. Wir müssen uns mit unseren Peinigern nicht gut verstehen. Wir dürfen sie auch als gefährliche oder vielleicht sogar schlechte Menschen betrachten und Abstand zu ihnen halten. Aber ihnen zu vergeben, ist immer der richtige und absolut nötige Weg. Im Zweifelsfall lassen wir lieber den anderen mit mehr als ihm zusteht davonziehen.

Und auch wenn es vermutlich das Letzte ist, an das wir denken, wenn wir mitten drinstecken in Schmerz und Verletzung: Es sind nicht nur die guten Erfahrungen, die uns prägen und zu dem werden lassen, der wir sind, sondern auch die schlechten und schmerzhaften. Glauben Sie mir: Nicht alles von dem Leid, welches uns angetan wird, muss wirklich sinnlos in unserem Leben sein. Ich erinnere mich hier an die Geschichte eines langjährigen Mitarbeiters einer Firma, dem gekündigt wurde. Fassungslos konnte er sich lange nicht sammeln. Aber dann entschloss er sich, sich selbstständig zu machen, und wurde sehr erfolgreich. Ich muss an seine Aussage denken: »Wenn ich heute den Menschen, der mich damals entlassen hatte, treffen würde, würde ich ihn küssen und mich bei ihm von Herzen bedanken!«

Ich weiß: Nicht alle schmerzhaften, verletzenden Erlebnisse in unserem Leben werden positiv ausgehen, und doch haben wir die Möglichkeit, innerlich zu wachsen und so anderen in ähnlichen Situationen beizustehen und zu helfen. Das ist kein leichter Weg. Er wird uns verändern. Prägen. Mit Bitterkeit und Hass würden wir aber nur uns selbst

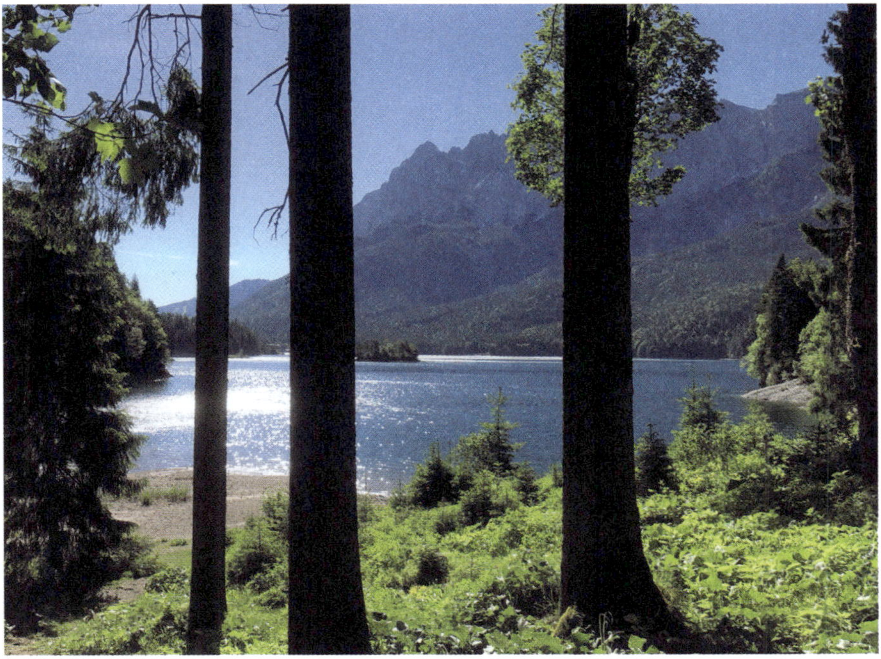

vergiften. Lassen Sie uns also versuchen, in den negativen Ereignissen unseres Lebens etwas Positives zu entdecken – und sei es noch so winzig. Wir fühlen uns nicht nur besser, sondern es hilft uns, denen zu vergeben, die uns geschadet, uns verletzt haben. Mir persönlich hat dies schon oft geholfen. Ich habe dann die Energie der Verletzung in eine positive Richtung umgeleitet und Gott vertraut, dass er auch aus dieser Situation etwas Besonderes machen wird: »Das eine aber wissen wir: Wer Gott liebt, dem dient alles, was geschieht, zum Guten« (Römer 8,28; HFA).

Blicken wir nach vorne und nicht wie das Reh zurück. Lassen Sie uns an dieser Zusage Gottes festhalten. Selbst dann, wenn wir das Gefühl haben, dass es uns schier unmöglich ist. Lassen Sie es uns trotz allem versuchen und das Gute sehen, die Zukunft gestalten. Und denen, die uns verletzt haben, vergeben.

Gnädig mit sich selbst

Überaschenderweise sind es nicht immer die anderen, denen wir zu vergeben haben. Allzu oft sind wir es selbst. Eine recht alltägliche Geschichte ließ mich das sehr eindrücklich erkennen:

Wie schon häufiger erwischte mich der Termindruck. In einem kreativen Fluss hatte ich stundenlang gearbeitet, ohne auf die Welt um mich herum zu achten. Als ich auf die Uhr schaute, konnte ich gerade noch den bevorstehenden Termin einhalten – aber die der Familie versprochenen Einkäufe und das nette Essen, das ich an dem Tag kochen wollte, waren in großer Gefahr. Im Lauftempo ging es zum Auto. Ich schimpfte auf andere Autofahrer, die wie Schnecken fuhren, absolvierte eine Rallye mit dem Einkaufswagen, kämpfte um den besten Platz in der Kassenschlange. Es ging alles gut und das Ziel schien wieder erreichbar. Aber dann beim Einparken rückwärts auf mein Grundstück ... etwas zu viel Schwung und schon war es geschehen – ich war an einem Pfosten hän-

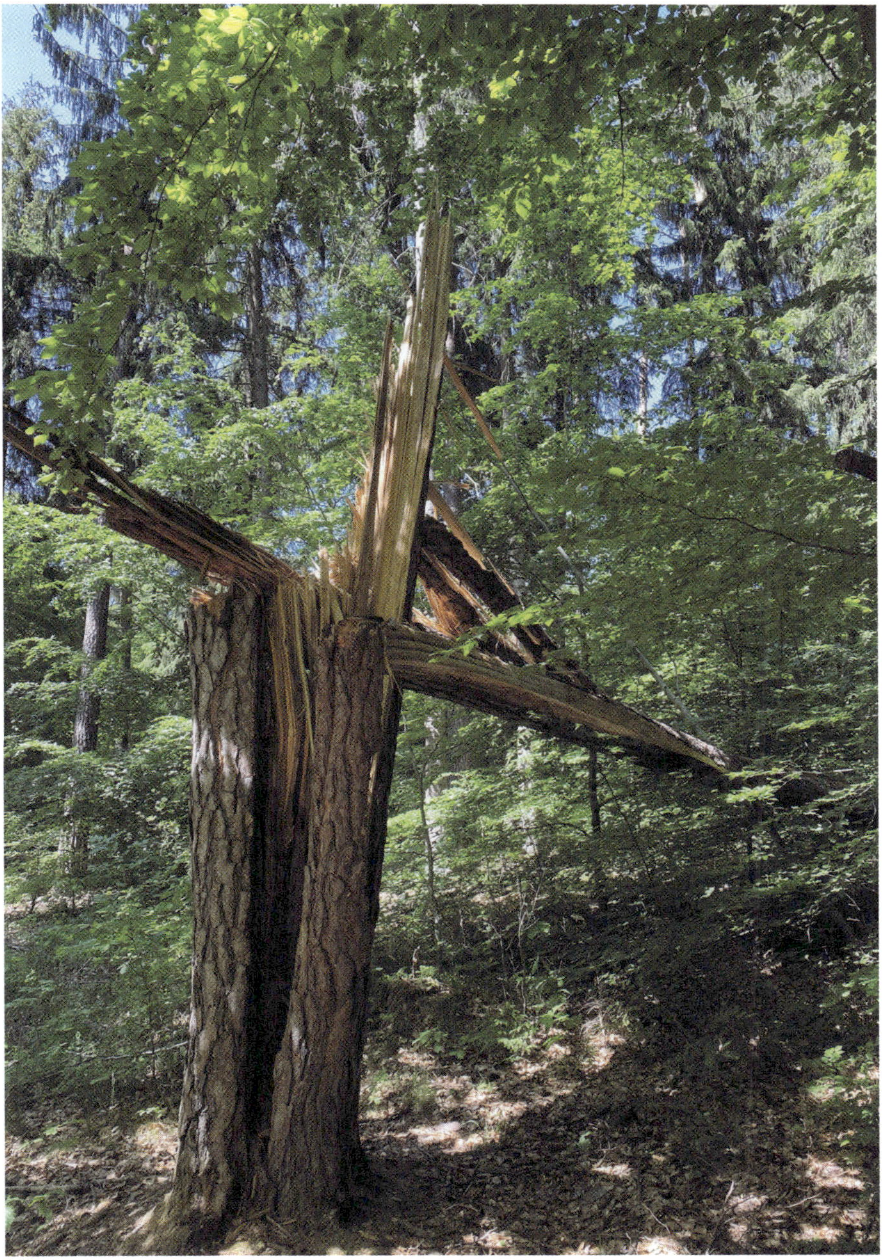

gen geblieben. Eine sichtbare Schramme am Auto war die Folge und brachte mich völlig aus der Fassung: »Mist! Das kann nicht wahr sein! Wo hast du denn deine Augen? So ein unnötiger Schaden. Konntest du nicht besser aufpassen?!« Ich war sauer und traurig zugleich. Und von mir selbst enttäuscht. Zum einen, weil ich mich so abgehetzt hatte, und zum anderen, weil ich so betroffen reagierte. Mein Tag war gelaufen. Ich war sauer auf mich selbst! Dann kam die »Trauerphase« und ich versuchte zu schauen, ob mir nicht eine Ermutigung einfiel: »Es gehört zum Autofahren dazu«, »Das passiert jedem«, »Es ist nicht so schlimm«, »Mit etwas Geld sieht man nichts mehr«. Irgendwann gewöhnte ich mich an die Schramme an meinem Wagen und hatte in meinem Leben wieder einmal Demut gelernt.

Auch die eigene Schuld kann dazu führen, dass wir Lasten mit uns herumschleppen, die uns zu erdrücken drohen. Aber genauso wie wir einem anderen Menschen vergeben sollten, so dürfen wir auch uns selbst vergeben: »Liebe deinen Mitmenschen wie dich selbst« (Markus 12,31b; HFA). Sich selbst lieben: Das schließt auch das Vergeben mit ein. Ich weiß, oft ist das alles andere als leicht, aber glauben Sie mir: Es ist so unendlich heilsam. Denn wenn wir bereit sind, unsere Schuld anzunehmen und uns selbst zu vergeben, so werden wir innerlich Stück für Stück heiler und haben die Möglichkeit, in Zukunft weiser zu handeln. Haben wir zudem dabei noch andere verletzt, so sollten wir auch sie um Vergebung bitten und versuchen, es wiedergutzumachen. So gehen wir Schritte in Richtung Heilung und finden irgendwann unseren inneren Frieden wieder.

Manchmal brauchen wir hier vielleicht Hilfe von außen: eine zugesprochene Vergebung durch einen Pastor, Priester oder anderen Christen. Die Beichte war seit Jahrtausenden der Weg der Christen, ein Weg, der leider durch den damit zusammenhängenden Machtmissbrauch der Kirche in Verruf geraten ist. Aber es ist eine großartige Möglichkeit, die kreisenden Gedanken zu unterbrechen und endlich die Kraft der göttlichen Vergebung zu empfangen und zu spüren. Befreiung.

> Bekennt einander also eure Sünden und betet füreinander, damit ihr geheilt werdet.
>
> Jakobus 5,16; HFA

So schreibt es Jakobus. Durch die Vergebung, ob den anderen oder uns selbst gegenüber, werfen wir viele Lasten ab. Wir können wieder freier atmen, besser schlafen und uns neu der Gestaltung unserer Zukunft widmen. Die Vergangenheit wird uns nicht länger gefangen halten. Die schlimmste Variante, mit den Verletzungen und eigenen Fehlern umzugehen, ist es, sie zu verschweigen, zu verdrängen, so schnell wie möglich vergessen zu wollen, auszureißen und alles ungeschehen machen zu wollen. Leider neigen wir Menschen irgendwie automatisch dazu, diese Lösungsstrategie zu verfolgen. Weiser ist es jedoch, das Geschehene zu akzeptieren, es so weit es geht zu versuchen, wiedergutzumachen und für die Zukunft zu lernen. Sich selbst und den anderen die Gnade der Vergebung zu gewähren, die letztlich keiner von uns verdient hat. Gnade eben.

Mein Jagdversagen

Aktiv vergeben – das muss ich auch an diesem Jagdtag im Herbst. Und zwar mir selbst und dem netten Jäger aus Norddeutschland, der sich leider im Laufe einer für mich wenig erfolgreichen Jagd als doch nicht so nett herausstellt.

Der Zwischenfall ereignete sich nach dem ersten Treiben. Wir hatten Zeit für eine Mittagspause am Feuer, an dem wir uns etwas wärmen können. Denn auch wenn man gut angezogen ist, sind drei Stunden auf einem Hochsitz ohne Bewegung bei Temperaturen nahe null Grad kein Vergnügen. Jetzt endlich konnten wir Wärme für den nächsten Durchgang tanken und ich freute mich schon sehr darauf.

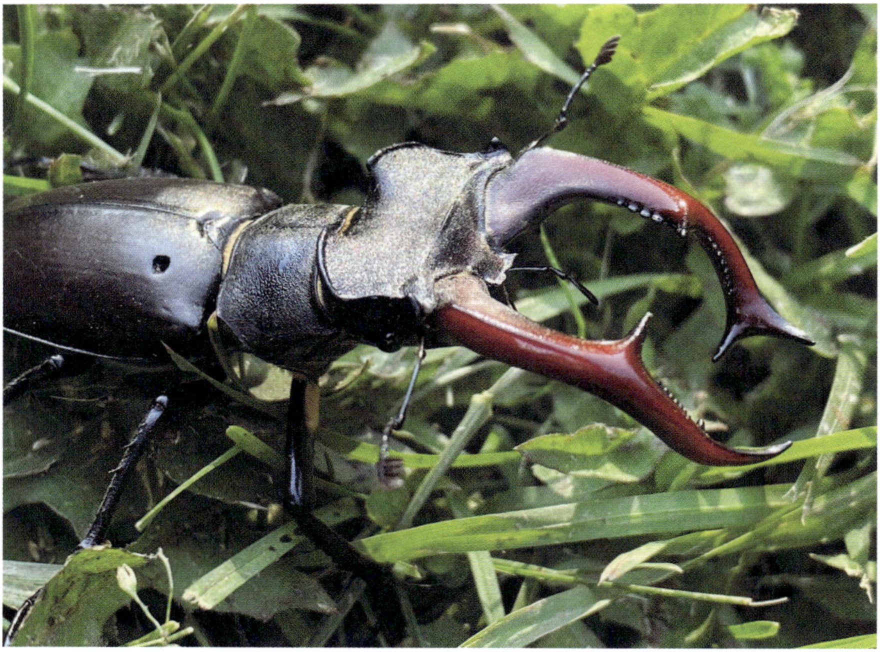

Ich bin kein begeisterter Jäger. Das Töten von Tieren bereitet mir keine Freude. Aber ich bin davon überzeugt, dass es für den Wald keine andere Alternative gibt, damit die Rehe nicht überhandnehmen. Selten bin ich so eins mit dem Wald wie auf dem Hochsitz bei einer Drückjagd. Die Adrenalinmenge im Blut sorgt für außergewöhnlich schnelles und detailtreues Wahrnehmen der Umgebung. Meine Waffe ist immer schussbereit, denn wenn Wild erscheint, dann in der Regel nur für Sekunden. Ich muss die Umgebung genau analysieren, denn bedingt durch die Bäume habe ich für einen sauberen Schuss nur wenige freie Meter und beim flüchtenden Wild oft nicht mal eine Sekunde. So bin ich meist die ganze Zeit extrem angespannt und bewundere dennoch zugleich hoch oben auf meinem Hochsitz die Bäume, den Wind, die Blätter, die Geräusche und Gerüche des Waldes wie sonst nie. Immer wieder landen Vögel direkt in meiner Nähe oder ein Treiber kommt mit seinen Hunden vorbei. Eine Begegnung mit den unglaublich prachtvollen Wundern der Schöpfung wie der seltene Hirschkäfer-Mann. Gigantisch. Anspannung. Schön und anstrengend. Am Ende eines solchen Tages falle ich tot in mein Bett und schlafe, als hätte ich den ganzen Tag Steine geklopft.

Aber an diesem Herbsttag, beim zweiten Treiben, als die Wildschweine endlich vorbeikamen, versagte ich. Ich ging in den Anschlag, zielte wie gewohnt mit der Waffe auf das letzte Tier der Rotte, die sich in vollem Lauf befand – und drückte ab. Stille. Nichts. Kein Schuss fiel. Mein Mitjäger saß einen Hochsitz weiter, aber bei ihm kamen die Wildschweine nicht so günstig vorbei wie bei mir. Er hatte einfach keine gute Möglichkeit, zu schießen. Er war enttäuscht und unglaublich sauer auf mich, dass ich nicht geschossen habe. Ich erzählte ihm von meinem Missgeschick, denn eigentlich hatte ich alles richtig gemacht. Na ja, fast. Denn eine Kleinigkeit hatte ich vergessen. Ich hatte die Waffe während der Zeit, als die Treiber an meinem Hochsitz vorbeigelaufen sind, gesichert. Und leider nicht gleich wieder entsichert. Die Sicherung verhinderte nun, dass ein Schuss Richtung Wildschwein losgehen konnte. Blöder Fehler, der aber gar nicht so selten vorkommt. Ich persönlich fand ihn auch gar nicht so schlimm. Es ist mir immer lieber, nicht zu schießen, als falsch zu schießen. Für mich also, weil ich auch kein Trophäenjäger bin, kein echtes Problem. Aber für meinen Mitjäger. Als er von meinem Missgeschick erfuhr, wurde er erst richtig sauer: So eine Dummheit, ihm wäre so was nicht passiert. Er hätte die Wildschweine getroffen und ich mache so was. Als hätte ich ihm die Wildschweine gestohlen. Doch damit noch nicht genug. Denn später beim Abschlusstreffen erzählte er die Geschichte einer ganzen Gruppe anderer Jäger und zeigte auf mich, den Versager. Ich war froh, dass er mich dabei nicht auch noch bespuckt hat. Anscheinend kann nicht jeder die erhöhten Mengen an Adrenalin im Blut gut vertragen. Ich konterte zwar scharfsinnig, fühlte mich dabei aber nicht besonders gut. Klar, der Fehler war dumm, aber wozu jetzt diese Angriffe und die öffentliche Demütigung?

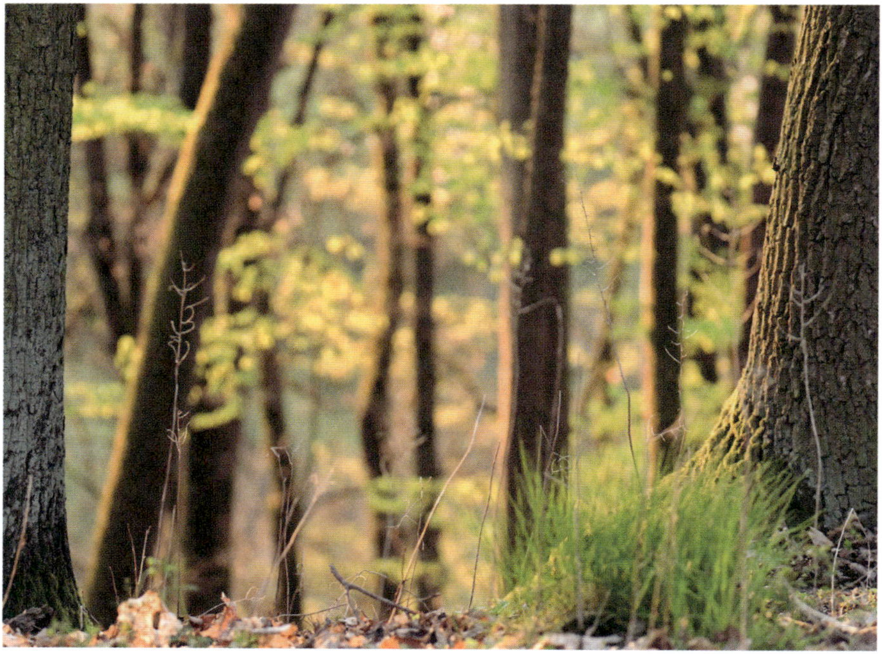

Rückblickend hat er mir den Tag verdorben und ich finde sein Verhalten definitiv nicht schön. Denn diese Äußerungen tun weh. Sehr sogar. An diesem Jagdtag wuchs ich unglaublich in Demut – und verzieh: mir selbst meinen eigenen Fehler und dem Jäger sein Verhalten. Beides ist nicht einfach, aber alternativlos.

WALDERLEBEN

- Wenn Sie ein Reh sehen, schauen Sie sich sein Verhalten an. Sehen Sie eine wilde Entschlossenheit, der Gefahr zu entkommen? Oder springt es nur kurz weg und schaut zurück? Wie ist es bei Ihnen? Sind Sie in der Lage, negative Gedanken entschlossen loszulassen? Was bereuen Sie und was quält Sie innerlich? Wo haben Sie sich selbst noch nicht vergeben? Wäre es nicht ratsam, die Vergebung auch in Worten und Segen zu empfangen? In einer Beichte?

- Suchen Sie im Wald nach Wildschweinspuren – häufig sieht man zerwühlte und zertrampelte Erde. Wildschweine harren oft gut versteckt in einem Dickicht aus, manchmal dichter, als Sie glauben, und sind entschlossen, die Flucht zu ergreifen. Wo sollten Sie mit ganzer Kraft Ihren Weg nach vorne gehen, ohne zurückzublicken, und anderen vergeben? Wo wollen Sie die Vergebung den anderen sichtbar zusprechen? Vielleicht einen Brief schreiben? Oder anrufen?

- Wenn Sie bei einem Spaziergang einen Hochsitz sehen, erinnern Sie sich an mein Jagd-Erlebnis. Haben Sie auch schon erlebt, dass Sie jemand vor allen anderen bloßgestellt hat? Oder beschimpft? Vergeben Sie dieser Person ganz bewusst, vielleicht sogar zum ersten Mal. Und auch wenn Sie nicht sofort eine innerliche Veränderung fühlen, bleiben Sie dran. Irgendwann werden Sie die Leichtigkeit spüren.

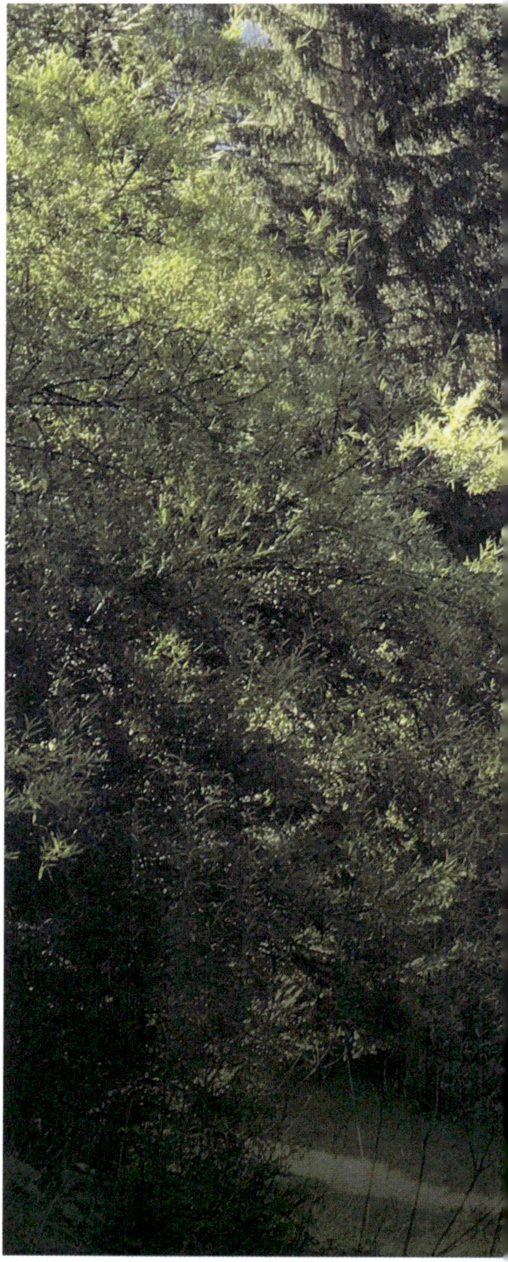

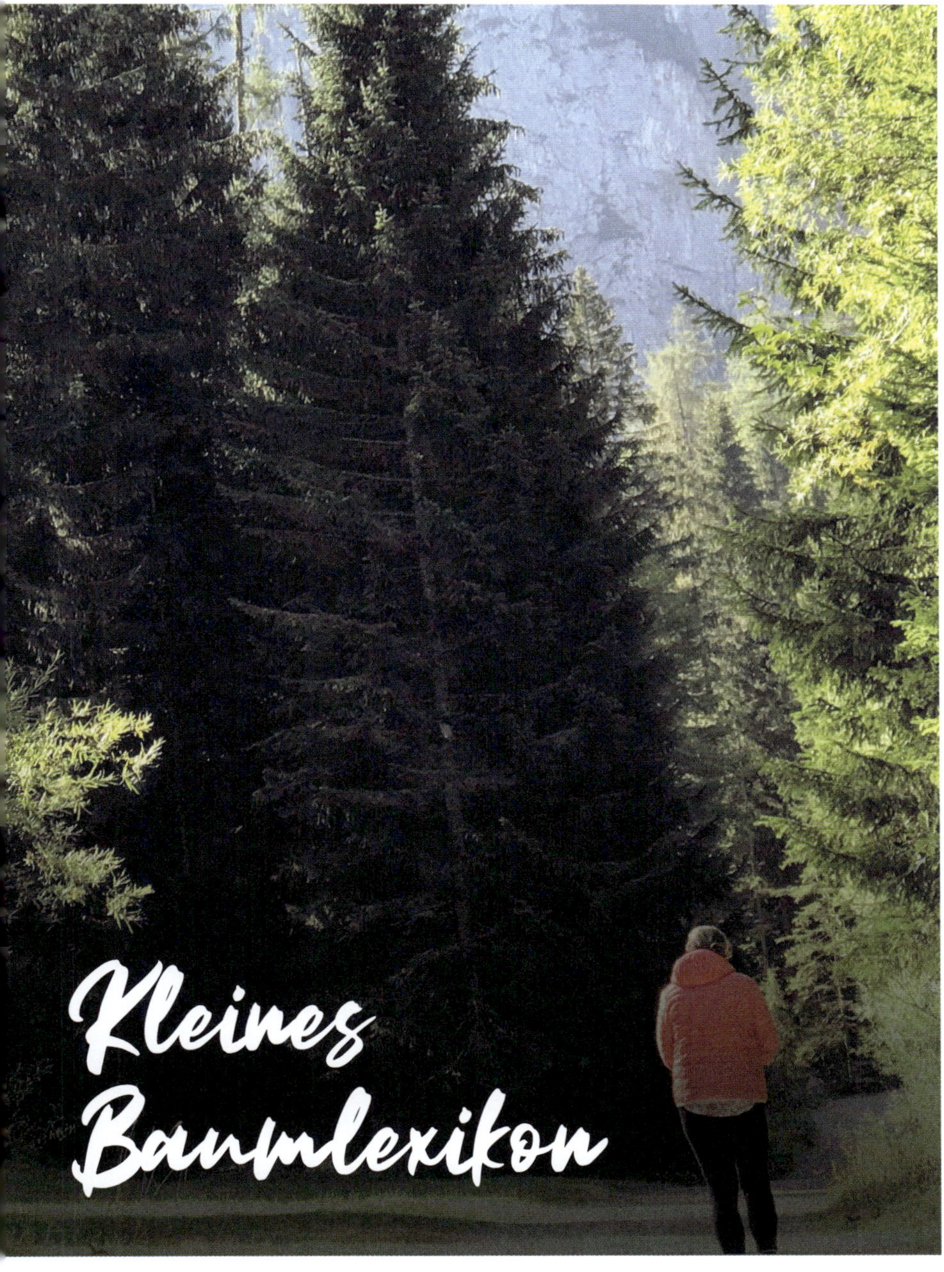
Kleines
Baumlexikon

Einführung

Auf den folgenden Seiten haben Sie die Chance, eine kleine Auswahl der größten sichtbaren Waldbewohner näher kennenzulernen.

Ich möchte Ihnen 15 Baumarten vorstellen. Jede einzelne ist jeweils mit ihren Blättern, ihrem Stamm und ihrem Holz mit Fotos abgebildet. So können Sie die Bäume bei Ihrem nächsten Waldspaziergang leichter wiedererkennen. Außerdem finden Sie zu jedem Baum eine kurze Beschreibung, die in zwei Teile untergliedert ist: Zum einen werde ich Ihnen spannende Besonderheiten der einzelnen Baumart nennen und oft auch Hinweise, wie man sie von anderen unterscheiden kann. Zum anderen werden Sie Informationen zum Holz und der wirtschaftlichen Verwendung bekommen. Die Kürze der Darstellung ist das Ergebnis meiner intensiven Bemühungen, nur die wirklich interessanten Inhalte aus der schier unendlichen Fülle von Fakten herauszufiltern. Ich habe in diese Baumdarstellungen sehr gerne meine Zeit investiert, damit ich mich jetzt nicht bei Ihnen wie Blaise Pascal entschuldigen muss: »Ich habe den gegenwärtigen Brief aus keiner andern Ursach so lang gemacht, als weil ich nicht Zeit hatte, ihn kürzer zu machen.«[39]

Zudem habe ich noch eine Tabelle entworfen, die neben den absoluten Werten noch eine Skala der Ausprägung der Eigenschaft im Vergleich zu anderen Baumarten im Lexikon wiedergibt. Bitte nageln Sie mich auf die einzelne Werte nicht fest. Ich habe sie nach bestem Wissen und Gewissen ermittelt, aber oft schwanken die Werte in den Quellen extrem. Um die grafische Vergleichbarkeit auf einen Blick zu ermöglichen, habe ich mich jeweils für nur einen Wert entschieden, der aus meiner Sicht am besten die Eigenschaft wiedergibt (und keine Spannbreite angegeben).

Die Anteile der Baumarten an den Waldflächen entsprechen den Ergebnissen der dritten Waldinventur aus dem Jahr 2012. (Sie ist die zurzeit neueste, die nächste findet im Jahre 2021/2022 statt.) Diese Waldinventur fasst einige Baumarten zusammen – somit ist die Flächenangabe z. B. für die Eiche, stellvertretend für mehrere Eichenarten (Stieleiche, Traubeneiche, Roteiche …), zu sehen. Im nun folgenden kleinen Baumlexikon werde ich jeweils nur eine Art darstellen. Gerade bei Eichen kommen oft Kreuzungen vor und diese sind auch für Fachleute schwer zu unterscheiden. Auf diese botanischen Feinheiten habe ich hier zugunsten der Klarheit verzichtet. Auch die Flächenangaben für die Birke, Esche, Robinie, Hainbuche, Erle, Linde und den Ahorn sind nur geschätzt, denn diese Baumarten werden lediglich in zwei Gruppen erfasst (Laubbaumarten mit hoher Lebensdauer und kurzer Lebensdauer). Ich habe die Angaben auf volle Prozentzahlen ohne Kommastellen gerundet. Den Eigenschaftswert der jeweiligen Baumart habe ich – neben der direkten Angabe – durch das Maximum der Eigenschaft der 15 Baumarten geteilt und mit dem Faktor 10 multipliziert. Die Ergebnisse lagen methodenbedingt zwischen 0 und 10, entsprechend habe ich dann die Balken erstellt.

Die Fakten dieses kleinen Baumlexikons habe ich mithilfe des Nachschlagewerkes »Lexikon der Baum- und Straucharten«[40], meines Fachwissens und anderer Onlinequellen zusammengestellt (alle Webseiten zuletzt aufgerufen am 01.10.2020). Auch Wikipedia war mir eine gute Hilfe.

- www.uni-goettingen.de
- www.holzwurm-page.de
- www.bundeswaldinventur.de
- www.sdw-nrw.de

Und nun wünsche ich Ihnen beim Lesen so manchen Moment des Staunens – und für Ihren nächsten Waldspaziergang viel Spaß beim Entdecken von Pappel, Birke, Kiefer und all den anderen Bäumen.

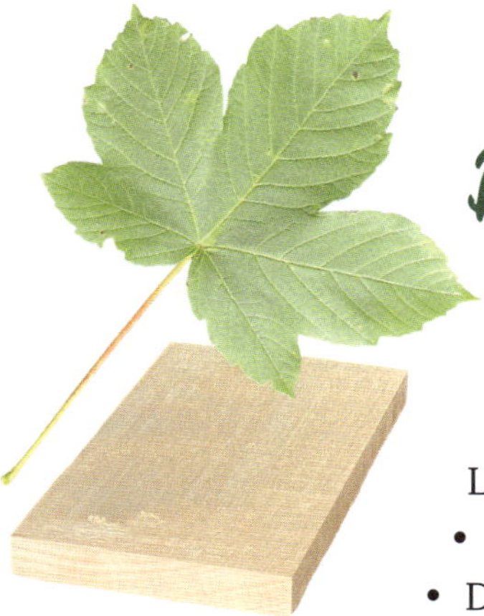

Berg-Ahorn *[Acer pseudoplatanus]*

- Der Berg-Ahorn kommt vorrangig in Mittelgebirgslagen in Mischbeständen vor, in hohen Lagen aber auch in Reinbeständen.
- In der Jugend ist er schnellwüchsig.
- Der Berg-Ahorn ist auch in Parks sehr beliebt, denn er ist langlebig, hat schöne große Blätter und die Rinde ist im Alter in dünnen Schuppen ähnlich der Platane abblätternd.
- Diese Besonderheit und die Ähnlichkeit der Blätter beider Arten erklären den lateinischen Namensteil *pseudoplatanus*.

Im Jahre 2012 wurde ein ca. 135 Jahre alter Stamm mit 4,5 Kubikmeter für sagenhafte 61 537 € erworben. Der Stamm wurde als Messerfurnier verarbeitet und ergab geschätzte 3 500 bis 4 000 Quadratmeter Furnier.[41] Das Holz des Berg-Ahorns ist ein sehr wertvolles, vielseitig nutzbares Holz. Es wird bei der Herstellung von Musikinstrumenten – für Böden von Geigen, Hälse und Stege, Flöten oder Teile von Mundharmonikas – eingesetzt. Da es kaum Gerüche annimmt und sich sehr gut reinigen lässt, werden aus dem Holz des Berg-Ahorns Wirtshaustische, ganze Küchen und zahlreiche Küchenutensilien, die nicht gestrichen werden, hergestellt. Ahornparkett wird sehr geschätzt. Zudem findet das Holz Verwendung im Möbelbau, für Handläufe oder Sport- und Spielgeräte.

Anteil Waldfläche D	2%
Alter max Jahre	500
Nutzungsalter Jahre	120
Höhe max m	40
Holz Gewicht kg/m³	590
Holz Härte nach Binell	30

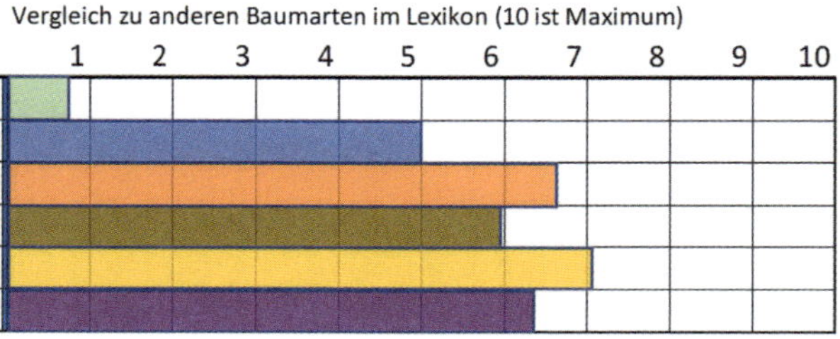

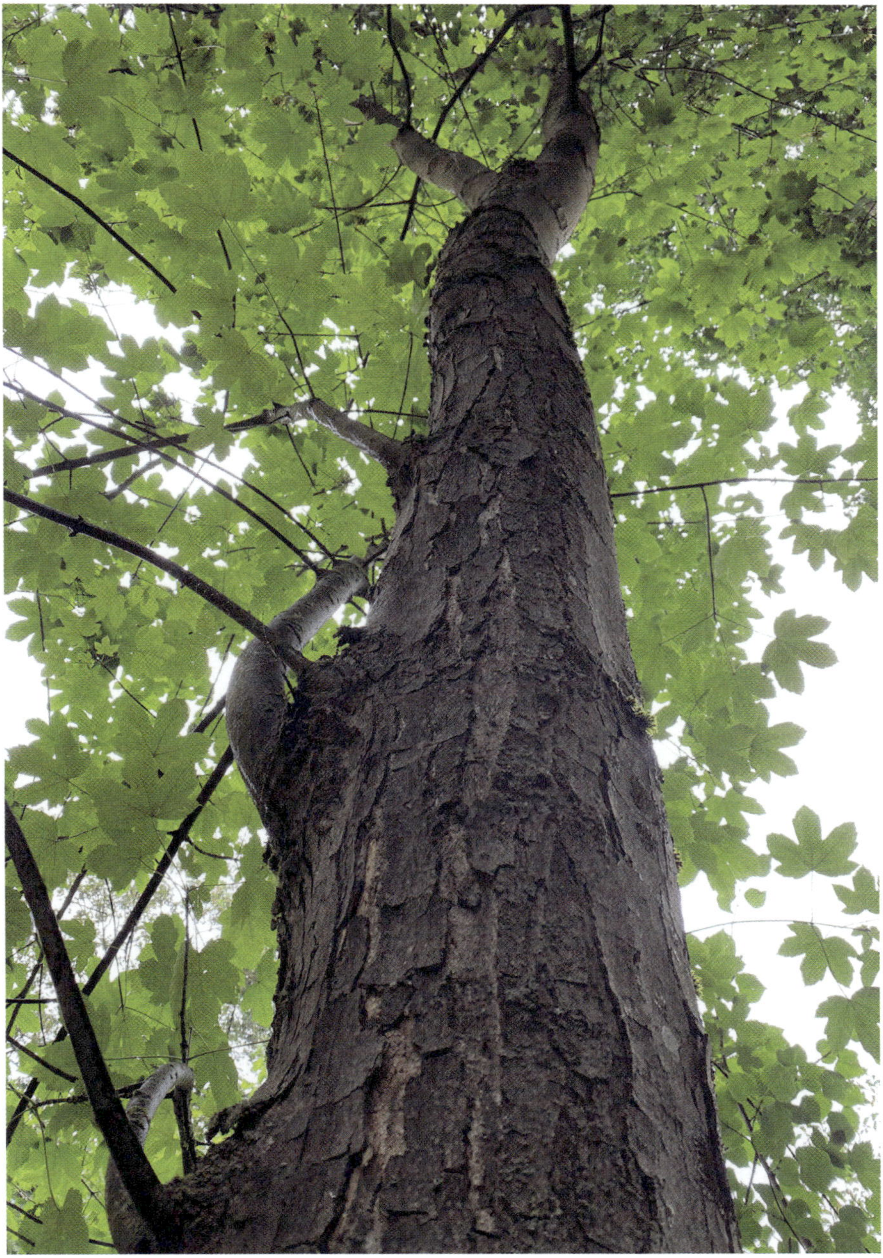

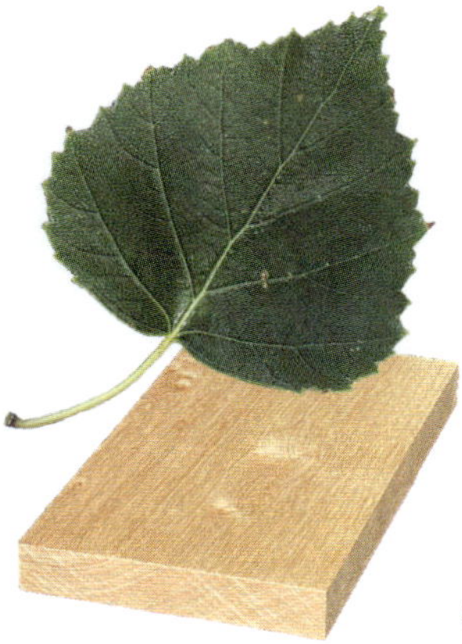

Birke *[Betula sp.]*

- Die Birke braucht sehr viel Licht.
- Sie ist eine ausgesprochene Pionierbaumart, die in der Regel als eine der Ersten Kahlflächen besiedelt.
- Ihre Äste sind hängend, bei einigen Gartenvarianten auch extrem hängend.
- Die weiße Borke macht sie schon von Weitem erkennbar und schützt sie vor Verbrennung durch die Sonne.
- Man kann die Rinde in Schichten abreißen und zum Anzünden von einem Lagerfeuer auch nass benutzen.
- In Russland wird die Borkenrinde traditionell zum Flechten von Körben, Boxen und zur Herstellung von Kinderspielzeug benutzt. Im Frühjahr wird dort viel Birkensaft aus den Wunden der Birke gewonnen und als Erfrischungsgetränk sehr gerne getrunken.

Das Reisig der Birke wird, wenn es frisch ist, in der Sauna zum Abschlagen der Haut verwendet. Ist es bereits getrocknet, nutzt man es gerne für Besen. Viele Pflanzenteile der Birke haben eine Bedeutung in der Pflanzenheilkunde. Und ihr Holz findet für Möbel, Span-, Sperrholz- und Faserplatten und Zellstoff Verwendung. Zudem sind wertvolle Furniere mit Birkenholz möglich. Und: Es ist ein hervorragendes Brennholz.

Anteil Waldfläche D	5%
Alter max Jahre	120
Nutzungsalter Jahre	60
Höhe max m	30
Holz Gewicht kg/m³	600
Holz Härte nach Binell	28

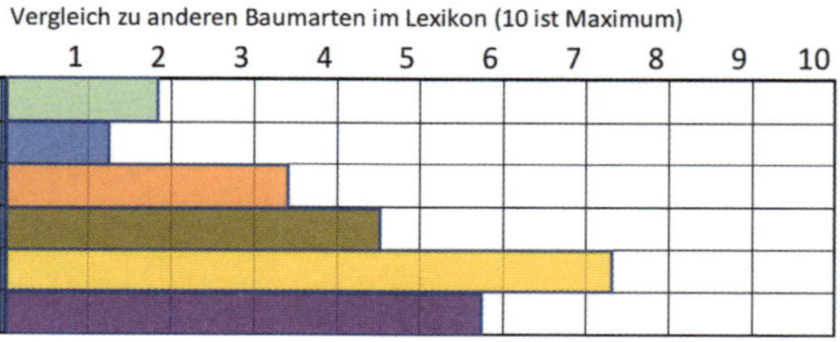

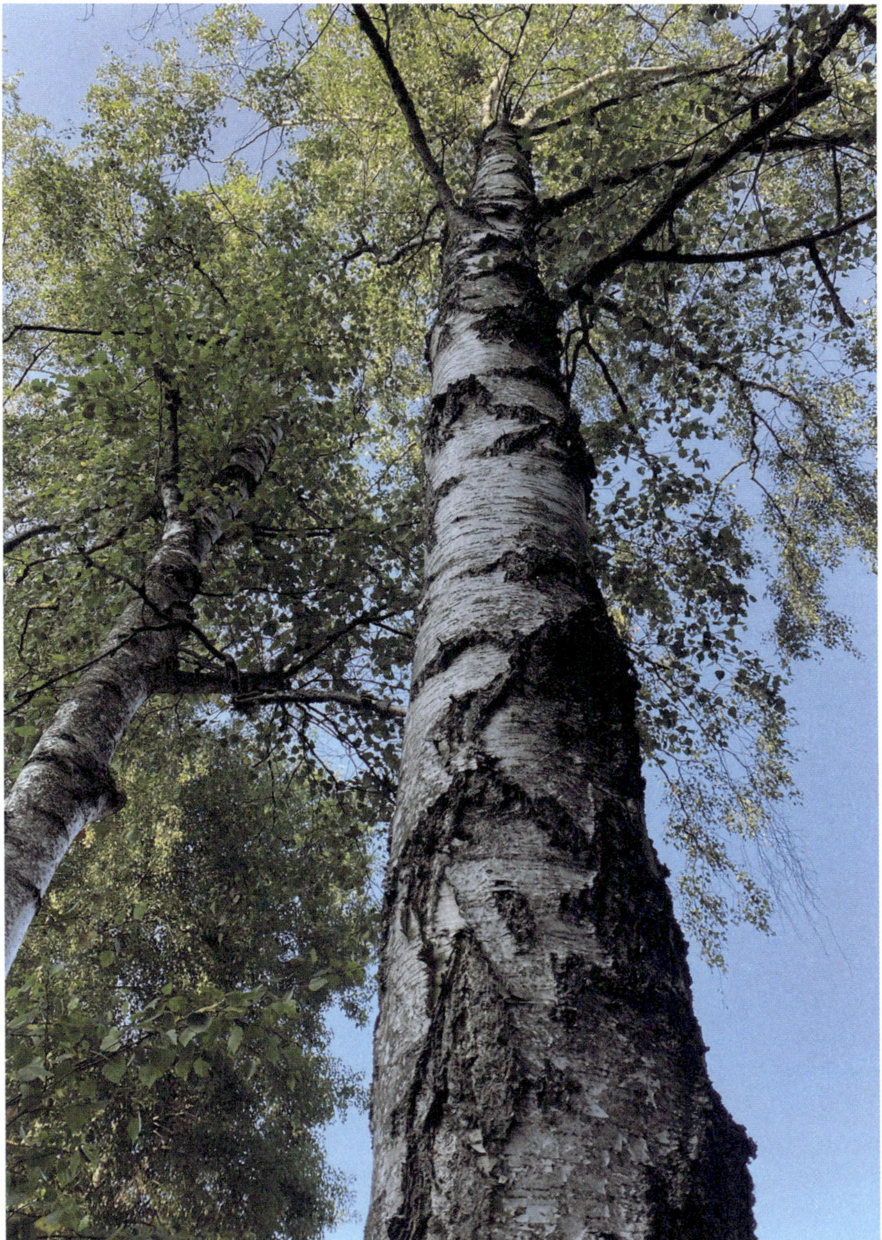

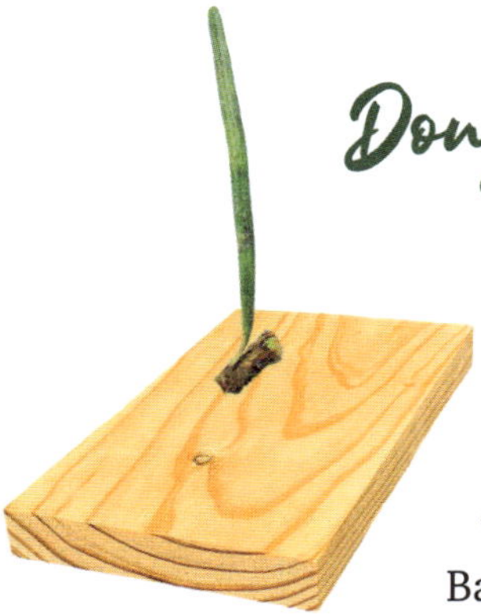

Douglasie *[Pseudotsuga menziesii]*

- Die Douglasie wurde Anfang des 19. Jahrhunderts aus Nordamerika nach Europa von dem Botaniker Douglas eingeführt.
- Mit dem Mammutbaum gehört sie zu den höchsten Baumarten der Welt. Auch in Deutschland ist der höchste Baum eine ca. 110 Jahre alte noch wachsende Douglasie – im Jahr 2020 hatte sie fast 68 Meter Höhe erreicht.[42]
- In Europa ist die Douglasie die wichtigste nicht heimische Forstbaumart: Sie ist schnellwüchsig und hat eine sehr gute Bandbreite an möglichen Standorten.

Das Holz der Douglasie ist rötlichgelb und nicht besonders dauerhaft, weshalb eine Imprägnierung für den Außeneinsatz ratsam ist. Ihr Jahresringverlauf ist oft wellig. Das Spätholz ist breit und gut begrenzt mit deutlich erkennbaren Harzkanälen. Das Holz der Douglasie wird gern in der Furnier- und Sperrholzindustrie verwendet, ebenso als Konstruktionsholz, für Wandverkleidungen und auch in der Zellstoffindustrie.

Vergleich zu anderen Baumarten im Lexikon (10 ist Maximum)

		1	2	3	4	5	6	7	8	9	10
Anteil Waldfläche D	2%										
Alter max Jahre	700										
Nutzungsalter Jahre	60										
Höhe max m	67										
Holz Gewicht kg/m³	500										
Holz Härte nach Binell	18										

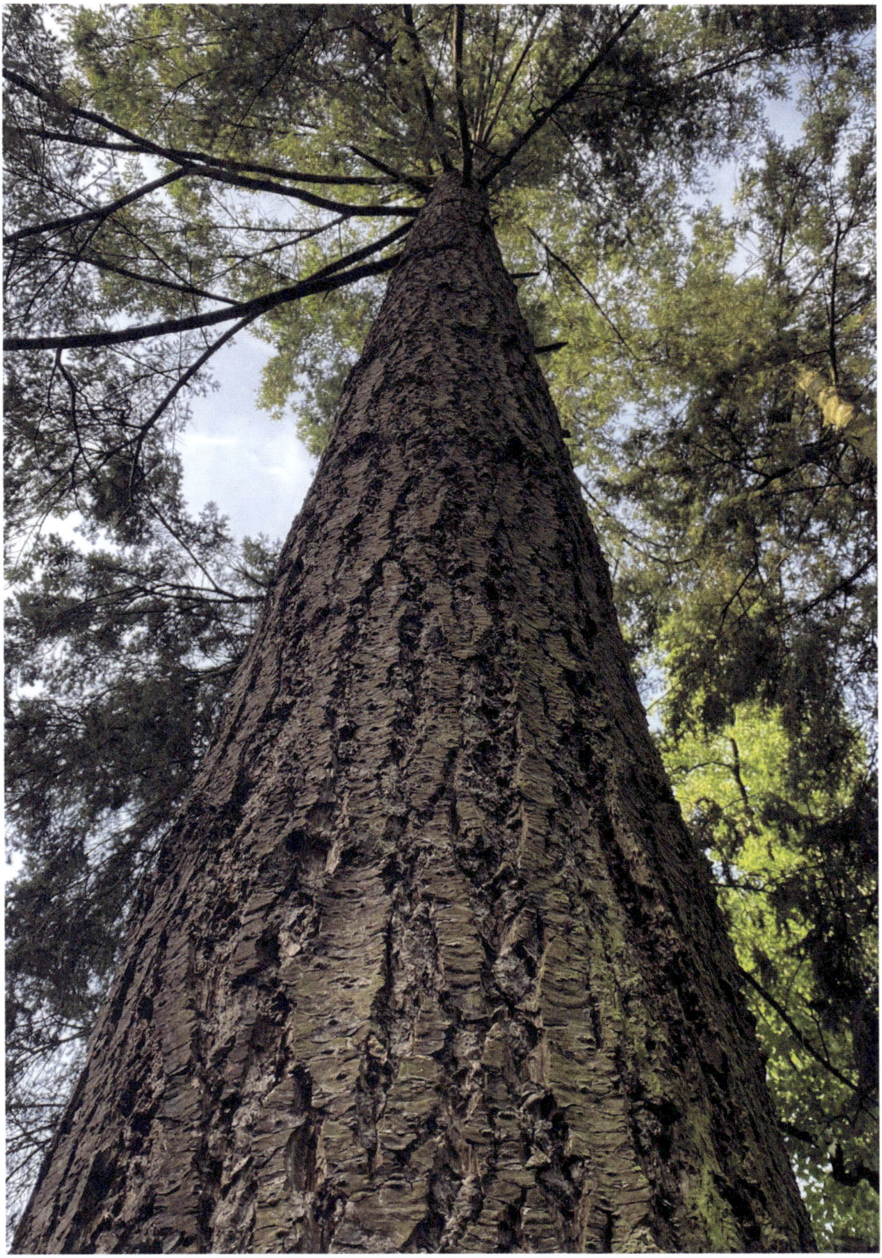

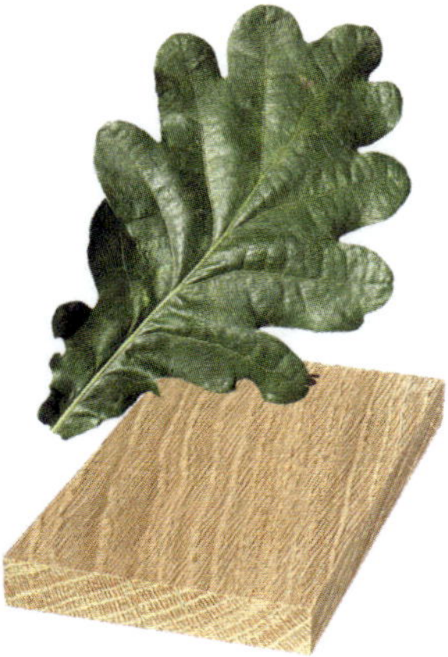

Eiche [*Quercus sp.*]

- Neben der einheimischen Trauben- und Stieleiche ist in Deutschland noch die aus Nordamerika stammende Roteiche öfter anzutreffen.
- Die heimischen Arten haben die Blätter mit runden Buchten und Lappen, bei der Roteiche sind diese auffällig zugespitzt.
- Die Roteiche wächst ca. doppelt so schnell wie die heimischen Arten und wird oft in den Parks und im Städtebau eingesetzt.
- Allesamt sind sie Lichtbaumarten mit kräftigen Wurzeln und sehr langlebig.
- Als Futter für die Schweine waren Eicheln früher wichtiger als die Holznutzung, und der sogenannte Hutewald, in dem man Tiere unter Eichen (teilweise auch Buchen) züchtete, war sehr verbreitet.

Das Holz hat grobe Poren und scharf abgrenzende Jahresringe. Charakteristisch sind hier die breiten Markstrahlen, die je nach Schnitt als hell glänzende Bänder oder als braune Linien erscheinen. Am wertvollsten sind die Abschnitte, die man für Furniere verwenden kann. Durch die Lagerung in den Eichenfässern bekommt Alkohol wie Whiskey oder Cognac die braune Farbe und das Zusatzaroma. Die Altersangabe bezieht sich dann auf die Zeit der Lagerung im Fass. Auch viele Weine werden im Fass ausgebaut und übernehmen das geschätzte Barrique-Aroma von der Eiche. Eichenholz ist sehr hart und robust und wird sehr viel im Möbel- und Innenausbau, im Gartenbau, für Eisenbahnschwellen, Brücken, Fenster, den Boots- und Schiffsbau, für Türen und Parkett verwendet.

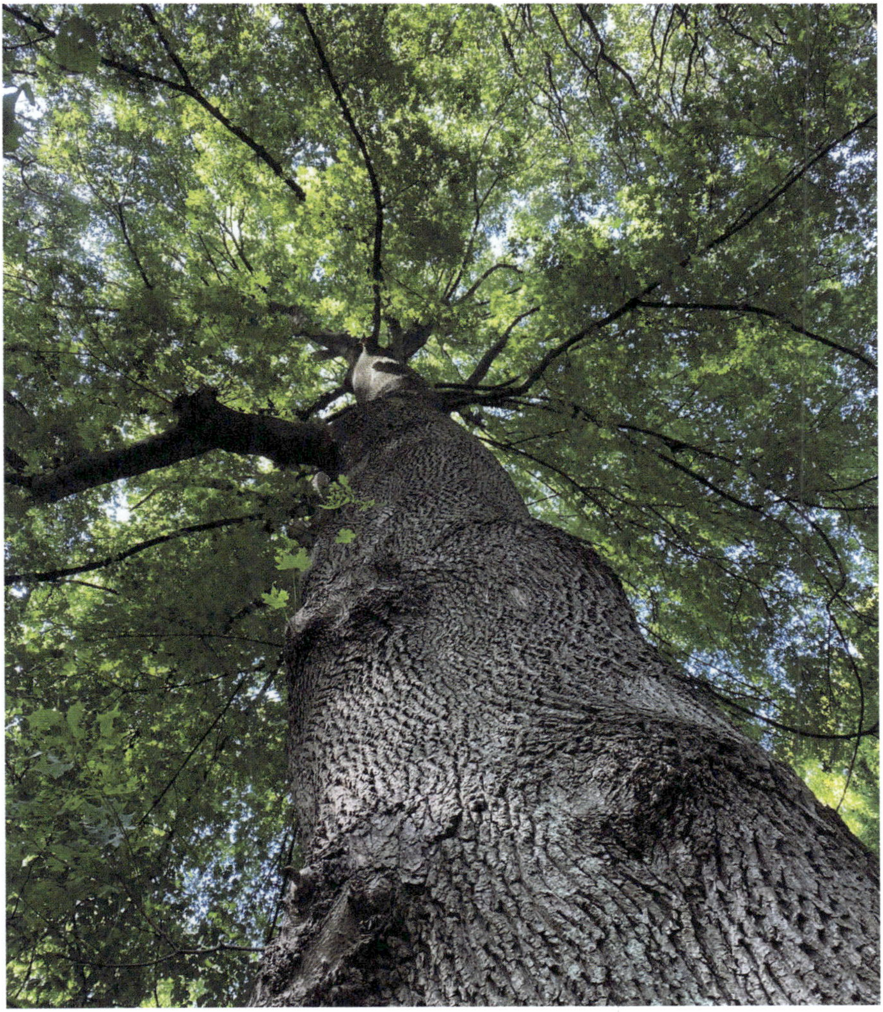

Vergleich zu anderen Baumarten im Lexikon (10 ist Maximum)

Anteil Waldfläche D	10%
Alter max Jahre	1000
Nutzungsalter Jahre	180
Höhe max m	50
Holz Gewicht kg/m³	690
Holz Härte nach Binell	38

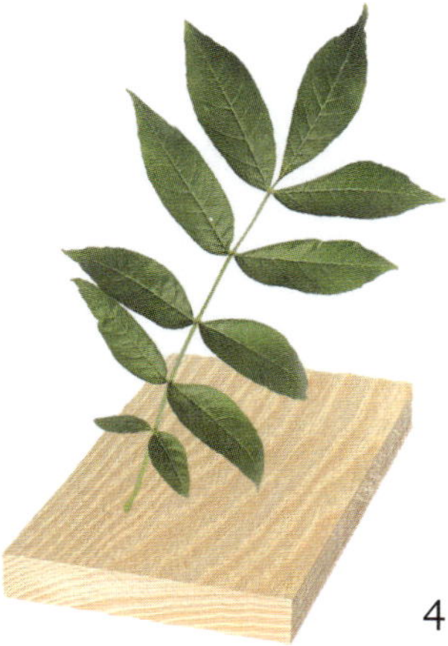

Esche *[Fraxinus excelsior]*

- Die Blätter der Esche sind wie bei der Robinie zusammengesetzt (bis zu 15 Fiederblättchen) und sehr groß.
- Die einzelnen Fiederblättchen sind zugespitzt und 4 bis 10 Zentimeter lang.
- Die Esche hat ab ca. 50 Jahren eine Netzborke, davor ist sie glatt.
- Sie treibt die Blätter im Frühling sehr spät, oft als letzte aller Baumarten oder ähnlich spät wie die Eiche. Ihre Blätter verfärben sich im Herbst nicht, sie fallen grün ab.
- Forstlich wird die Esche zusammen mit anderen Baumarten wie Ahorn oder Ulme auch als Edellaubholz bezeichnet.
- Es gibt männliche, weibliche und Zwitterbäume.
- Die Esche ist eine durch Krankheiten und Schädlinge gefährdete Art. Ein Eschensterben wurde in vielen Regionen Europas beobachtet und man befürchtet eine Ausbreitung auch bis nach Deutschland.

Eschenholz hat gut sichtbare Jahresringe und eine schöne Maserung. Es wird als Massivholz und in Form von Furnieren für Möbel und Bodenbeläge sehr gerne verwendet. Auch Werkzeugstiele und -griffe, Sportgeräte, Leitersprossen und -holme werden aus Esche hergestellt. Früher hatte Eschenholz in der Stellmacherei eine überragende Bedeutung. Die Holzstruktur ist bei der Esche auch nach einem deckenden Anstrich noch gut erkennbar.

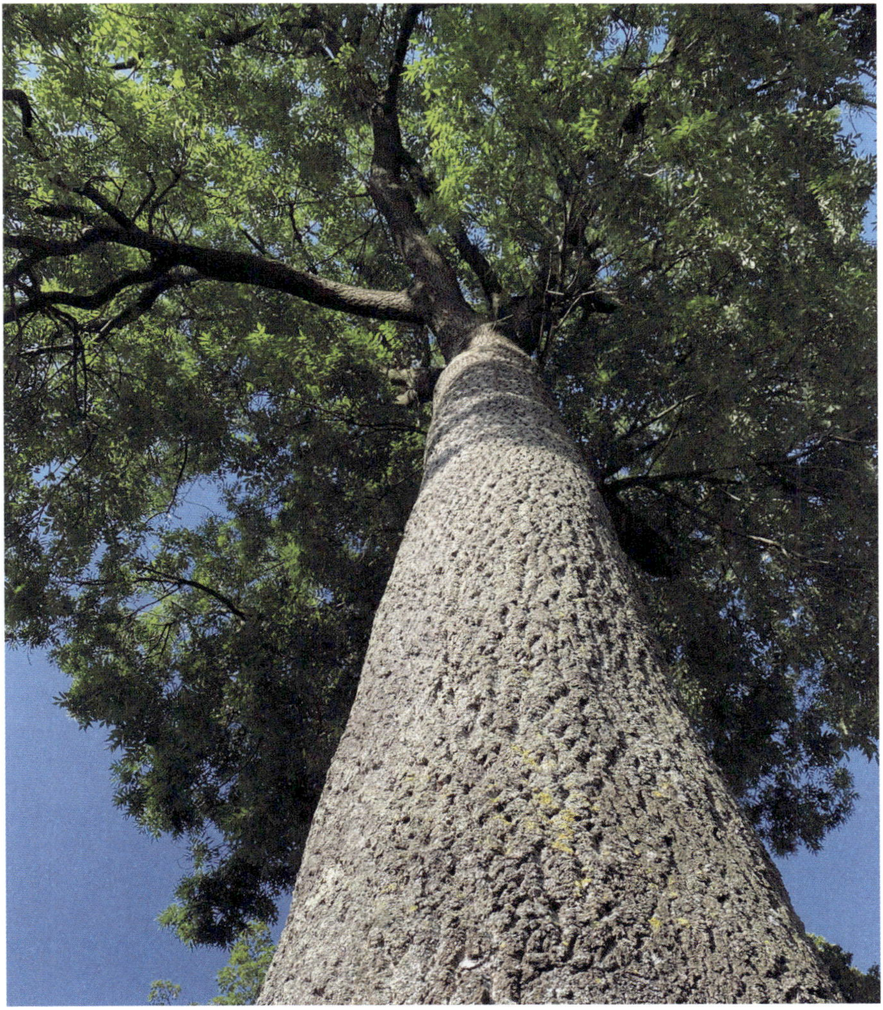

Vergleich zu anderen Baumarten im Lexikon (10 ist Maximum)

		1	2	3	4	5	6	7	8	9	10
Anteil Waldfläche D	2%										
Alter max Jahre	300										
Nutzungsalter Jahre	100										
Höhe max m	40										
Holz Gewicht kg/m³	610										
Holz Härte nach Binell	38										

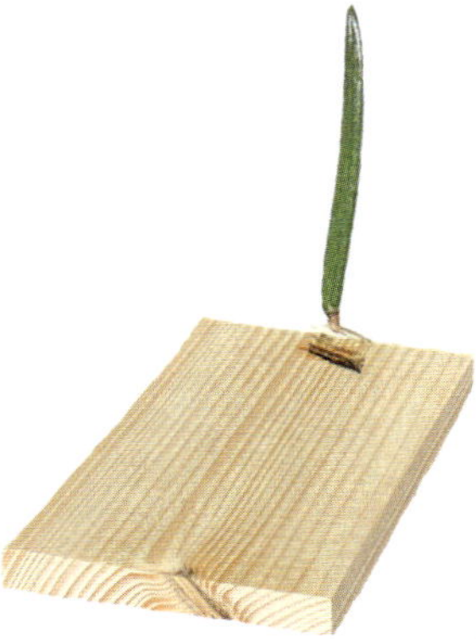

Gemeine Fichte *[Picea abies]*

- Die Fichte ist die Nummer 1 in den deutschen Wäldern, obwohl sie in ihrer natürlichen Verbreitung nur in den Bergwäldern der Alpen und der Mittelgebirge zu finden ist.
- Bedingt durch die vielen falschen Standorte und den Klimawandel bereitet sie den Waldbesitzern extreme Probleme. Käferbefall oder Windwurf treten immer wieder massiv auf und zwingen zu schnellem Einschlag und abschließender Vermarktung, was die Verwendung und die Preise negativ beeinflusst.
- Nadeln und Triebe werden in angelsächsischen Ländern zu Spruce Beer verarbeitet. Vor allem junge Triebe sind auch unverarbeitet sehr schmackhaft.
- Das Fichtennadelöl wird in der Parfümindustrie verwendet: Um 1 Kilogramm Fichtennadelöl herzustellen, werden ca. 500 Kilogramm Fichtennadeln benötigt.
- Die Unterschiede zwischen Tanne und Fichte finden Sie im Kapitel »Waldfakten. Oder: Entscheidungen leichte(r) gemacht«.

Die Fichte ist der wichtigste Holzlieferant in Deutschland. Ihr Holz wird vor allem als Bau- und Konstruktionsholz verwendet, außerdem auch für die Papierherstellung und die Zellstoffindustrie. Besonders geschätzt ist das Fichtenholz alter, langsam gewachsener Bäume in den höheren Lagen, welches im Musikinstrumentenbau für die Decken bzw. Resonanzböden von Saiteninstrumenten verwendet wird. Erfahrene Instrumentenbauer sind in der Lage, durch Klopfen am Baum eine gute Resonanzfichte zu erkennen.

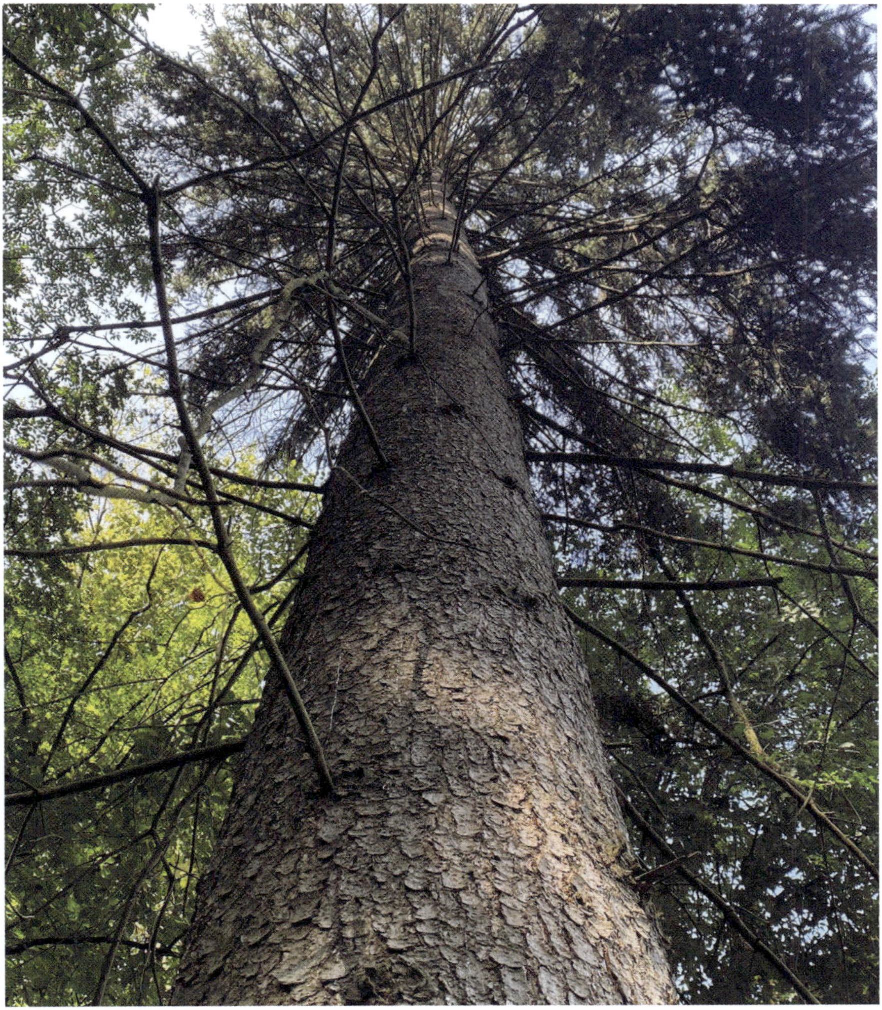

Vergleich zu anderen Baumarten im Lexikon (10 ist Maximum)

Anteil Waldfläche D	25%
Alter max Jahre	300
Nutzungsalter Jahre	80
Höhe max m	50
Holz Gewicht kg/m³	470
Holz Härte nach Binell	12

Gemeine Kiefer *[Pinus sylvestris]*

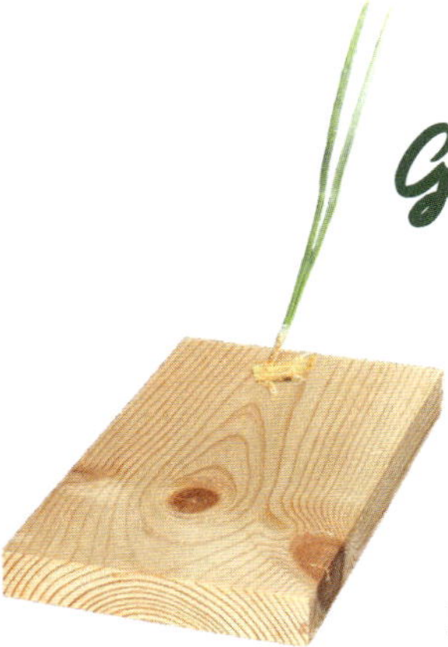

- Es gibt sehr viele verwandte Baumarten, aber die Gemeine Kiefer ist in Deutschland mit Abstand am weitesten verbreitet.
- Ihre Nadeln mit feinen Rillen sitzen zu zweit in einer Nadelscheide (Kurztrieb), sind gedreht und haben oft weiße Wachsbelege, die der Krone einen leicht blauen Stich verleihen.
- Die Rinde der Kiefer ist braun, rötlich, in oberen Abschnitten fast orange. Sie ist glatt und abblätternd, unten am Stamm hat sie jedoch eine tiefrissige Borke.
- Früher wurde die Kiefer gerne geritzt, um Harz zu gewinnen.
- Neben der Fichte wird auch sie wegen der wirtschaftlichen Bedeutung als Brotbaumart in Europa bezeichnet und gesehen. Deswegen ist sie auch oft an falschen Standorten anzutreffen.
- Die Gemeine Kiefer ist eine Pionierbaumart, das heißt, sie gehört zu den ersten Baumarten, die eine unbewaldete Fläche ohne Einwirkung des Menschen besiedelt.
- Sie gedeiht bevorzugt auf armen, trockenen und sandigen Böden.

Die Kiefer hat einen braunroten Kern und ihre Jahresringe sind sehr gut erkennbar. Die Harzkanäle sind im Querschnitt als kleine Punkte sichtbar – das Holz der Kiefer ist nämlich harzreich und schnell nachdunkelnd. Es eignet sich hervorragend als Bauholz, wird für Fenster, Möbel und in der Papier- und Zellstoffindustrie verwendet. Zudem lässt sich das Kiefernholz sehr gut imprägnieren und ist dann sehr haltbar, weswegen es auch für Eisenbahnschwellen und im Gartenbau genutzt wird. Uns allen begegnet diese Holzart immer wieder vor allem in einem Industrieprodukt: der Spanplatte. Denn für diese ist die Kiefer der wichtigste Holzlieferant.

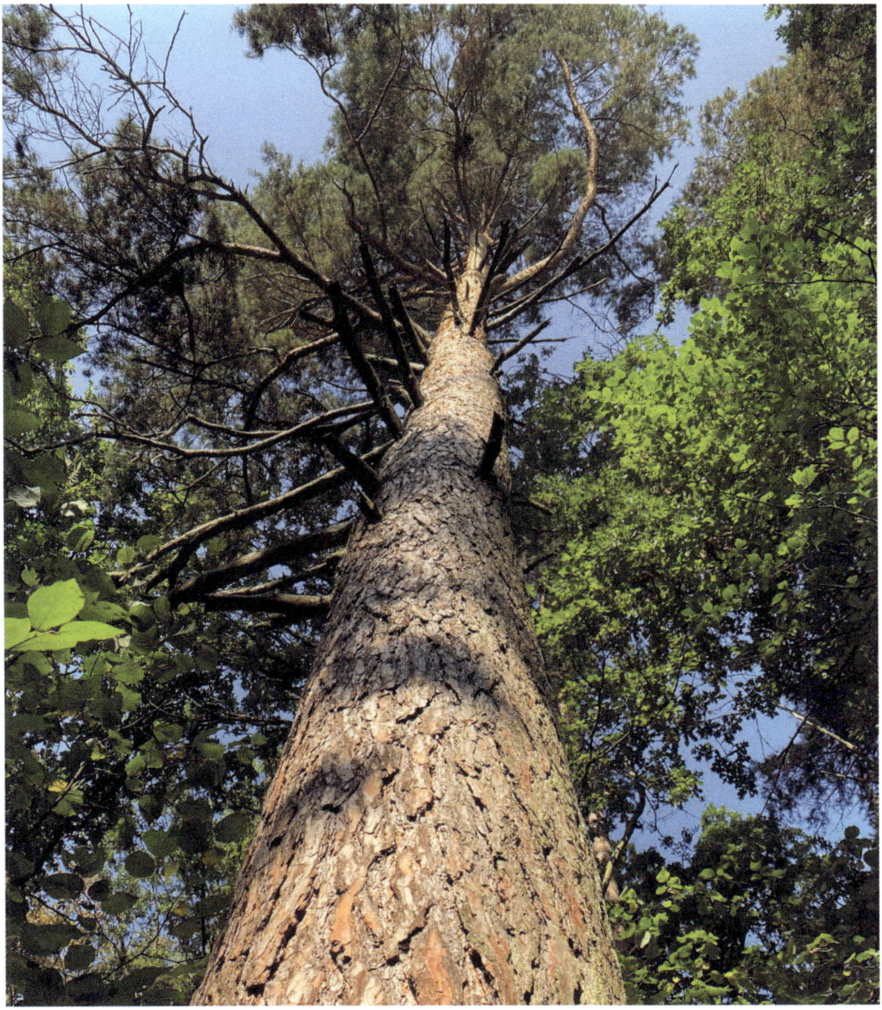

Vergleich zu anderen Baumarten im Lexikon (10 ist Maximum)

Anteil Waldfläche D	23%
Alter max Jahre	300
Nutzungsalter Jahre	80
Höhe max m	45
Holz Gewicht kg/m³	520
Holz Härte nach Binell	19

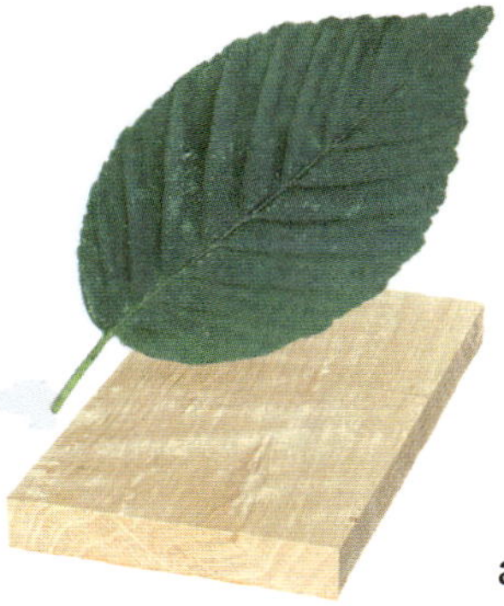

Hainbuche *[Carpinus betulus]*

- Die Hainbuche ist nicht mit der Buche verwandt. Der Name bezieht sich auf die große Ähnlichkeit der Blätter.
- Allerdings sind die Blätter anders als bei der Buche am Rande gesägt, nicht behaart und deutlich derber – die beiden Baumarten sind sehr gut an diesen Merkmalen zu unterscheiden.
- Als Hecke ist die Hainbuche schnittfest und sehr beliebt. Sie kann sogar in ganz beliebiger Höhe abgeschnitten werden.
- Die Hainbuche wächst auch buschig und kann kleine Haine bilden – was ihr den deutschen Namen eingebracht hat.
- Ihr Stamm ist gut an dem unregelmäßigen Querschnitt zu erkennen.

Das Holz der Hainbuche ist weißlich, die Jahresringe sind schwer zu erkennen und gleichmäßig aufgebaut. Hainbuchenholz ist schwer und hart – es hat sogar die höchste Dichte aller Bäume in diesem Lexikon. Wer gerne Billard spielt, hat das Holz der Hainbuche vermutlich schon mal in der Hand gehabt, denn Billardqueues werden gerne aus diesem Holz gemacht. Aber auch Stiele für Schlagwerkzeuge, Hämmer und Äxte sind oft aus Hainbuche gefertigt.

Vergleich zu anderen Baumarten im Lexikon (10 ist Maximum)

1 2 3 4 5 6 7 8 9 10

Anteil Waldfläche D	1%
Alter max Jahre	150
Nutzungsalter Jahre	60
Höhe max m	30
Holz Gewicht kg/m³	830
Holz Härte nach Binell	34

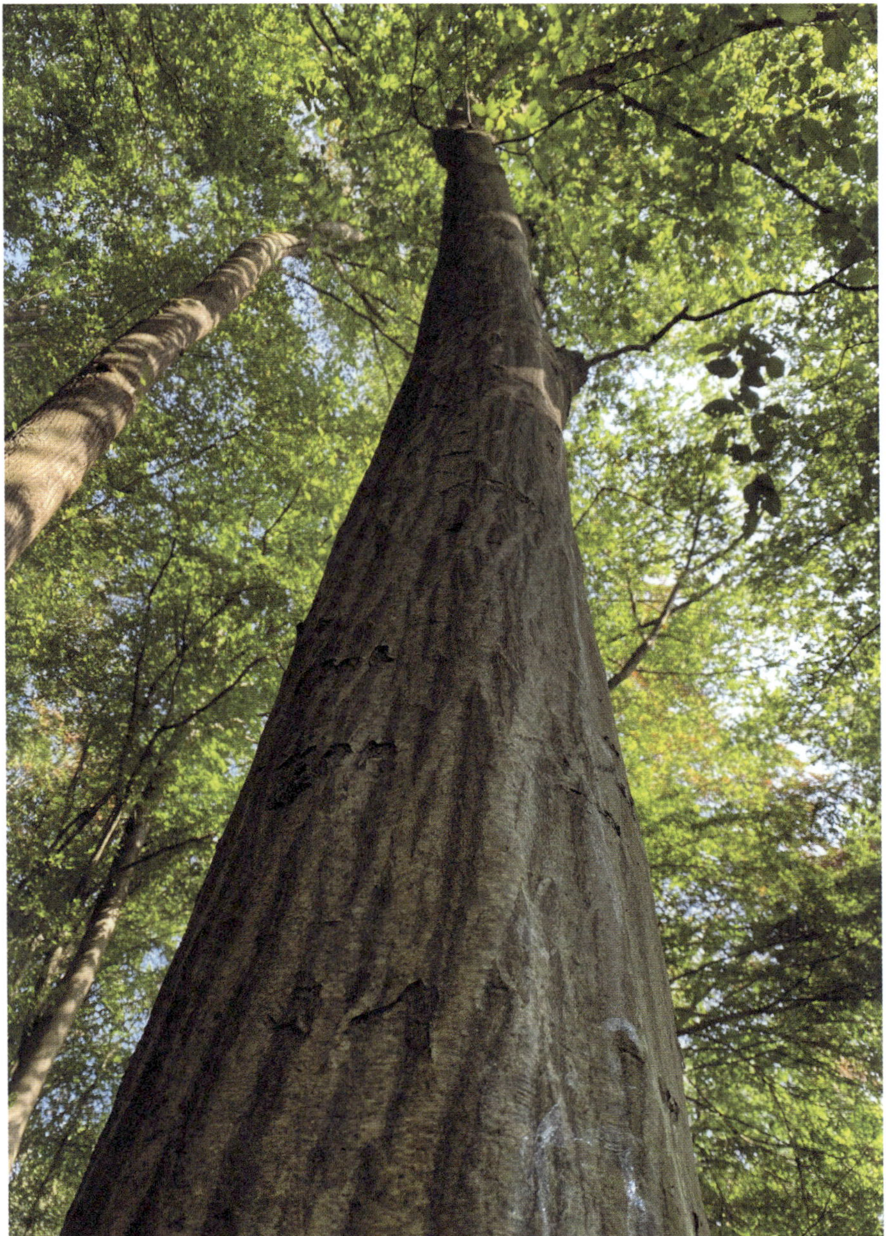

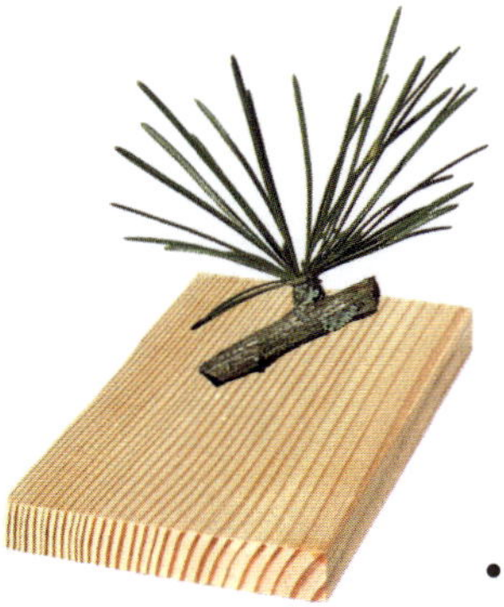

Lärche *[Larix decidua]*

- Die Lärche ist die einzige in Europa heimische, jährlich laubabwerfende, winterkahle Nadelbaumart.
- Ihre Nadeln stehen büschelweise (20–30 Nadeln) an Kurztrieben oder einzeln an jungen Langtrieben.
- Die Lärche ist in den Alpen heimisch und erreicht hier zusammen mit der Zirbe die obere Baumgrenze (bis zu 2500 Meter).
- Sie ist sehr gut für die alpine Weidewirtschaft geeignet und wurde lange durch Menschen bevorzugt. Heute hat die Beweidung der Wälder geringere Bedeutung[43] und so verliert diese Baumart in natürlicher Konkurrenz zu Zirbe und Fichte immer mehr ihre einstmals wichtige Rolle. Ihre Bestände gehen zurück.

In der Verarbeitung und in den Einsatzgebieten ist Lärchenholz den anderen Nadelhölzern ähnlich. Es ist aber schwerer und härter und hat eine deutlich bessere Haltbarkeit. Es ist auch ohne Imprägnierung im Außenbereich einsetzbar. Das Holz hat eine schöne rötliche Farbe mit dunklem Kern und verströmt einen sehr angenehmen Harzgeruch. Die Lärche wird auch als die »deutsche Zeder« bezeichnet und findet vor allem als Bau- und Konstruktionsholz Verwendung. Lärchenholz ist gutes Terrassenholz. Aber Vorsicht: Das Holz splittert wie bei allen Nadelhölzern und das kann für Füße ohne Schuhe unangenehm werden. Dieses Problem kann man jedoch minimieren, indem man auf Rillen verzichtet und glatte Dielen verwendet.

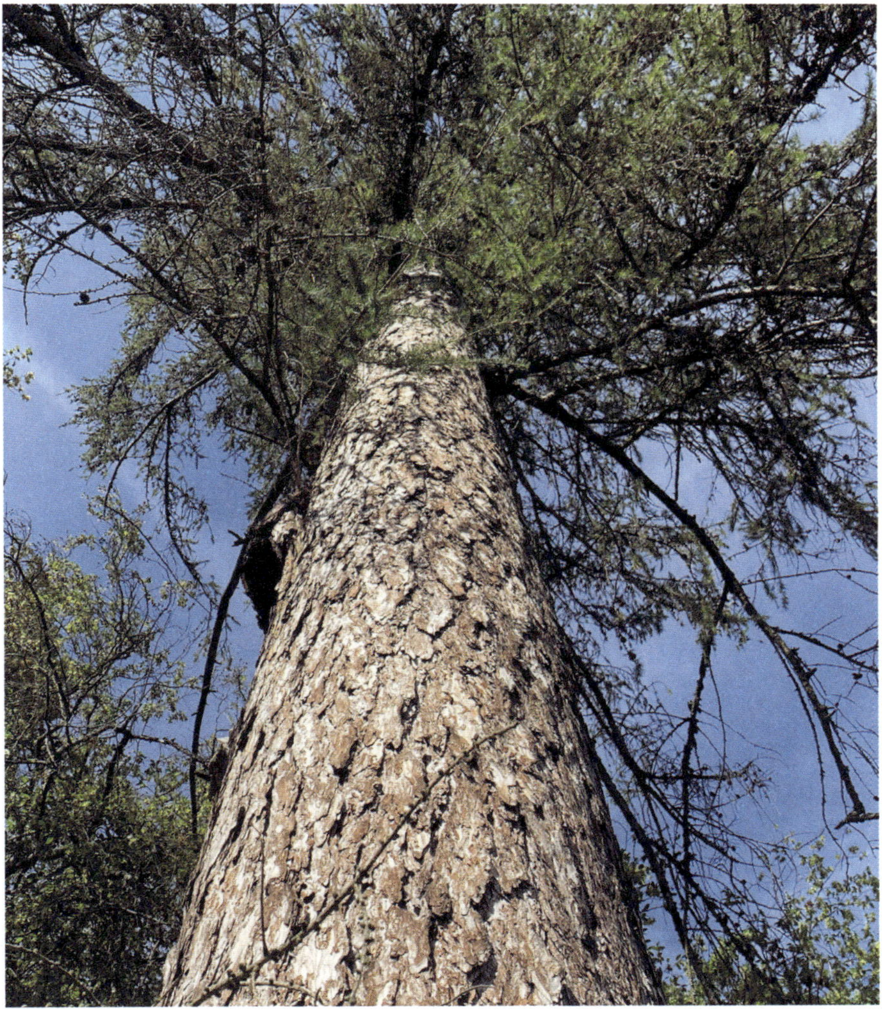

Vergleich zu anderen Baumarten im Lexikon (10 ist Maximum)

		1	2	3	4	5	6	7	8	9	10
Anteil Waldfläche D	3%										
Alter max Jahre	400										
Nutzungsalter Jahre	100										
Höhe max m	50										
Holz Gewicht kg/m³	550										
Holz Härte nach Binell	22										

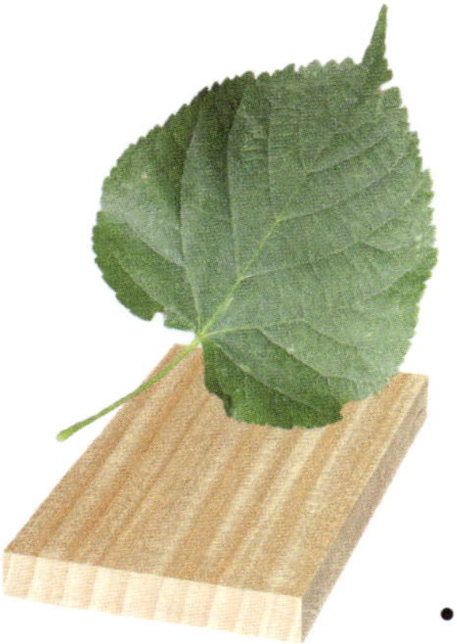

Linde [Tilia sp.]

- Charakteristisch für die Linde sind ihre herzförmigen Blätter.
- Ihre Rinde hat längs verlaufende Furchen.
- Lindenblüten enthalten viel Nektar für die Bienen.
- Linden vermehren sich wunderbar durch Stockausschläge.
- Sie können sehr alt werden, einige Linden gehören zu den ältesten Bäumen in Deutschland und sind nach glaubwürdigen Überlieferungen bis zu 800–1 000 Jahre alt.
- Viele Orte hatten früher ihre Dorflinde im Zentrum des Ortes. Sie war Treffpunkt für den Nachrichtenaustausch, als Zentrum von Geselligkeit, für Tanz, Versammlungen und Gerichtbarkeit.

Lindenholz ist weißlich mit einem seidenen Glanz. Es wird vor allem in der Bildhauerei, zum Schnitzen und für Drechselarbeiten verwendet. Im Musikinstrumentenbau wird es zur Herstellung von Harfen und als Tastatur von Klavieren genutzt, aber auch Zündhölzer, Holzschuhe, Kuckucksuhren oder Spielwaren werden aus Lindenholz gefertigt.

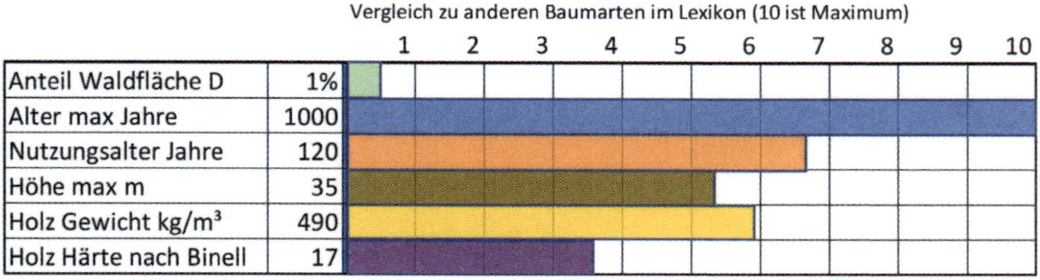

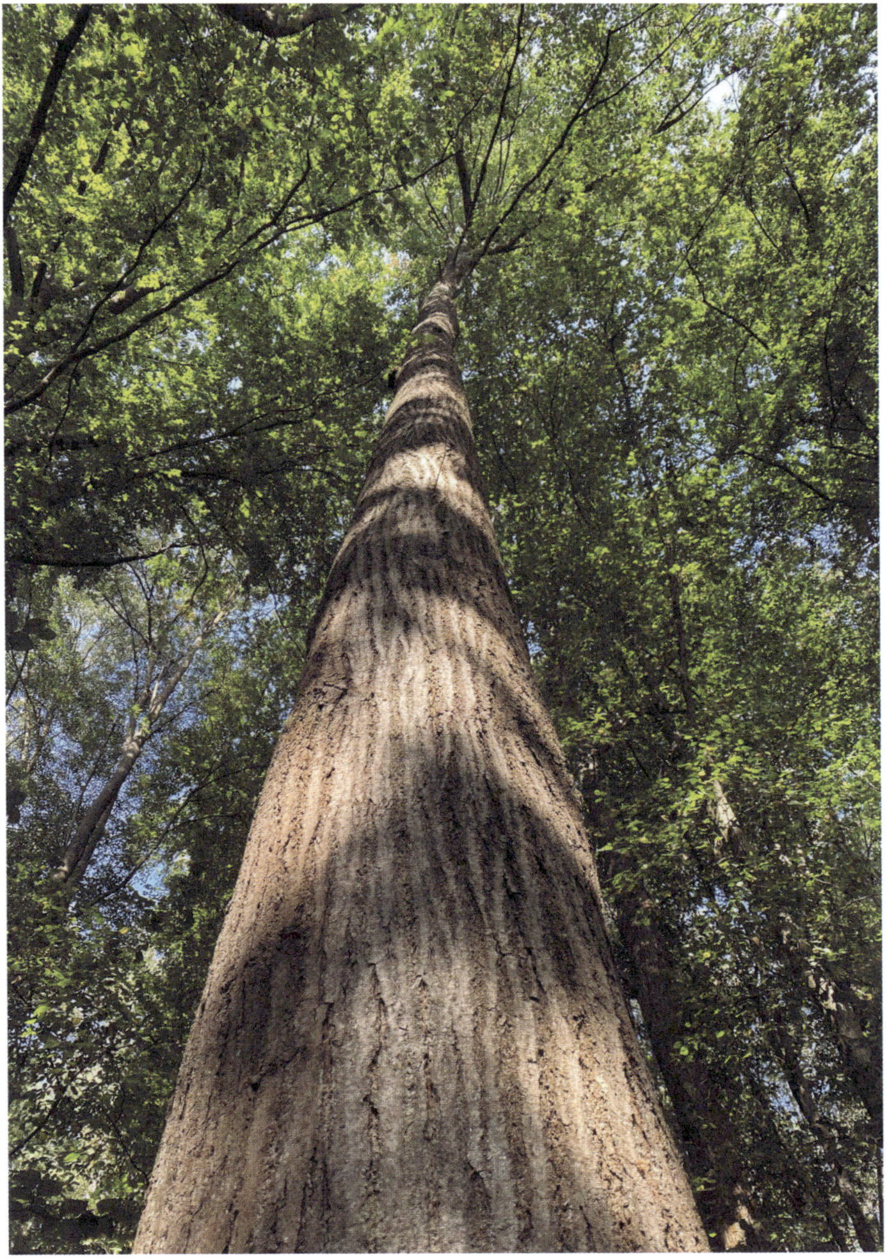

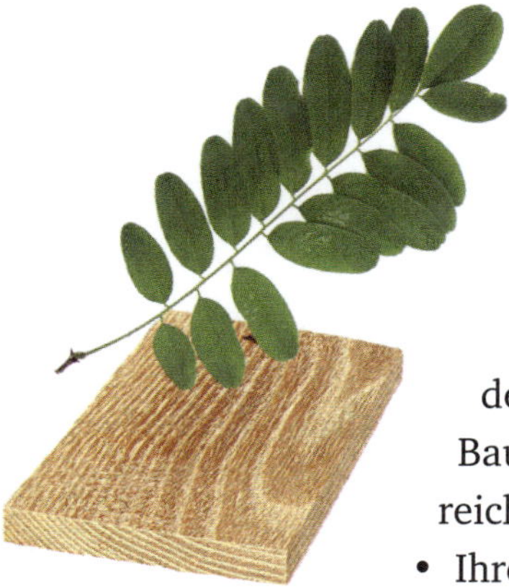

Robinie *[Robinia pseudoacacia]*

- Die Robinie ist in Nordamerika heimisch, doch der französische Gärtner Jean Robin brachte diesen Baum schon Anfang des 17. Jahrhunderts nach Frankreich.
- Ihre Blätter sind zusammengesetzt und sehr groß.
- Die Rinde der Robinie ist charakteristisch mit einer lianenartigen Borke.
- Die Robinie wird fälschlicherweise häufig Akazie genannt, weil die Blätter der beiden Baumarten sehr ähnlich sind und beide Arten Dornen haben. Akazien kommen bei uns aber sehr selten vor, da sie sehr wärmeliebend und in den Tropen und Subtropen zu finden sind. So ist eine im Wald, aber auch in den Parks vermeintlich vorgefundene Akazie sehr sicher doch eine Robinie.
- Die Robinie kann sich durch Wurzelschösslinge vegetativ vermehren, ist schnellwüchsig und breitet sich schnell aus.

Die Jahresringe der Robinie sind gut sichtbar, ihr Holz ist sehr hart und sehr schwer. Unter den Baumarten dieses kleinen Baumlexikons ist ihr Holz das dauerhafteste. Die Holzeigenschaften übertreffen sogar die der Eiche, weswegen Robinienholz sich sehr gut für den Außenbereich eignet. Man findet es oft auf Spielplätzen z. B. in Form von entrindeten Stämmen. Außerdem wird die Robinie den Freunden des Bogensports vermutlich schon öfter begegnet sein, denn ihr Holz wird sehr gerne im Bogenbau eingesetzt. Robinienholz ist also das perfekt Konstruktionsholz für hohe Beanspruchung. Allerdings wächst dieser Baum meist sehr krumm und so sind Dielen leider kaum in üblichen Längen zu produzieren.

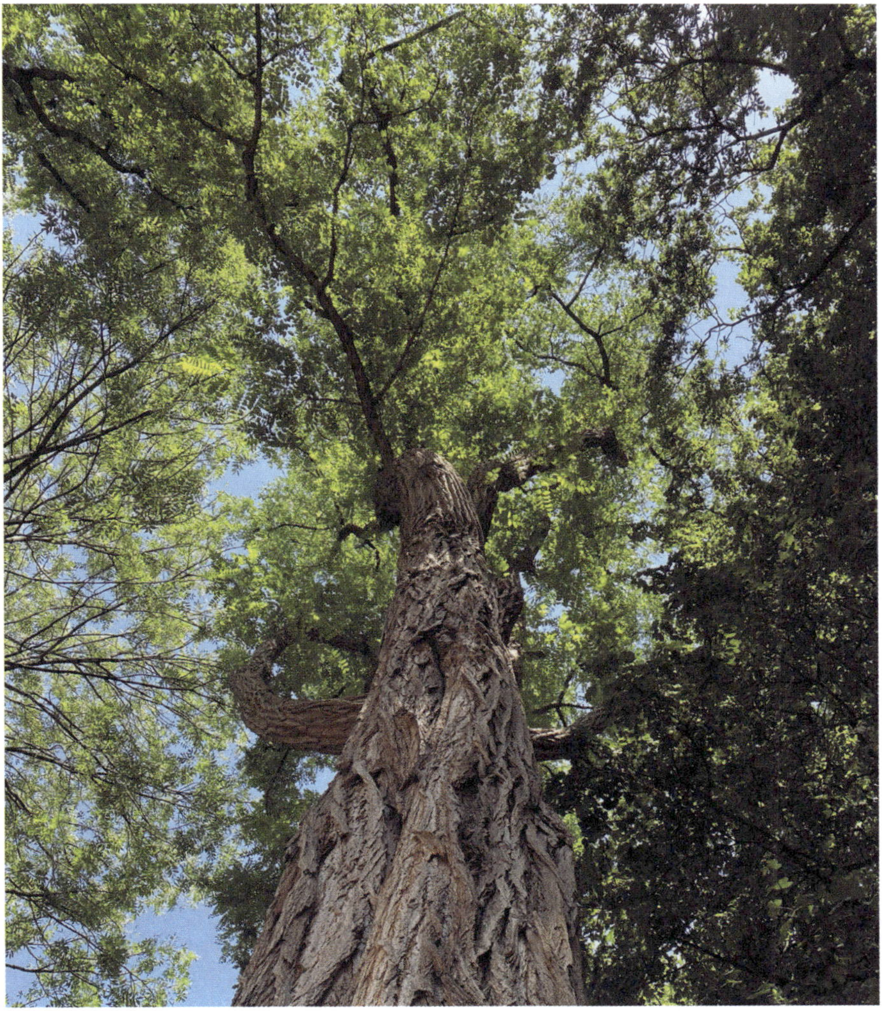

Vergleich zu anderen Baumarten im Lexikon (10 ist Maximum)

		1	2	3	4	5	6	7	8	9	10
Anteil Waldfläche D	1%										
Alter max Jahre	150										
Nutzungsalter Jahre	60										
Höhe max m	30										
Holz Gewicht kg/m³	770										
Holz Härte nach Binell	48										

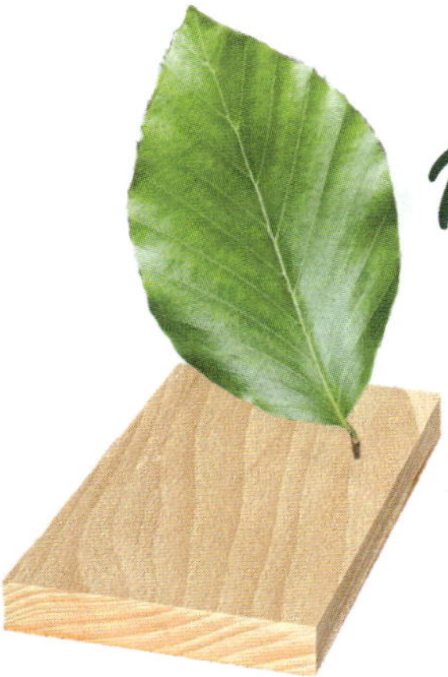

Rotbuche *[Fagus sylvatica]*

- Die Blätter der Rotbuche ähneln denen der Hainbuche, sind aber nicht gesägt, sondern wellig und im Frühjahr behaart. Sie sind grün, nur die Parkvariante Blutbuche hat rote Blätter.
- Ihre Borke ist sehr charakteristisch silbergrau und glatt sowie lichtempfindlich.
- Die Rotbuche ist mit 16 Prozent Waldflächenanteil sehr weit verbreitet, doch ohne menschliche Eingriffe würde sie sich noch stärker ausbreiten und die meisten Flächen in Deutschland bewalden.
- Das Innere der Bucheckern ist schmackhaft, wegen der enthaltenen Stoffe wird der Verzehr jedoch nur in kleinen Mengen empfohlen. Als Öl oder erhitzt sind sie dagegen uneingeschränkt genießbar.

Das Holz der Rotbuche ist botanisch gesehen ohne Kern, gelb-grau mit charakteristischen kurzen dunklen Strichen. Die vorkommende rotbraune Verfärbung im Inneren – der sogenannte »falsche Kern« – war früher unerwünscht und wurde als Brennholz verwendet. Heute ist dieses Holz als Kernbuche für Möbel sehr beliebt. Das Buchenholz ist hart und gut formbar, weswegen es gern für Möbel verwendet wird – vor allem Stühle, Tische und Gestelle, Küchen- und Haushaltsgeräte aller Art, Spielwaren, Stiele und Drechslerwaren. Dank guter Brennwerte und einer schönen Flamme ist die Buche auch als Brennholz sehr beliebt.

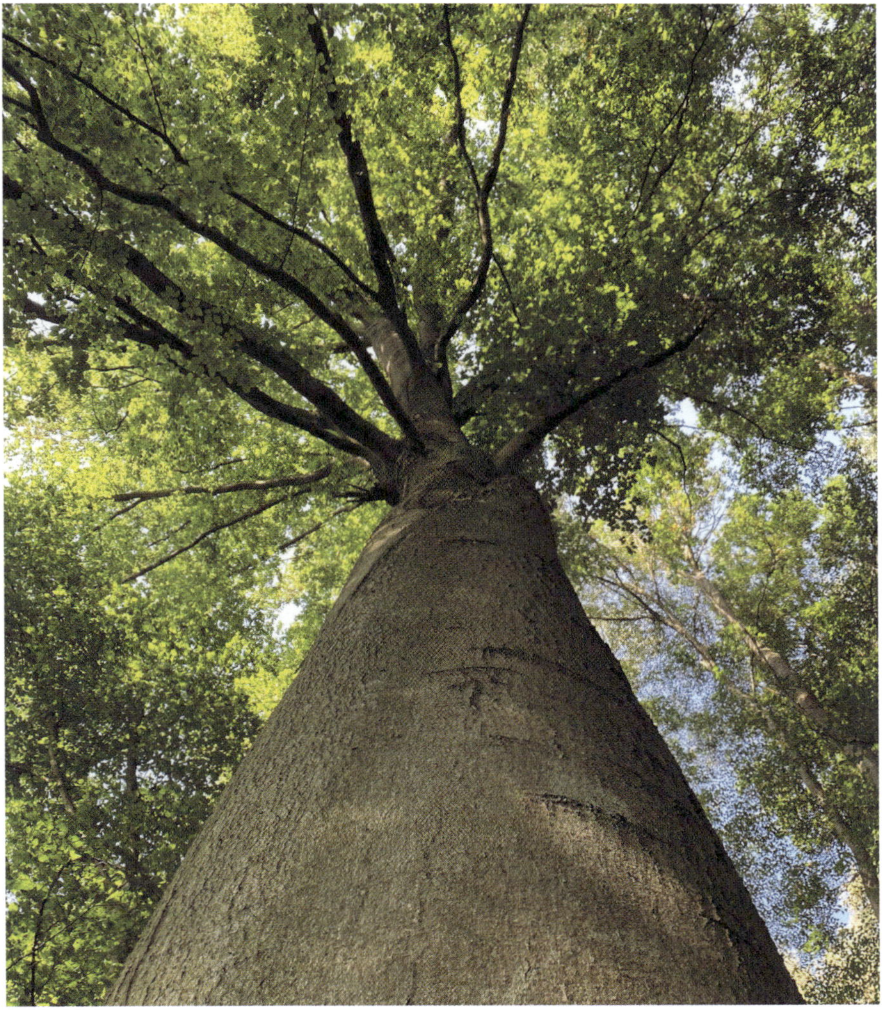

Vergleich zu anderen Baumarten im Lexikon (10 ist Maximum)

Anteil Waldfläche D	16%	
Alter max Jahre	300	
Nutzungsalter Jahre	120	
Höhe max m	40	
Holz Gewicht kg/m³	680	
Holz Härte nach Binell	35	

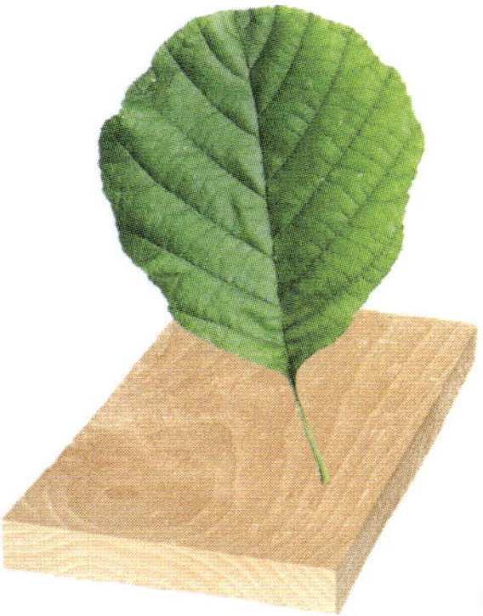

Schwarz-Erle *[Alnus glutinosa]*

- Auf nassen oder zeitweise überschwemmten Standorten ist die Schwarz-Erle anderen Laubbäumen überlegen und bildet auch Reinbestände.
- Sie besitzt große Korkporen an der Stammbasis und den oberflächennahen Wurzeln als Atmungsvorrichtung. Deswegen kann sie so auch längere Überschwemmungen überstehen, ohne dass die Wurzeln ersticken.
- Früher wurde die Schwarz-Erle zum Gerben und Färben verwendet. Doch heute hat diese Baumart nur noch eine geringe wirtschaftliche Bedeutung. Auf den nassen Standorten ist sie aber so gut wie konkurrenz- und alternativlos.

Neben Eichenholz wurde auch Erlenholz für die Pfähle der schönen Stadt Venedig verwendet, denn Erlenholz ist unter Wasser sehr langlebig. Das Holz ist zerstreutporig, das heißt, dass die Jahresringe nicht so gut wie bei Nadelbäumen sichtbar sind. Nach dem Fällen ist das Holz zunächst weißlich, verfärbt sich jedoch schnell nach Gelbrot. Typisch für die Schwarz-Erle sind radial angeordnete Scheinmarkstrahlen. Ihr Holz wird in der Kunst- und Möbeltischlerei eingesetzt, auch Bleistifte werden oft aus Erle hergestellt. Erlenholz lässt sich gut färben und wird dann als Ersatz für Nussbaum und Mahagoni verwendet.

Vergleich zu anderen Baumarten im Lexikon (10 ist Maximum)

Anteil Waldfläche D	2%
Alter max Jahre	120
Nutzungsalter Jahre	60
Höhe max m	20
Holz Gewicht kg/m³	530
Holz Härte nach Binell	12

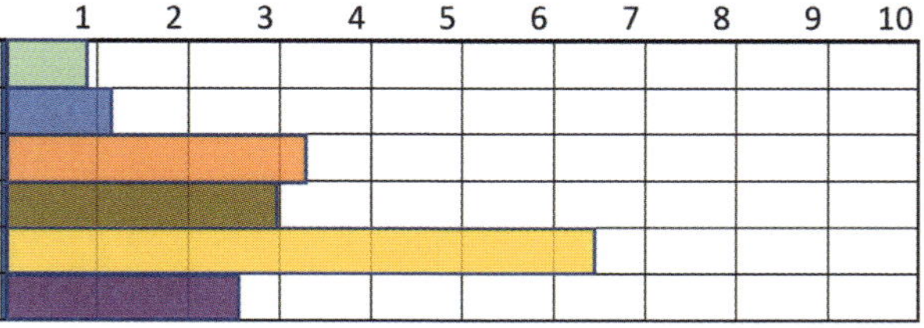

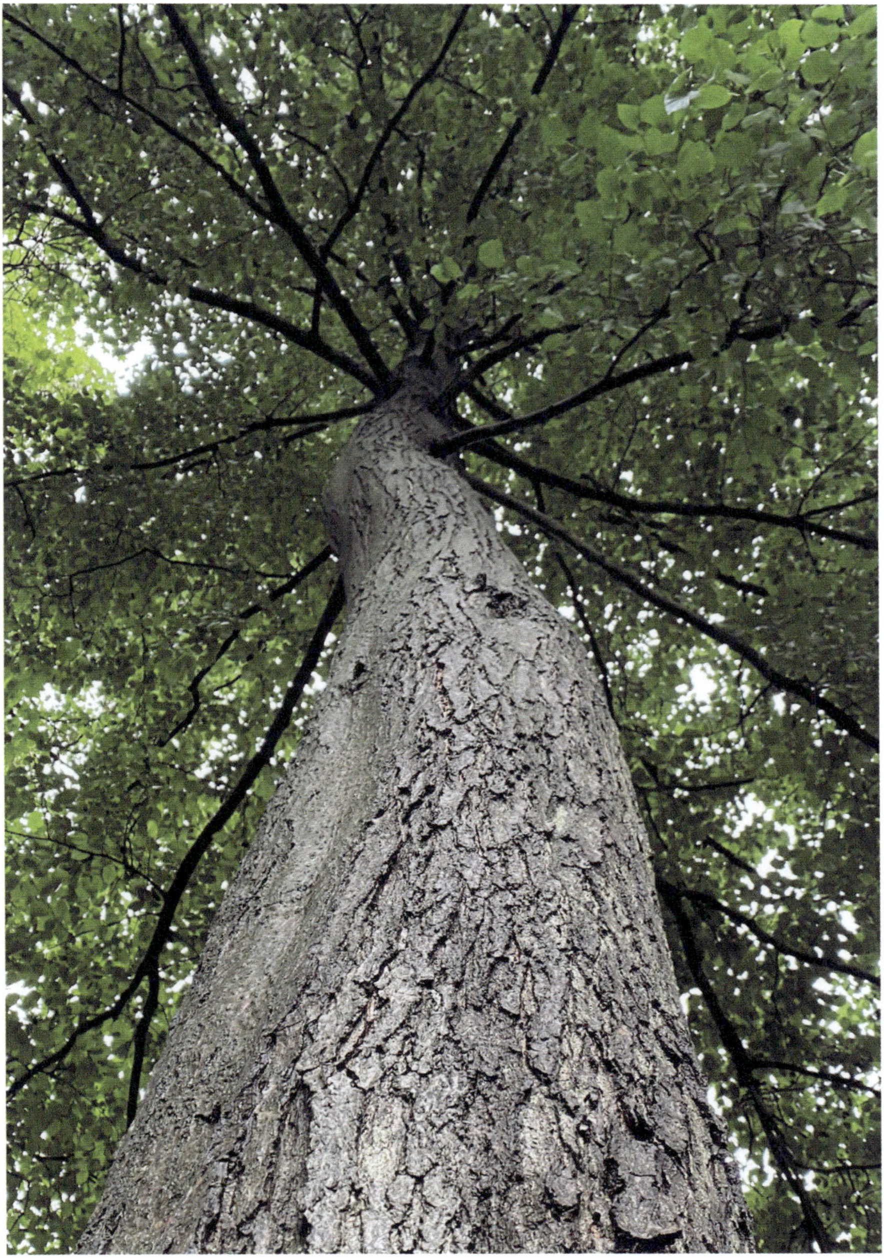

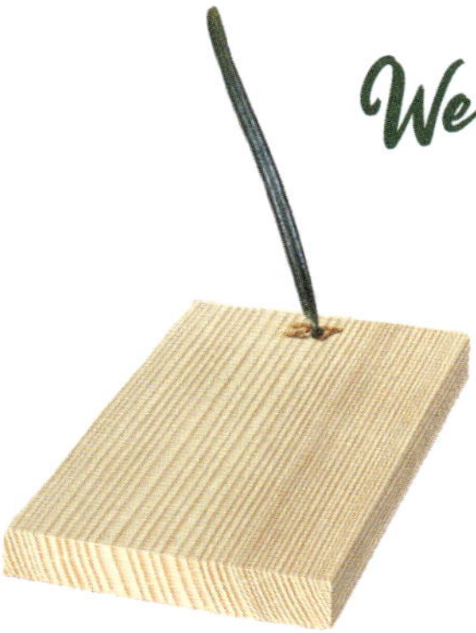

Weiß-Tanne *[Abies alba]*

- Jüngere Tannen haben eine hellgraue und glatte Rinde, ältere entwickeln eine grobrissige Schuppenborke mit deutlichen Querrissen.
- Die Tanne hat ein extrem stabiles Wurzelsystem, welches lebenslang wächst.
- Im Kapitel »Waldfakten. Oder: Entscheidungen leichte(r) gemacht« wird die Tanne sehr ausführlich beschrieben.

Das Holz der Tanne ist sehr vielseitig und wird wie das der Fichte verwendet. Darüber hinaus sieht es auch wie Fichtenholz aus, hat jedoch keine Harzgänge. Neuerdings wird Tannenholz für Brettschichtholz verwendet, aus dem sich lange Tragbalken produzieren lassen. Dadurch kann der Einsatz von Beton vermieden werden. Das größte bekannte, frei tragende Holzdach der Welt (Expo 2000) ist aus Weißtannen aus dem Schwarzwald gefertigt und aufgestellt worden. Tannenholz ist sehr beständig gegenüber Säuren und Alkalien und wird deshalb auch für Behältnisse der chemischen Industrie verwendet. Zudem ist es äußerst feuchtigkeitsresistent und damit sehr langlebig.

Vergleich zu anderen Baumarten im Lexikon (10 ist Maximum)

		1	2	3	4	5	6	7	8	9	10
Anteil Waldfläche D	10%										
Alter max Jahre	1000										
Nutzungsalter Jahre	180										
Höhe max m	50										
Holz Gewicht kg/m³	690										
Holz Härte nach Binell	38										

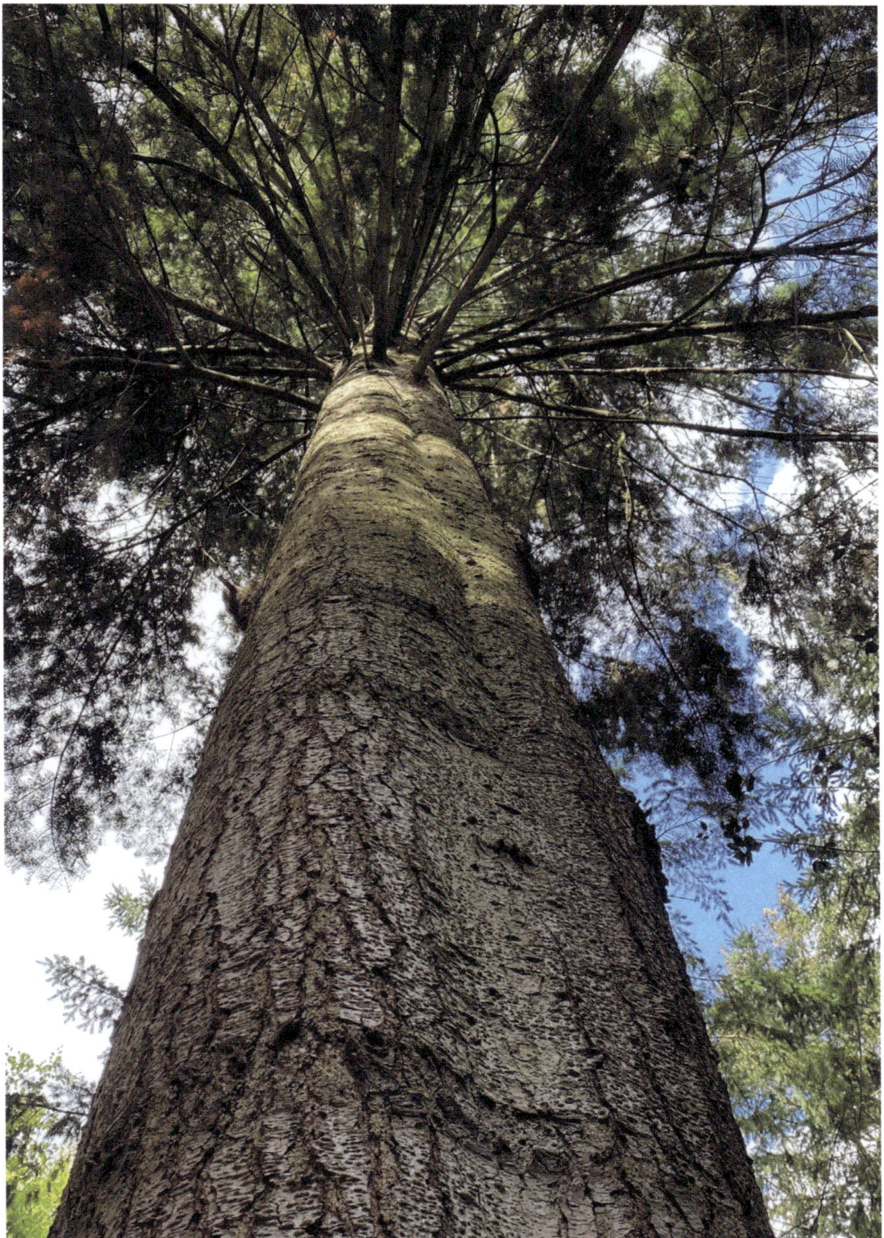

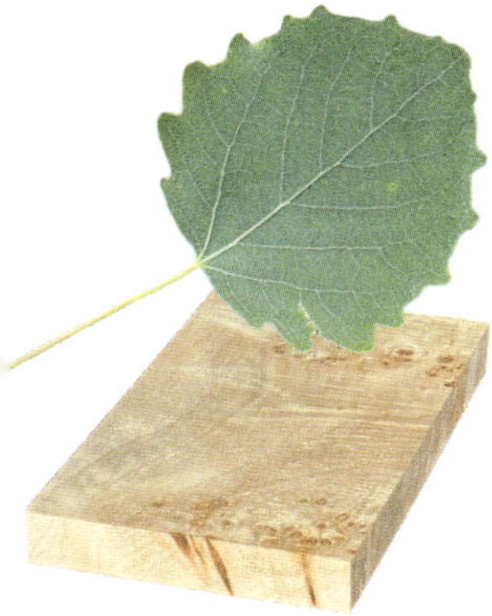

Zitter-Pappel [*Populus tremula*]

- Die Zitter-Pappel (Espe) wächst extrem schnell und nur bis zu ihrem ca. 40. Lebensjahr.
- Sie ist eine Pionierbaumart und sehr lichtbedürftig.
- Die Zitter-Pappel vermehrt sich nicht im eigenen Schatten.
- Ihre leichten Samen werden weit mit dem Wind fortgetragen.
- Die Rinde ist in der Jugend glatt, gelblichgrau, später dick und stark längsrissig.
- Mir ist es schon passiert, dass ich junge Pappeln aus der Entfernung mit der Birke verwechselt habe. Ihren Namen verdankt sie den rundlichen Blättern, die an einem langen Blattstiel sitzen und schon bei sehr geringem Wind in Bewegung gesetzt werden.

Das Bild hier zeigt das Maserholz einer Schwarzpappel. Pappeln werden sehr gerne auf Plantagen in Reihen gepflanzt und alle 3 bis 10 Jahre maschinell geerntet. Der verbleibende Wurzelstock hat die Fähigkeit zum Stockausschlag und treibt neue Triebe, die dann wieder nach einigen Jahren auf Stock gesetzt werden. Die geerntete Masse wird meistens nach Trocknung als Brennstoff für Holzheizungen eingesetzt.

Pappelholz wird auch gerne im Saunabau oder für Prothesen, Kisten und in der Zelluloseindustrie verwendet. Auch für Tischtennisschläger, Zahnstocher, Streichhölzer, Obst- und Gemüsesteigen oder Sperrholzplatten findet das Holz der Pappel Verwendung. Ihre Rinde wurde zum Gerben und Gelbfärben eingesetzt. Und eine Familie verdankt der Pappel ihren großen Durchbruch: Familie Deichmann hat nach dem Krieg mit Holzschuhen aus dem Pappelholz ihren Firmenerfolg eingeläutet.[44]

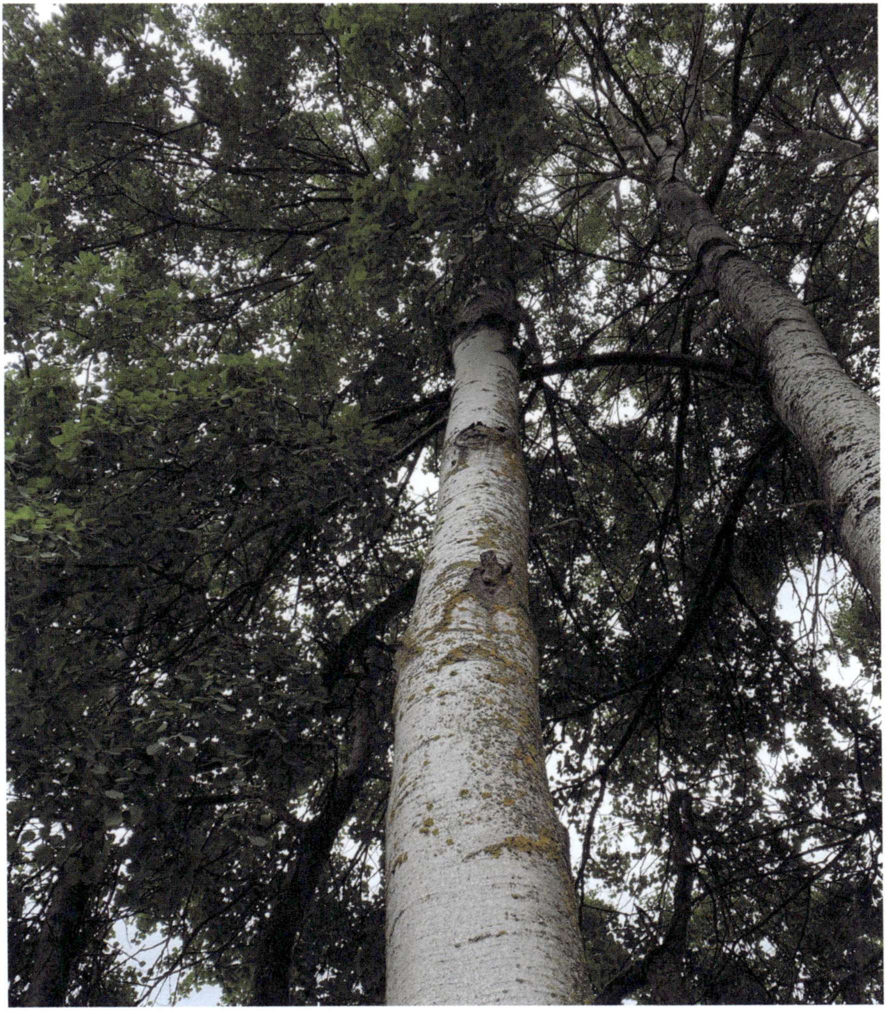

Vergleich zu anderen Baumarten im Lexikon (10 ist Maximum)

Anteil Waldfläche D	2%
Alter max Jahre	300
Nutzungsalter Jahre	40
Höhe max m	35
Holz Gewicht kg/m³	440
Holz Härte nach Binell	12

Danke

Danken möchte ich vor allem meiner wunderbaren Frau Agatha, die so geduldig mit mir schon als Teenager das Leben teilte und die mich täglich aufs Neue inspiriert, begeistert und korrigiert. Ohne dich wäre ich ein aufgeblasener Wichtigtuer ohne Tiefe, ohne Liebe und ohne meine wundervollen Kinder und Enkelkinder!

Auch meinen Kindern will ich danken. Bei dem Buch wart ihr mir Ermutiger, Lektoren und begeisterte Fans. Mein Leben ohne euch wäre so viel einfacher und ruhiger, aber auch so viel flacher und langweiliger! Mit Sicherheit hätte ich mehr Geld, aber ich wäre viel ärmer. Ich bin so dankbar für euch!

Was wäre ich ohne meinen Jugendfreund Marek. Danke für dein Vorbild und die gemeinsame Zeit! Unsere Ehe-Freunde Danka und Waldek halten zu uns schon seit gemeinsamen Studienzeiten und bereichern uns extrem – so dankbar!

So viele Menschen bereicherten mein Leben, dass die notwendige Danksagung ein eigenes Buch ergeben würde. Aber ich denke auch an euch alle: Danke, danke, danke!!!

Noch ein letzter Dank – an den SCM Verlag und Mirja Wagner. Durch deine Korrekturen, Hinweise und Ideen, liebe Mirja, ist das Buch so unendlich lesenswerter geworden! Es tat sehr weh, meine Texte so rot von deinen Streichungen zu sehen, aber der Schmerz hat sich gelohnt.

Danke!

Anmerkungen

1 C. S. Lewis, Das Wunder von Narnia. In: Ders., Die Chroniken von Narnia, Carl Ueberreuter GmbH, 2005, S. 45.

2 Abtprimas Notker Wolf, mit Leo G. Linder, Worauf warten wir? Ketzerische Gedanken zu Deutschland, Rowohlt Taschenbuch Verlag, 18. Auflage 2006, S. 147–148.

3 Wie konfliktbeladen das Thema um z. B. den Wolf ist, kann man gut in den Medien verfolgen: Zahl der Wolfsrudel in Deutschland deutlich gestiegen, SPIEGEL Wissenschaft, 02.12.2019, https://www.spiegel.de/wissenschaft/natur/woelfe-in-deutschland-zahl-der-rudel-steigt-auf-105-ein-anstieg-um-40-prozent-a-1299272.html (zuletzt aufgerufen am 11.05.2020).

4 CORDIS. Forschungsergebnisse der EU, Durchbruch in der Bionik, https://cordis.europa.eu/article/id/25938-bionic-breakthrough/de (zuletzt aufgerufen am 12.05.2020).

5 https://lady-pank.com (zuletzt aufgerufen am 12.05.2020).

6 Jim Collins, Good to Great: Why Some Companies Make the Leap … And Others Don't, Harper Business, 2001, Chapter 1

7 Antoine de Saint-Exupéry: Die Stadt in der Wüste / Citadelle, Karl Rauch Verlag, Neuauflage 2018.

8 Jack Groppel, Nfl, 08.03.2012, https://www.youtube.com/watch?v=P-RhLFkm_cc (zuletzt aufgerufen am 18.05.2020).

9 Hierzu konnten keine Aufnahmen veröffentlich werden.

10 Annette Bernjus / Anna Cavelius, Waldbaden. Mit der heilenden Kraft der Natur sich selbst neu entdecken, mvg Verlag, 2. Auflage 2019.

11 Peter Tröger, Unsicherheit und Uneindeutigkeit in Verlässlichkeitsmodellen, Springer Vieweg, 2018, S. 25.

12 Ein Buch, das mir dabei sehr geholfen hat, war: Stephen R. Covey, Die 7 Wege zur Effektivität: Prinzipien für persönlichen und beruflichen Erfolg, GABAL, 39. Auflage 2005.

13 Gordon MacDonald, Vortrag auf Willow-Konferenz und in einer persönlichen Begegnung, Bremen November 2006.

14 Zitiert nach: Wilfried Härle, Ethik, De Gruyter, 2011, Fußnote 27, S. 439. Laut Härle stammt dieses Zitat – so habe er es von einem Plakat übernommen – von Matthias Claudius. Es wird aber auch gerne Voltaire zugeschrieben. Gesichert ist dies allerdings nicht.

15 Tom Rath / Donald O. Clifton, Wie voll ist Ihr Eimer. Positive Strategien für Beruf und Alltag, Wiley-VCH Verlag, 2012.

16 Z. B. https://www.amazon.de/Kupfer-Baum-Killer-Nails-65mm-Nägel/dp/B00EO0JQUC (zuletzt aufgerufen am 03.04.2020).

17 NABU, Zahlen und Fakten zum Wald in Deutschland und weltweit, https://www.nabu.de/natur-und-landschaft/waelder/lebensraum-wald/13284.html (zuletzt aufgerufen am 14.10.2020).

18 Übersetzt nach: Dr. Caroline Leaf, Think, Learn, Succeed. Understanding an Using Your Mind to Thrive at School, the Workplace, and Life, BakerBooks, 2018, S. 87.

19 Sebastian Mann, Loneliness »kills more people than obesity«, Evening Standard, 07.08.2017, https://www.standard.co.uk/news/health/loneliness-kills-more-people-than-obesity-a3605786.html (zuletzt aufgerufen am 03.02.2020).

20 Tobias Künkler, Tobias Faix, Johanna Weddigen, Christliche Singles. Wie sie leben, glauben und lieben, SCM, 2020, S. 10 und S. 24.

21 Niels Büngen, Die große Deutschland-Studie. Gemeinsam einsam – Mittel gegen Einsamkeit, ZDF heute, 28.11.2019, https://www.zdf.de/nachrichten/heute/die-grosse-deutschlandstudie-einsamkeit-im-alter-100.html (zuletzt aufgerufen am 03.02.2020).

22 Übersetzt nach: Dr. Caroline Leaf, Think, Learn, Succeed. Understanding an Using Your Mind to Thrive at School, the Workplace, and Life, BakerBooks, 2018, S. 92–93.

23 Nick Vujicic, Mein Leben ohne Limits, »Wenn kein Wunder passiert, sei selbst eins!«, Brunnen Verlag, 4. Auflage 2011, S. 47.

24 Anders sieht es bei dem Knollenblätterpilz aus. Man kann ihn leicht mit dem ihn ähnelnden Champignon verwechseln. Fast alle tödlichen Vergiftungen (90 Prozent) sind dieser Pilzgattung zuzuordnen. Bereits der Verzehr von 20 Gramm des Knollenblätterpilzes führen bei einem Erwachsenen zum Tod, bei einem Kind sind es nur einige wenige Gramm.

25 https://naturparkschwarzwald.blog/tiersteckbrief-die-kreuzotter/ (zuletzt aufgerufen am 26.02.2020).

26 Randolf Schirmer, Birke – Vermehrungskünstler und Überlebensstratege. 1995–2001 Bayerische Landesanstalt für Wald und Forstwirtschaft, Freising-Weihenstephan, Dokument: LWF-zertifiziert – Informationen aus der Wissenschaft / aus: LWF-Bericht Nr. 28, Internet: http://www.lwf.uni-muenchen.de, E-Mail: poststelle@fo-lwf.bayern.de.

27 https://www.pnp.de/lokales/berchtesgadener-land/Gelber-Schleier-ueberzieht-die-Region-2925701.html (zuletzt aufgerufen am 29.05.2020), https://www.focus.de/wissen/mastjahr-fuer-fichten-gelbe-staubwolken-ueberall-warum-die-bluetenpollen-dieses-jahr-geradezu-explodieren_id_8854042.html (zuletzt aufgerufen am 29.05.2020).

28 Randolf Schirmer, Birke – Vermehrungskünstler und Überlebensstratege. 1995–2001 Bayerische Landesanstalt für Wald und Forstwirtschaft, Freising-Weihenstephan, Dokument: LWF-zertifiziert – Informationen aus der Wissenschaft/ aus: LWF-Bericht Nr. 28, Internet: http://www.lwf.uni-muenchen.de, E-Mail: poststelle@fo-lwf.bayern.de

29 Jutta Koslowski (Hg.), Aus dem Leben der Familie Bonhoeffer. Die Aufzeichnungen von Dietrich Bonhoeffers jüngster Schwester Susanne Dreß, Gütersloher Verlagshaus, 2018, Fußnote 337.

30 Christine Pander, Was ein Leben glücklich macht, Stuttgarter Zeitung, 11.09.2012, https://www.stuttgarter-zeitung.de/inhalt.psychologie-was-ein-leben-gluecklich-macht.15e2db6c-9b4f-418c-8b2c-c13a183aac11.html (zuletzt aufgerufen am 02.07.2020).

31 Professor Terence Hamblin im British Medical Journal 1981.

32 https://de.statista.com/statistik/daten/studie/952275/umfrage/marktanteil-der-tannensorten-am-verkauf-von-weihnachtsbaeumen-in-deutschland/ (zuletzt aufgerufen am 04.09.2020).

33 Anstieg der Siedlungs- und Verkehrsfläche in ha pro Tag, Statistisches Bundesamt 2020, https://www.destatis.de/DE/Themen/Branchen-Unternehmen/Landwirtschaft-Forstwirtschaft-Fischerei/Flaechennutzung/Publikationen/Downloads-Flaechennutzung/anstieg-suv.html (zuletzt aufgerufen am 04.09.2020).

34 Michael Deggau: Nutzung der Bodenfläche. Flächenerhebung 2004 nach Art der tatsächlichen Flächenerhebung. In: Statistisches Bundesamt. Wirtschaft und Statistik 3/2006.

35 Wir wollten uns zum Beispiel nicht hoch verschulden (Kaufpreis Bedeutung 5), nur damit der Weg zur Arbeit (Bedeutung 3) kürzer wird. Die Punkte haben wir so objektiv wie möglich vergeben und miteinander multipliziert.

36 Reinhold Messner, Berge versetzen. In: Focus Forum, Die Erfolgsmacher, Campus Verlag, 2004, S. 91.

37 »Die Drückjagd ist eine Bewegungsjagd auf Hochwild (Schalenwild) mit mehreren Jägern, Treibern. Das Wild wird durch die Treiber vorsichtig, langsam und durch stilles Durchgehen in Bewegung gebracht und aus der Deckung gedrückt.« Deutscher Jagdverband e.V., https://www.jagdverband.de/rund-um-die-jagd/

was-draussen-passiert/bewegungsjagd/drueckjagd (zuletzt aufgerufen am 09.07.2020).
38 Viktor Frankl, … trotzdem Ja zum Leben sagen. Ein Psychologe erlebt das Konzentrationslager, dtv, 1998.
39 Blaise Pascal, 16. Brief, 4. Dezember 1656, Übersetzung: 1792, S. 263.
40 P. Schütt, H. J. Schuck, B. Stimm, Lexikon der Baum- und Straucharten. Das Standardwerk der Forstbotanik, Nikol 1992.
41 Der womöglich teuerste Baum Europas, Main-Post, 13.10.2020, https://www.mainpost.de/regional/main-spessart/Der-womoeglich-teuerste-Baum-Europas;art129810,6739206 (zuletzt aufgerufen am 13.10.2020).
42 Melanie Hofheinz: Im Freiburger Mühlwald: »Waldtraut ist Deutschlands höchsten [sic] Baum!, https://meinka.de/im-freiburger-muehlwald-waldtraut-ist-deutschlands-hoechsten-baum/ (zuletzt aufgerufen am 13.10.2020).
43 Bayerische Akademie für Naturschutz und Landschaftspflege, https://www.anl.bayern.de/fachinformationen/beweidung/6_2_wald.htm (zuletzt aufgerufen am 01.10.2020)
44 Brigitte Koch: Vom Borbecker Markt bis zum Multichannel-Handel, FAZ, 14.02.2013, https://www.faz.net/aktuell/wirtschaft/unternehmen/100-jahre-deichmann-vom-borbecker-markt-bis-zum-multichannel-handel-12080863.html (zuletzt aufgerufen am 13.10.2020) und Focus, 17.05.2017, https://www.focus.de/finanzen/news/unternehmen/deichmann-wird-100-jahre-auf-billig-sohlen-zum-internationalen-schuh-gigant_aid_912469.html (zuletzt aufgerufen am 13.10.2020).